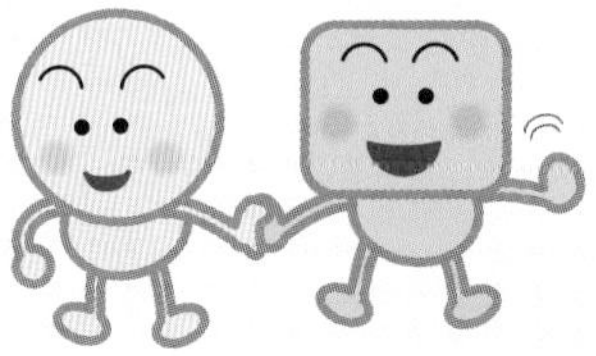

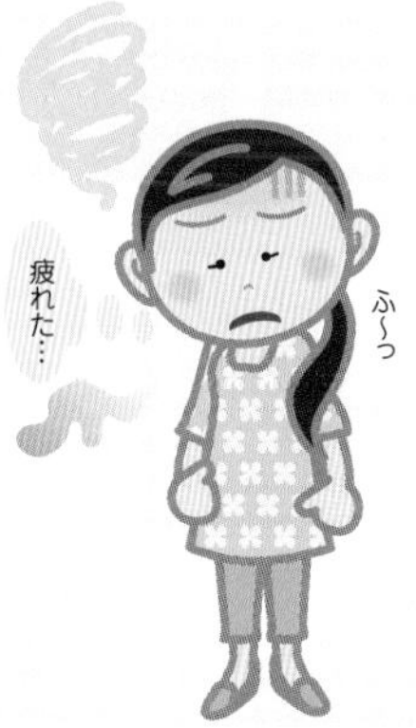

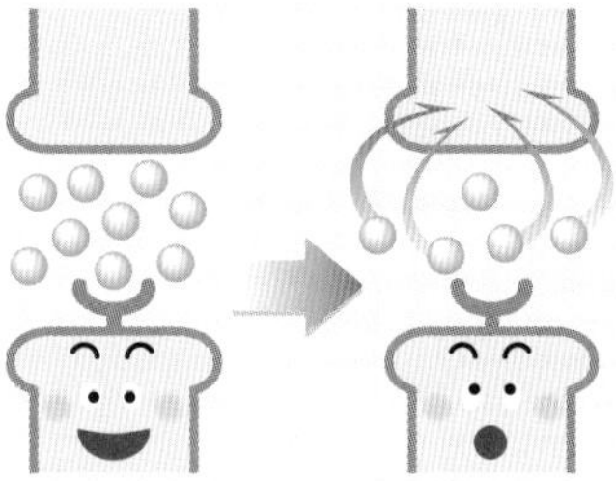

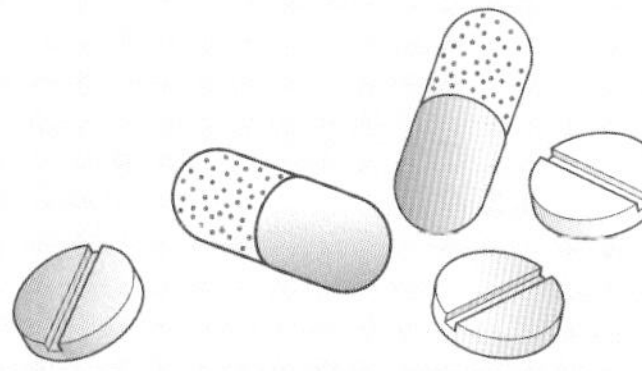

巻頭カラー付録

目で見る
クスリの仕組み

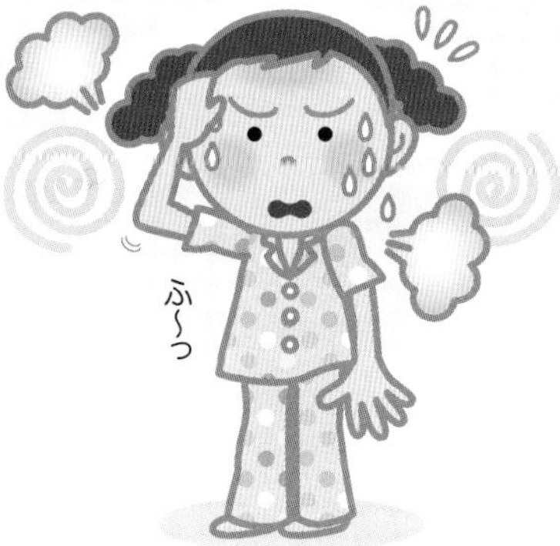

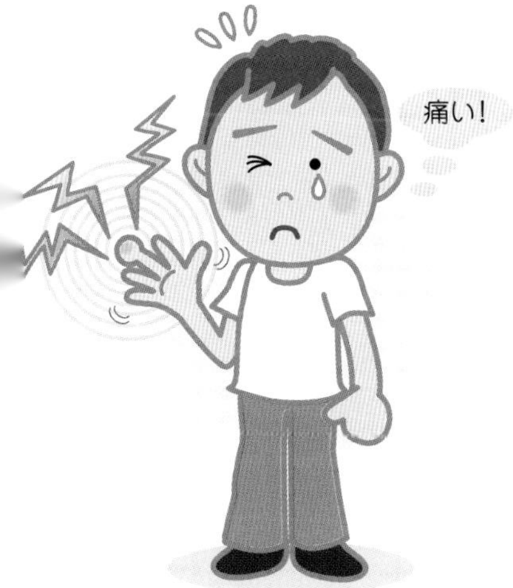

Scio Publishers Inc.
サイオ出版

鎮痛薬

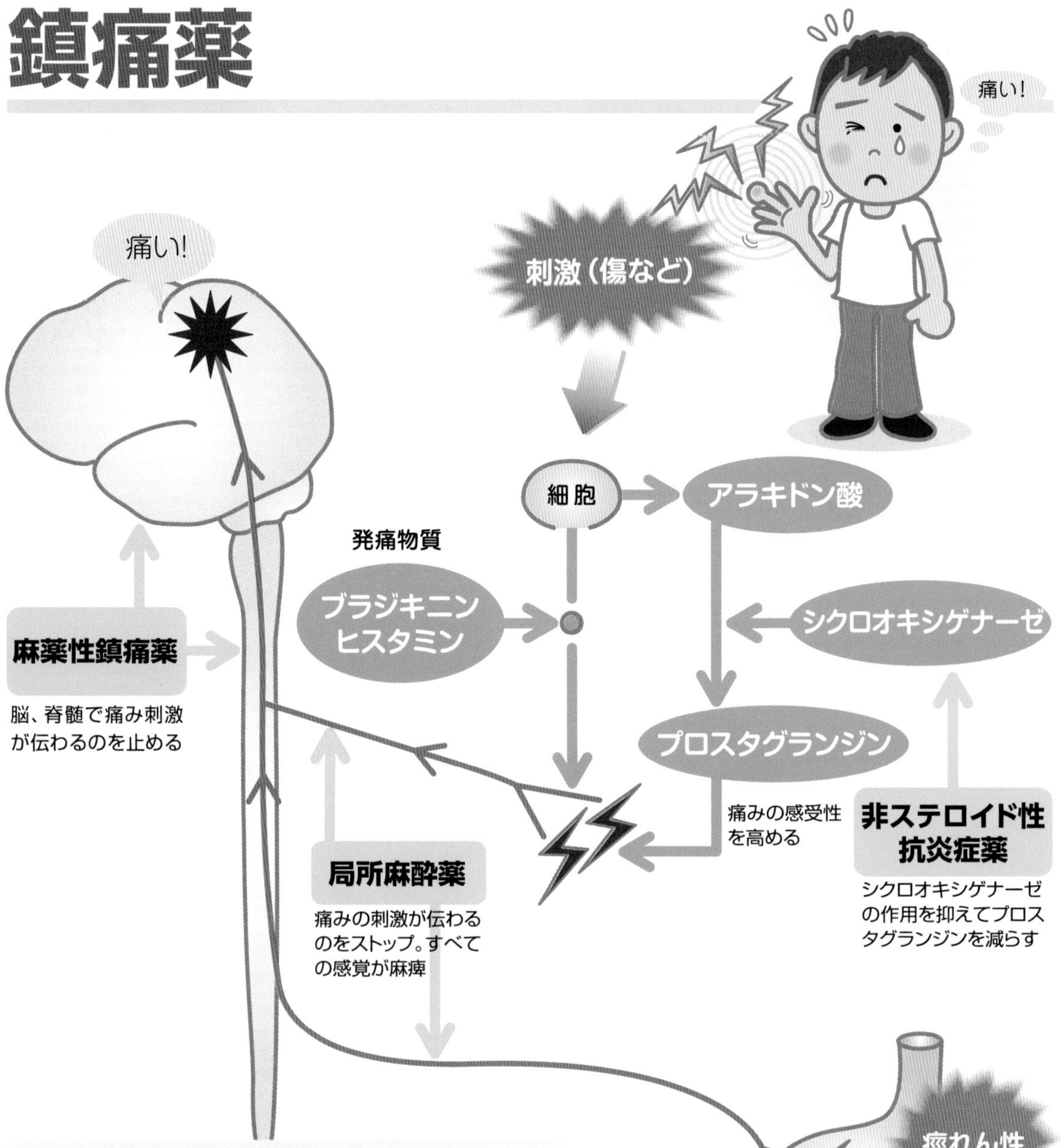

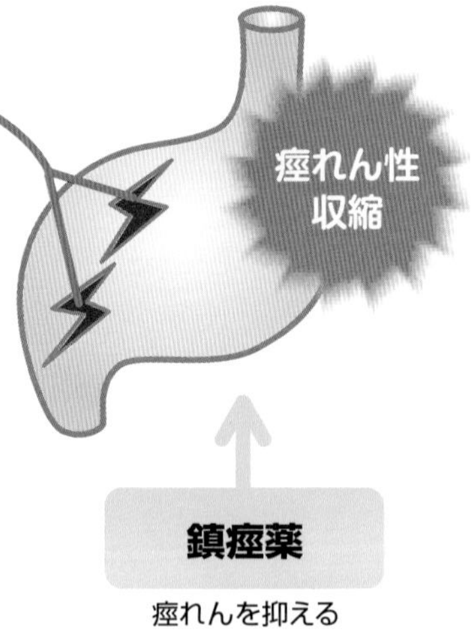

傷などで細胞が壊れると、発痛物質であるブラジキニンやヒスタミンなどが放出され、知覚神経を刺激し、その刺激が脊髄を経て大脳皮質の知覚領野に達して痛みが感じられる。さらに、細胞膜から出たアラキドン酸はシクロオキシゲナーゼ（Cox）の作用でプロスタグランジン（PG）に合成されて、疼痛物質による痛みの感受性を高めている。

解熱鎮痛薬はシクロオキシゲナーゼの作用を抑えてプロスタグランジンを減少させ、痛みを和らげる。鎮痙薬は、内臓の平滑筋の痙れん性収縮による痛み（内臓痛）を、収縮を抑えることで和らげる。局所麻酔薬は、知覚神経を麻痺させて痛み刺激の伝導を止める。麻薬性鎮痛薬は、中枢や脊髄にあるオピオイド受容体に結合することによって痛覚伝達を遮断する。

パーキンソン病の薬

ヒトが自分の意思で身体を動かすにはドパミンという伝達物質が必要である。ドパミンは脳の黒質でつくられ、大脳の線条体に送られる。線条体に送られたドパミンがアセチルコリンと働くことで、筋肉に運動の指令が出される。パーキンソン病は、黒質の神経細胞の減少により、線条体に送られるドパミンの量が減ることで生じる運動障害である。

パーキンソン病の薬には、少なくなったドパミンの量を増やすことで治療するものと、アセチルコリンを抑制して治療するものがある。ドパミンの量を増やす薬では、レボドパ（L-ドーパ）製剤、ドパミン遊離促進薬、MAO-B阻害薬があり、アセチルコリンを抑制するものでは、抗コリン薬がある。

その他、ドパミンに代わってドパミン受容体を刺激することで作用を高める薬（ドパミン受容体刺激薬）や、パーキンソン病にみられるすくみ足がノルアドレナリンの不足によるものと考えられることからノルアドレナリン補充薬も使用される。

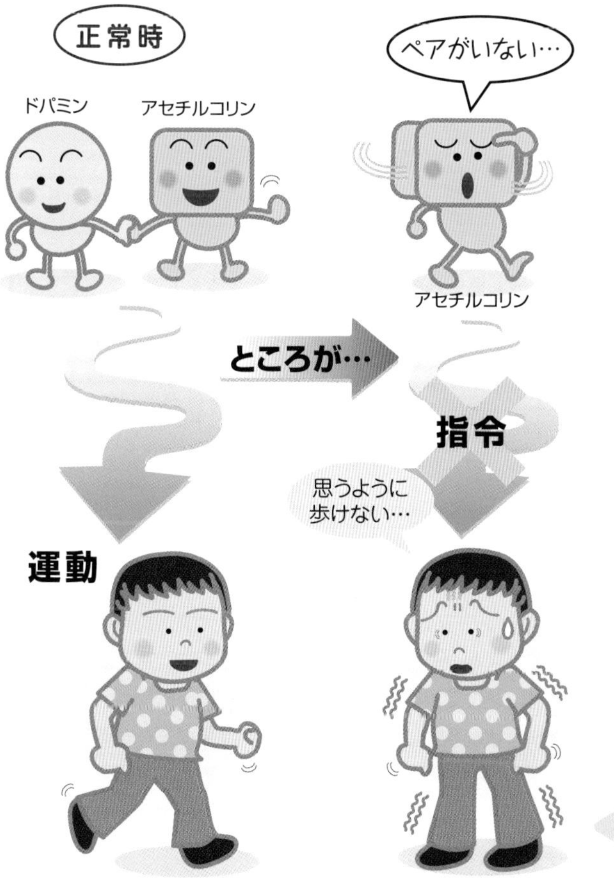

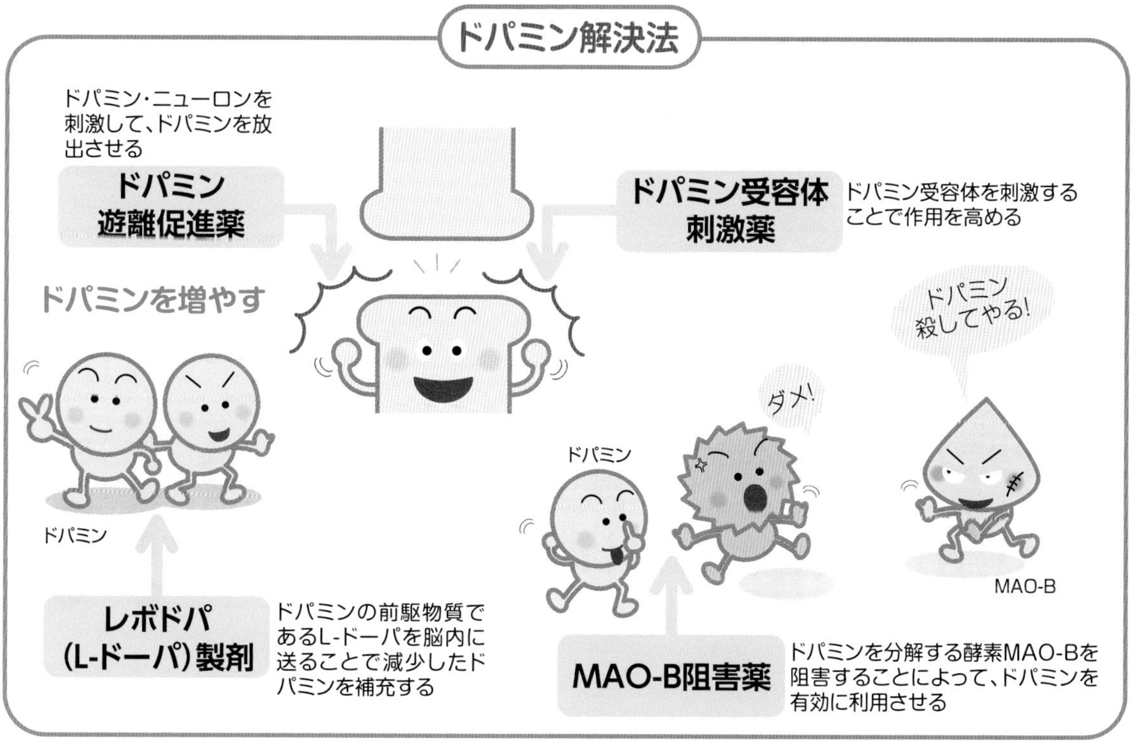

うつ病の薬

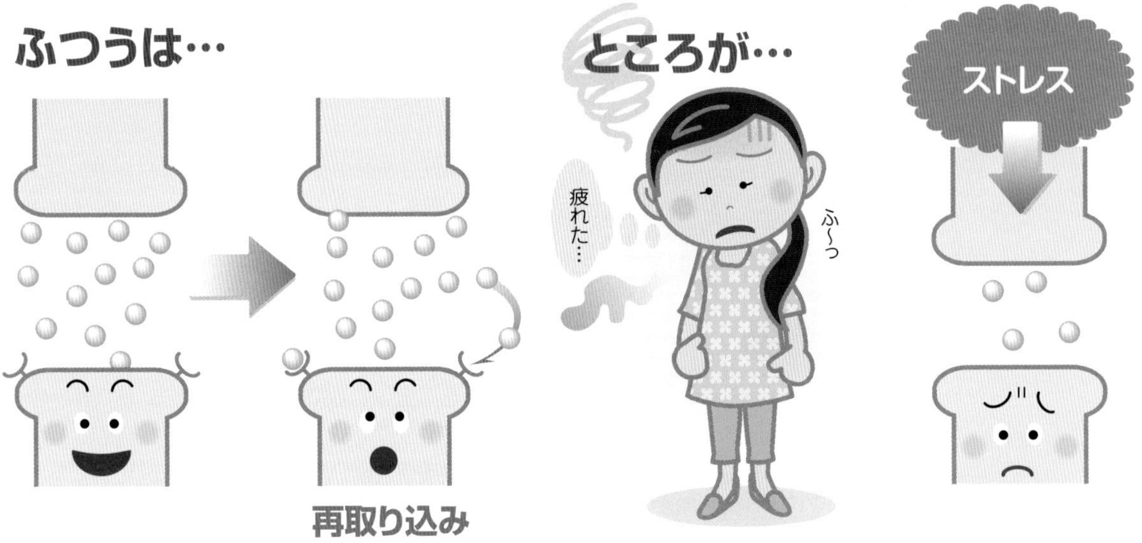

神経線維から神経線維へと情報を伝える連絡部分をシナプスとよぶ。シナプスとシナプスの間は少し離れており、一方のシナプスからもう一方のシナプスへノルアドレナリンやセロトニンなどの伝達物質が放出される。しかし、心身のストレスがたまると、この機能が低下し、伝達物質の量が減るために、やる気の低下やイライラや不安などの精神症状が現れ、またホルモンや自律神経への変調もきたすことから、不眠、食欲低下などが起きる。通常、シナプスから放出された後、あまった伝達物質は再取り込みされ、もとのシナプスに戻る。抗うつ薬は、この再取り込みを阻害することで、シナプス間の伝達物質量を増やす働きをする。

最初に導入された三環系抗うつ薬は、ノルアドレナリンやセロトニンの再取り込み抑制作用のほかに、抗コリン作用(副交感神経遮断作用)があり、これが不整脈、尿閉などの副作用の原因となる。近年、選択的セロトニン再取り込み阻害薬（SSRI）やセロトニンとノルアドレナリンの両方に作用するセロトニン・ノルアドレナリン再取り込み阻害薬（SNRI）が開発されたが、これらには抗コリン作用がない。

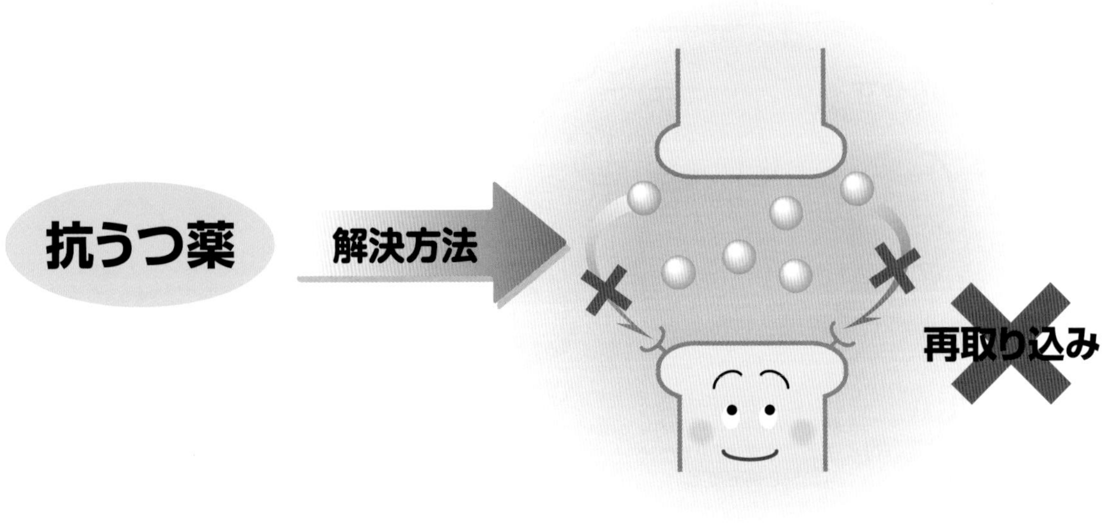

解熱薬

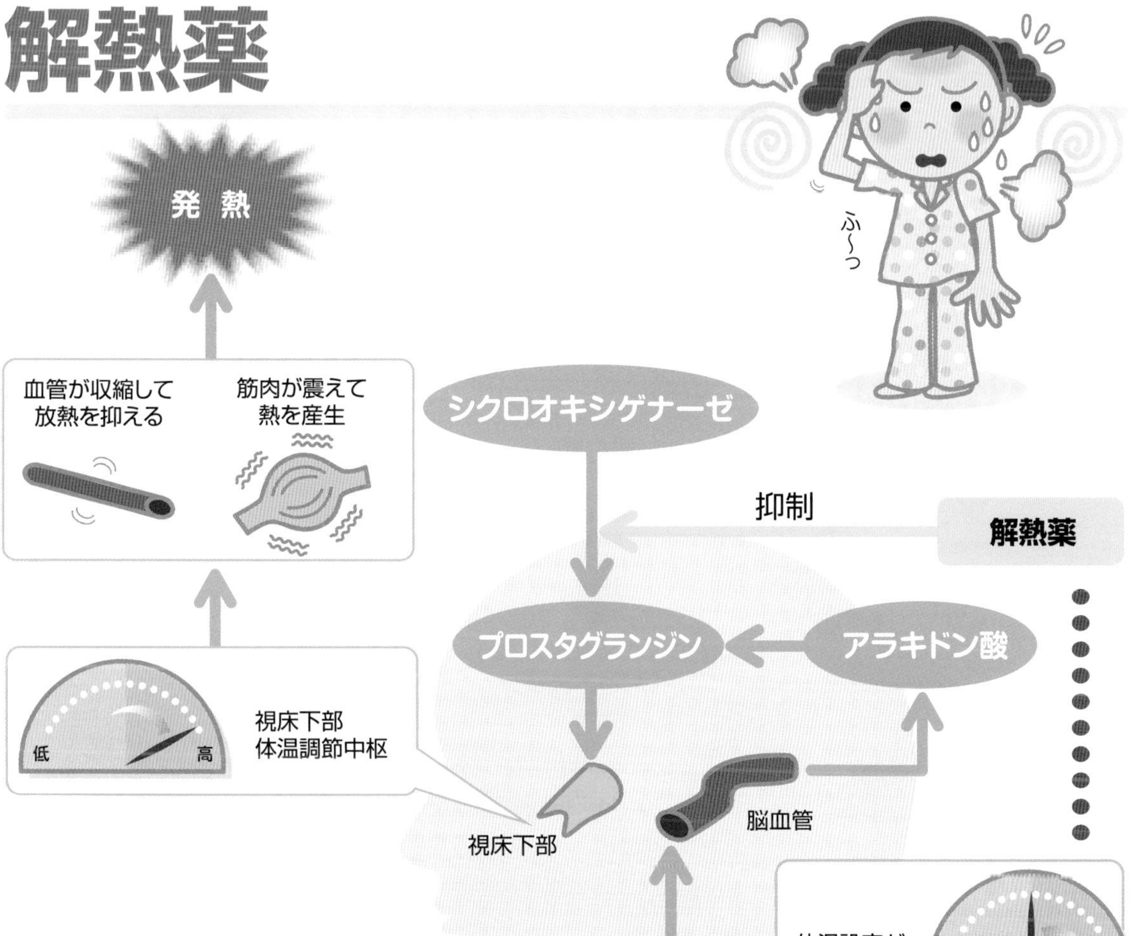

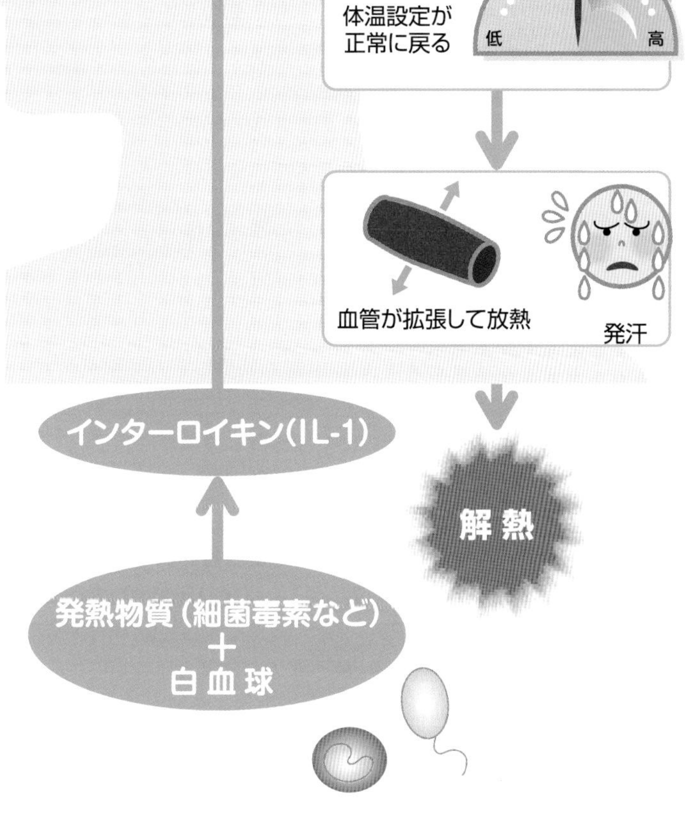

細菌毒素などの発熱物質が体内に入ると、白血球を刺激してインターロイキン（IL-1）を産生させる。IL-1 が脳内に達すると細胞膜脂質からアラキドン酸を遊離させる。さらにアラキドン酸は、シクロオキシゲナーゼ（Cox）の作用でプロスタグランジン（PG）に合成される。プロスタグランジンは視床下部の体温調節中枢に作用して体温を高く設定する。すると、血管が収縮して熱が逃げるのを防ぎ、筋肉が震えて熱を産生し、体温が上昇する。

非ステロイド性抗炎症薬は、シクロオキシゲナーゼの作用を抑えることによってプロスタグランジンを減少させ、体温調節中枢の設定を正常に戻す。そうすると、血管が拡張して血流が増えたり、発汗したりして放熱しやすくなり、熱が下がる。

非ステロイド性抗炎症薬は、プロスタグランジンの産生を抑制して、解熱作用のほかに、鎮痛作用、抗炎症作用、抗血小板凝集作用を現す。

抗狭心症薬

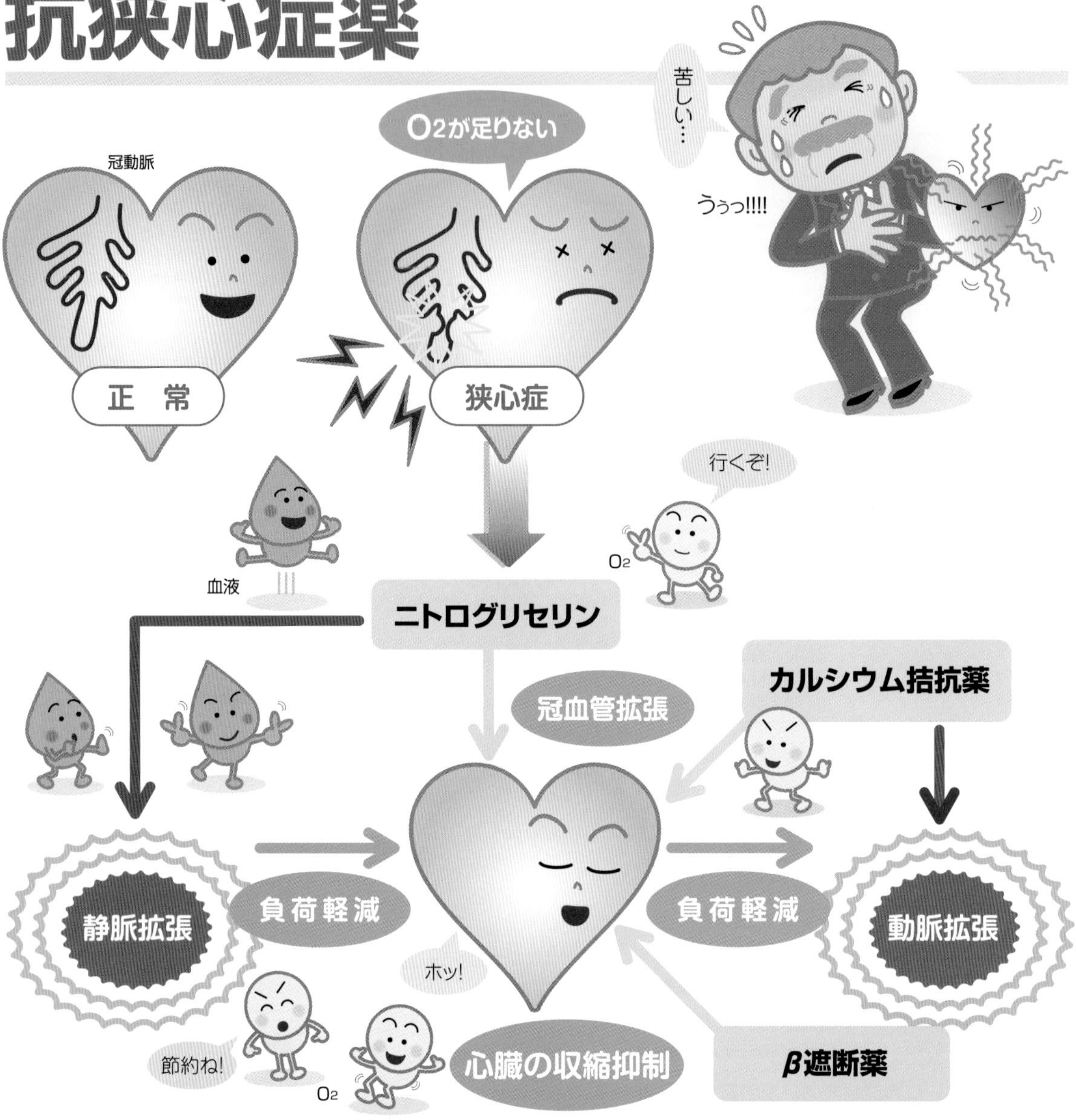

心臓を栄養している冠動脈の血液量が減少して、心臓が苦しがっているのが狭心症（冠動脈が完全に詰まって血流が途絶えた状態が心筋梗塞）。つまり、心臓の活動に必要な酸素が供給されていない状態にあり、胸やその周囲に痛みを覚える。

狭心症の症状を緩和するには、①冠動脈を拡張して心臓への酸素供給量を増やす、②静脈から還流する血液量を減らして心臓への負荷を軽くする、③動脈を拡張して、心臓が血液を押し出すときの負荷を減少させる、④心臓の収縮機能を抑制して酸素消費量を抑える、などの方法がとられる。狭心症の特効薬として知られるニトログリセリン（硝酸化合物）は、①②の効果を発揮する。カルシウム拮抗薬は①③、β遮断薬は④の効果がある。また、冠血管拡張役は狭心症の発作には効果がないが、予防に用いられる。

硝酸化合物
ニトログリセリン
硝酸イソソルビド（ニトロール）

カルシウム拮抗薬
ベラパミル（ワソラン）
ニフェジピン（アダラート）
ジルチアゼム（ヘルベッサー）

β遮断薬
プロプラノロール（インデラル ）
ピンドロール（カルビスケン）

冠血管拡張薬
ジピリダモール（ペルサンチン）

貧血の薬

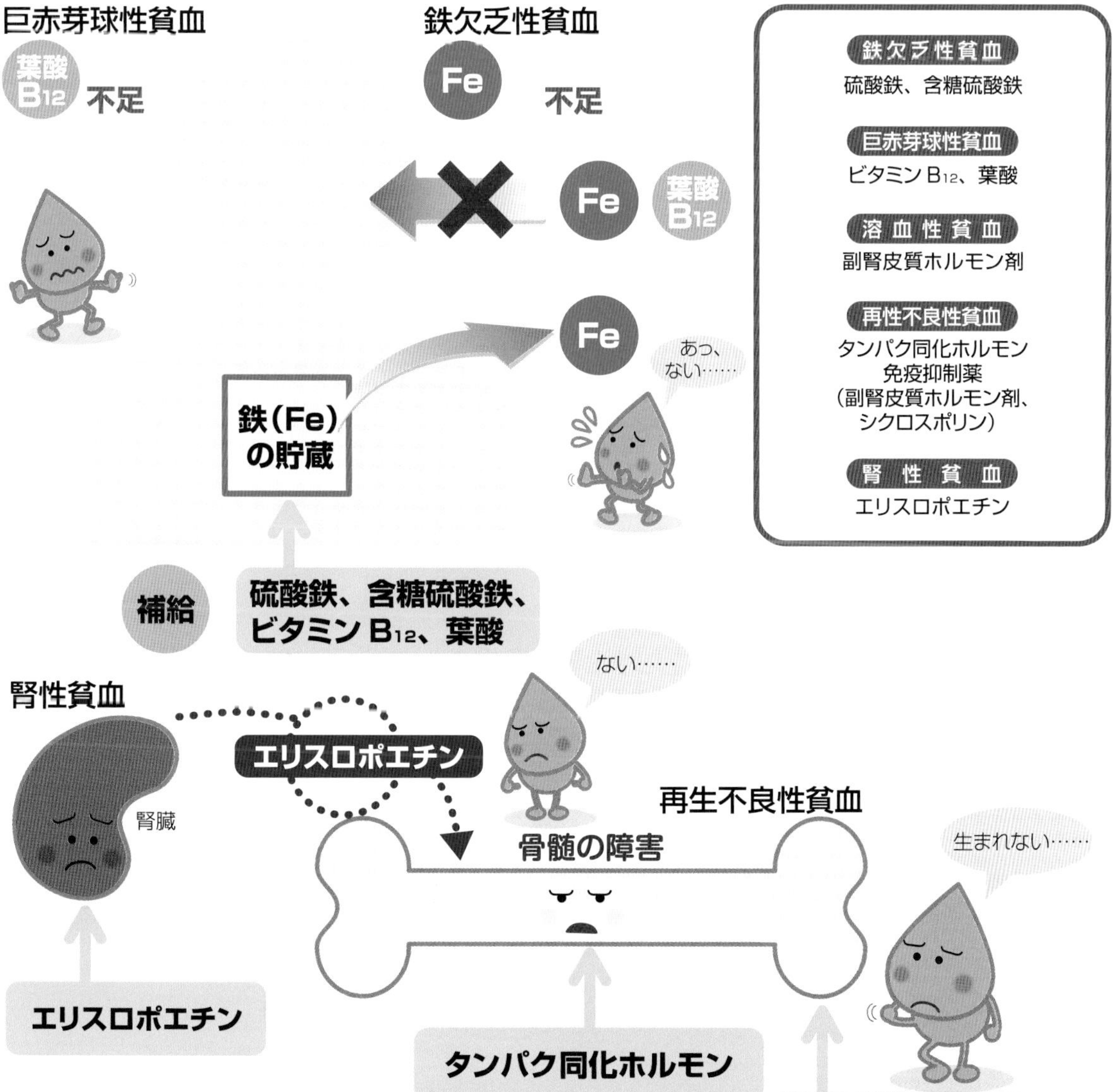

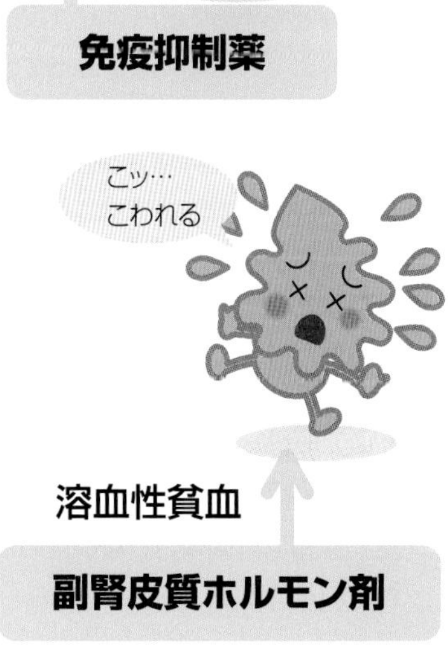

貧血は赤血球の不足によって起こる。その原因をさかのぼると、血液成分の材料（鉄・ビタミン B_{12}・葉酸）の不足による場合、血液成分をつくる場所（骨髄）の障害による場合、血液成分をつくるのに関与するホルモンなど（エリスロポエチンなど）の異常による場合に分けられる。

貧血は、その原因によって、治療法や用いられる薬が異なる。貧血でいちばん多いのは鉄欠乏性貧血で、鉄を補給するために鉄剤が用いられる。巨赤芽球性貧血（悪性貧血）はビタミン B_{12} や葉酸の欠乏によって起こる。ビタミン B_{12}・葉酸の補給をする治療を行うが、何らかの原因でビタミン B_{12}・葉酸が吸収されない状態にあるので、その原因を突きとめ、その治療も合わせて行う。骨髄が障害されると赤血球や白血球が産生されなくなる。また、腎機能が低下すると赤血球の産生に関与するエリスロポエチンが分泌されなくなる。

利尿薬

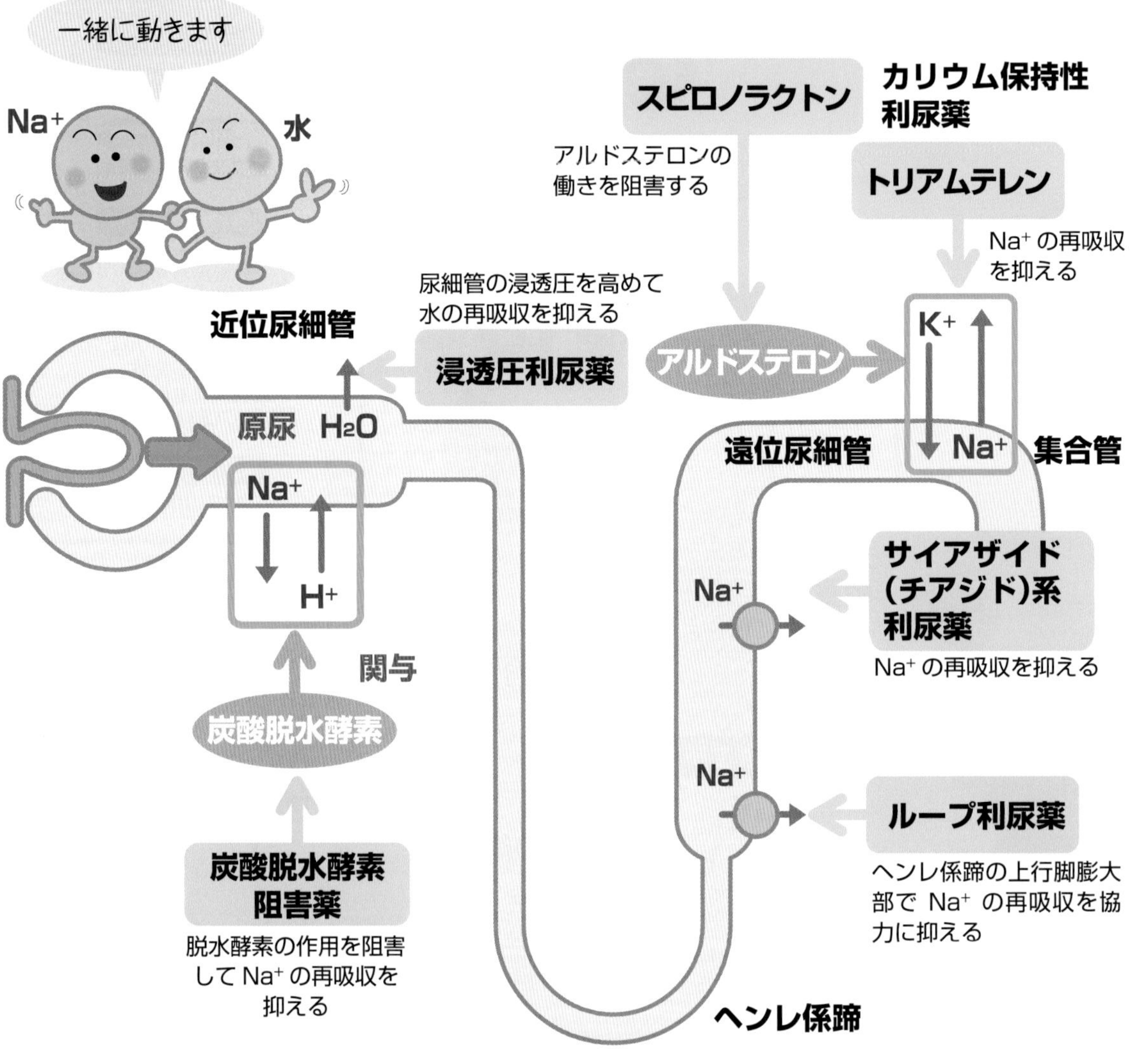

尿細管で Na^+ が再吸収（尿細管→間質→毛細血管）されると、尿細管内外での濃度勾配によって水も一緒に再吸収される。したがって、多くの利尿薬は水の再吸収を抑える（排出させる=利尿）ために、Na^+ の再吸収を抑制する働きをもつ。

炭酸脱水酵素阻害薬は、近位尿細管で Na^+ と H^+ の交換に関係する炭酸脱水酵素の作用を阻害して Na^+ の再吸収を抑える。ループ利尿薬はループ（ヘンレ係蹄）で、サイアザイド（チアジド）系利尿薬は遠位尿細管で、それぞれ Na^+ の再吸収を抑える。カリウム保持性利尿薬は、集合管での Na^+ と K^+ の交換を抑制するため K^+ が減少しない。交換を促進させているアルドステロンの作用を阻害するスピロノラクトンと、Na^+ の再吸収だけを抑制するトリアムテレンがある。浸透圧利尿薬は再吸収されないために、尿細管の浸透圧が高くなって水の再吸収を抑える。

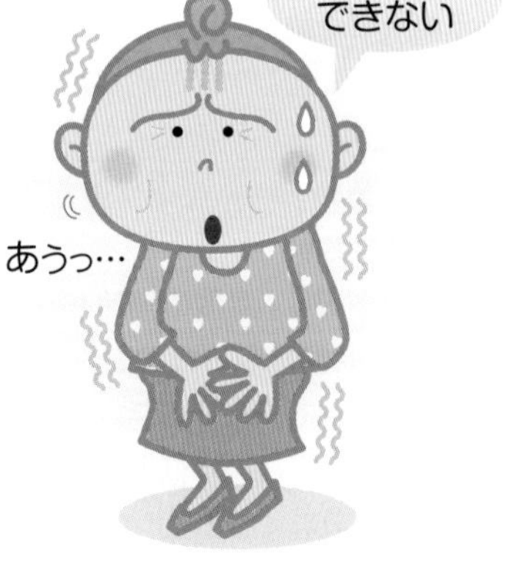

気管支喘息治療薬

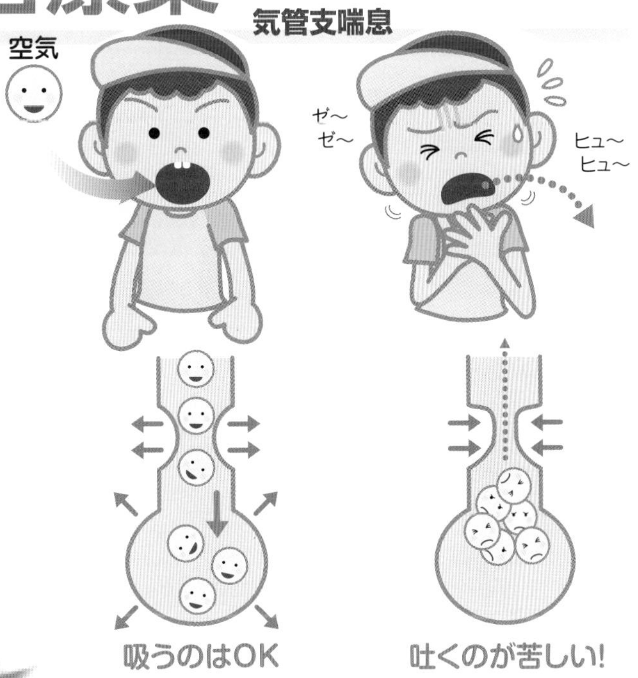

気管支喘息は、気管支平滑筋が異常収縮を起こし、呼吸困難を生じるアレルギー性疾患。気道が収縮しているため、吸気は比較的楽にできるが、呼気が困難になる。また、痰の分泌量が多くなるうえ、痰の排出も困難になり、余計息苦しくなる。

気管支喘息の症状を緩和するには、気管支平滑筋の収縮を抑え、気管支を拡張する薬〔交感神経作用薬（β2 作用薬）、キサンチン誘導体〕を用いる。痰の排出を容易にする去痰薬が併用されることも多い。

また、アレルギー性の炎症が原因となっているので、喘息発作の予防として、抗炎症薬や抗アレルギー薬が用いられる（脱顆粒抑制薬、副腎皮質ホルモン剤、ロイコトリエン拮抗薬）。

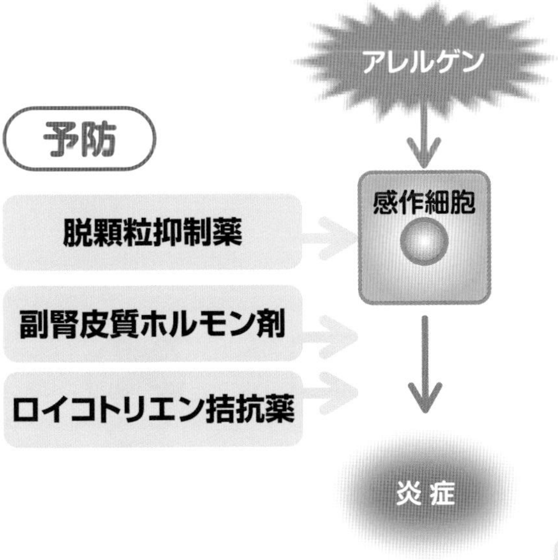

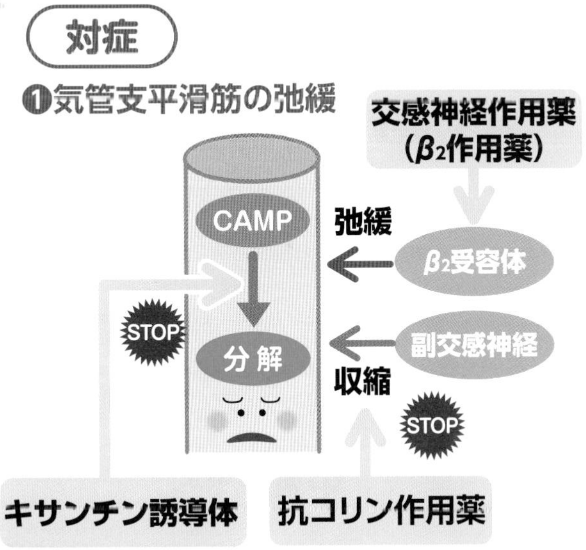

交感神経作用薬（β_2作用薬）	サルブタモール（ベネトリン） プロカテロール（メプチン） ツロブテロール（ホクナリン）
キサンチン誘導体	アミノフィリン（ネオフィリン）
脱顆粒抑制薬	クロモグリク酸（インタール） ケトチフェン（ザジテン）
副腎皮質ホルモン剤	ベクロメタゾン（キュバール） プレドニゾロン（プレドニン） ベタメタゾン（リンデロン）
ロイコトリエン拮抗薬	プランルカスト（オノン）

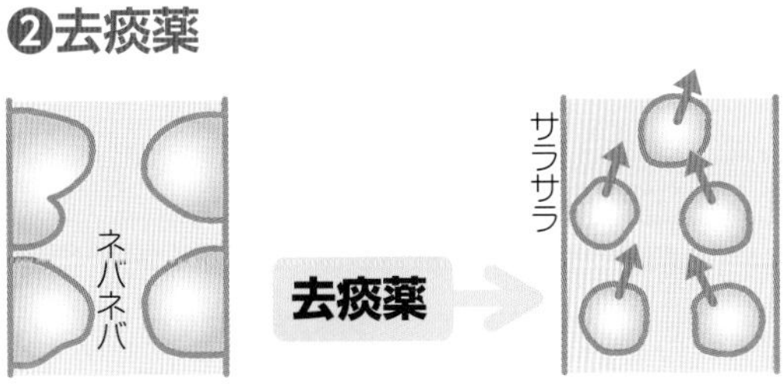

胃潰瘍の薬

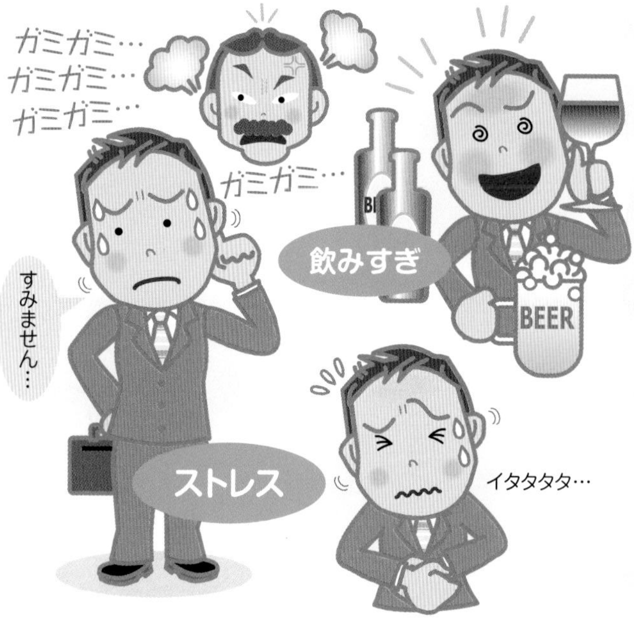

胃は酸性の消化液（胃酸 / ペプシン）を分泌し、食べ物の消化や、食べ物に含まれる細菌を退治する役割をしている。正常な状態では、胃壁に十分な血流が保たれ、胃酸から胃を守るための粘液やアルカリが分泌される。しかし、粘液やアルカリの分泌が低下すると、胃酸が胃の粘膜を溶かし、胃壁にびらんや穴ができる。これを胃潰瘍とよぶ。胃潰瘍では、胃痛、悪心、嘔吐などの症状が見られ、潰瘍からの出血による吐血や下血もしばしばみられる

胃潰瘍の治療薬には、胃酸の分泌を押さえるプロトンポンプ阻害薬、H_2 拮抗薬（ヒスタミン H_2 受容体拮抗薬）、抗コリン作用薬、抗ガストリン薬や、胃酸を中和する制酸薬がある。これらは、胃酸からの攻撃を防ぐことで、胃痛を和らげ、また患部の悪化を防ぐ働きをする。また、胃壁や胃粘膜の修復・保持に働く、胃粘膜被覆薬、組織修復促進薬、プロスタグランジン（PG）製剤もある。

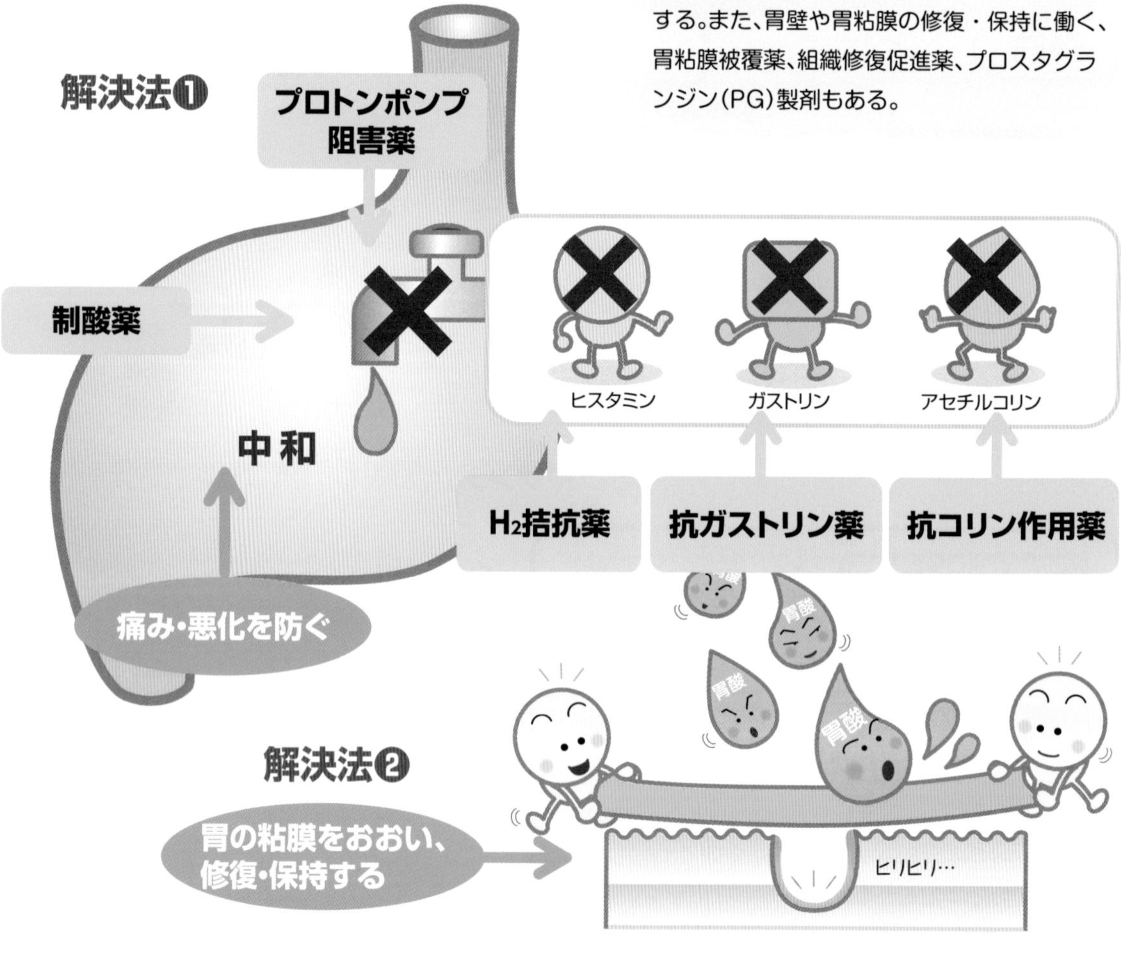

便秘の薬

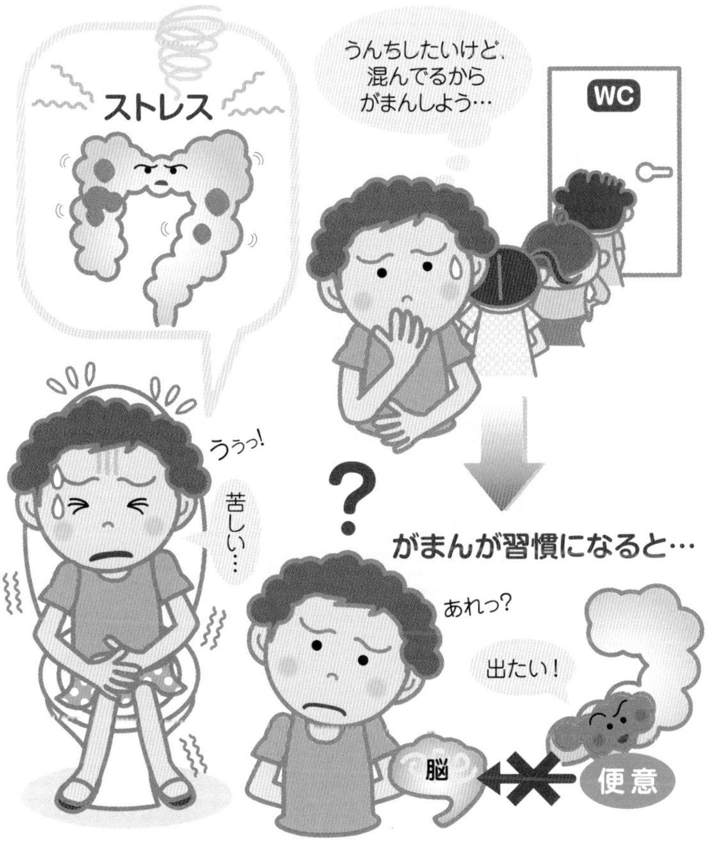

解決法

❶便の形状を変える

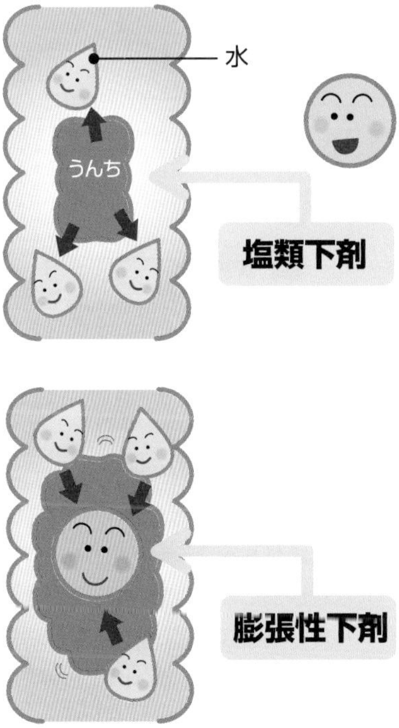

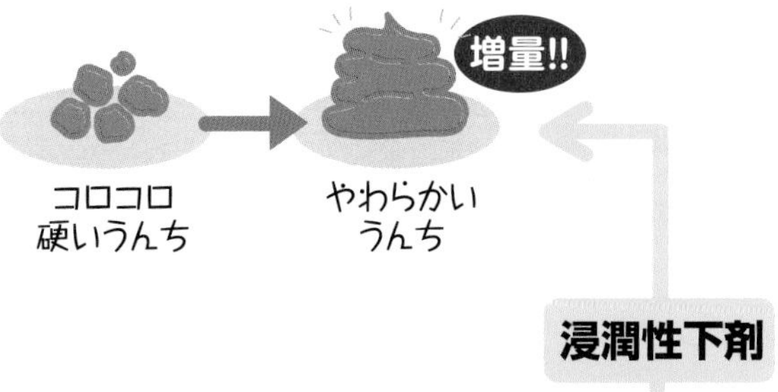

❷腸の動きをよくする

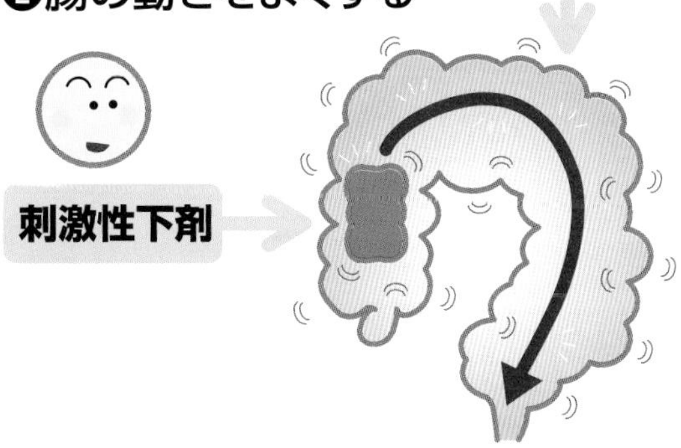

胃や十二指腸で消化され、小腸から送られてきた食べ物は大腸で水分が吸収され、その残りかすが便として直腸にたまる。便がある程度たまってくると、脳に便がたまったことが知らされ便意が催されるが、ストレスなどにより大腸の働きが過剰になると、大腸が便の水分を吸収し、硬くコロコロした便ができるため、量の不足から排便が滞る。また、大腸の働きが低下することで便がスムーズに排泄されず便秘となることや、排便を習慣的にがまんすることで排便がスムーズに行われなくなることもある。

便秘の薬には、便の形状に作用するものと、大腸や小腸に作用するものがある。便の形状に作用するものでは、腸管内の水分を増すことで、便をやわらかくして排便を促す塩類下剤、腸管内で水分を吸収して便の分量を増やす膨張性下剤、界面活性作用によって便の中の水をしみ込ませてやわらかくする浸潤性下剤がある（浸潤性下剤は大腸の運動を促進する働きもある）。また、大腸や小腸、直腸の動きに作用するものでは刺激性下剤があげられる。

糖尿病治療薬

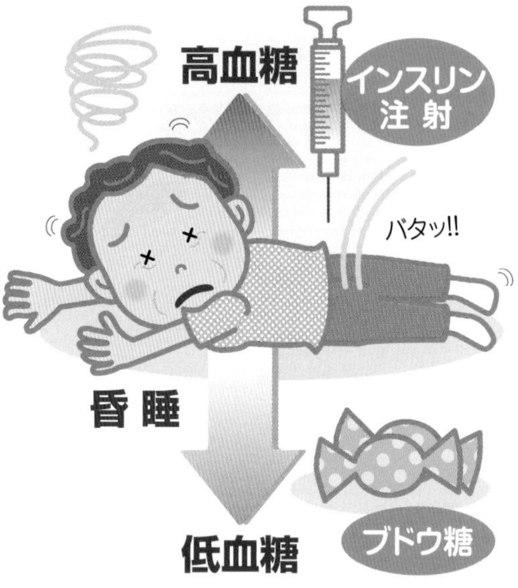

血糖値一定

正常時

インスリンは血中のブドウ糖の取り込みに働く

高血糖値

血中ブドウ糖の数が増加

インスリンの能力以上に血中ブドウ糖が増えると血統値が上がり、またインスリン自体の機能も低下する

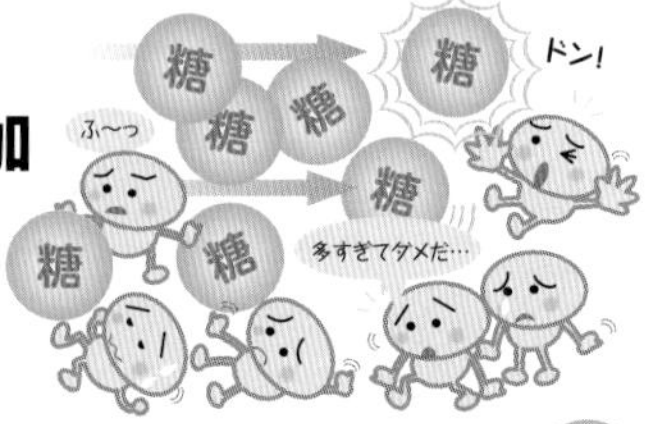

糖尿病

やがてインスリンは機能しなくなり、ブドウ糖は取り込まれず、最終的に体外へ流れ出てしまう

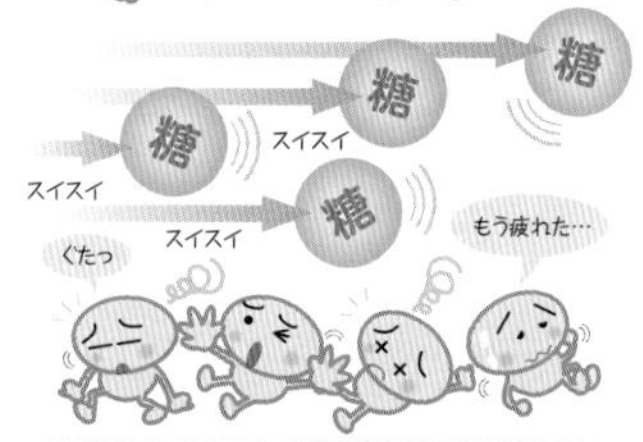

血糖値（血中のブドウ糖の量）は常に一定に保たれていなければならない。インスリンの不足により血糖値が上昇する病気を糖尿病という。インスリンは膵臓のランゲルハンス島B細胞から分泌されるホルモンで、血糖値を下げる働きがある。肥満や運動不足があるとインスリンの効果がはっきされにくくなる。このため中年以降の肥満の人は糖尿病になりやすい。軽症では食事療法や運動療法を中心に行うが、重症ではインスリンによる血糖コントロールが必要になる。血糖値は高くても低くても、さまざまな障害が生じやすくなるが、これを糖尿病合併症という。

インスリンの分泌がない患者には、インスリンの投与が必須であるが、インスリン分泌が低い、あるいはインスリンの効果が発揮されていない患者にはその他の糖尿病治療薬が用いられる。インスリンはポリペプチドのため経口投与ができず、皮下注射（場合によっては静脈注射）によって投与される。血糖値をコントロールするためには頻回に投与しなければならないため、患者は日常は自己注射を行なっている。インスリンの副作用で最も注意しなければならないのは低血糖である。低血糖状態が続くと脳が障害され、死に至ることもある。そのため、インスリン使用者は低血糖に備え、ブドウ糖（キャンディ）を携行する必要がある。

経口糖尿病薬

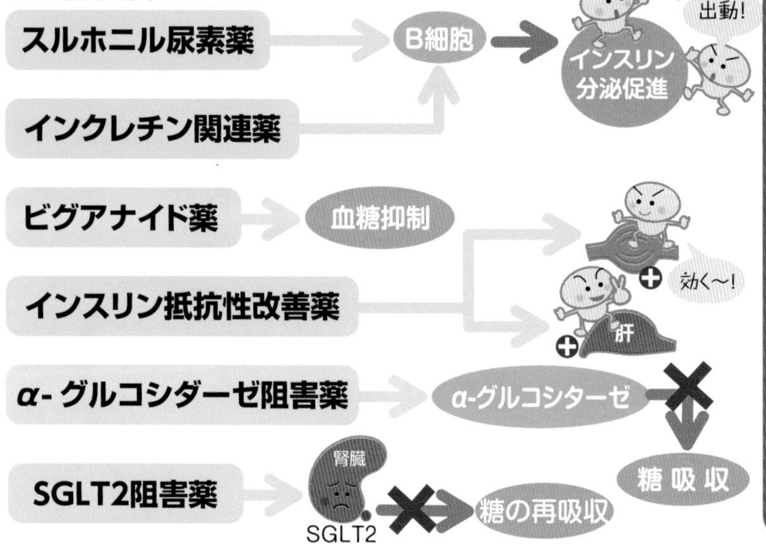

インスリン製剤

各種インスリン製剤（膵臓ホルモン剤）

スルホニル尿素薬

トルブタミド（ヘキストラスチノン）
クロルプロパミド（アベマイド）

インクレチン関連薬

シタグリプチン（ジャヌビア）
リラグルチド（ビクトーザ）

ビグアナイド薬

メトホルミン（グリコラン）
ブホルミン（ジメリン）

インスリン抵抗性改善薬

ビオグリタゾン（アクトス）

α-グルコシターゼ阻害薬

アカルボース（グルコバイ）
ボクリボース（ベイスン）

SGLT2阻害薬

イプラグリフロジン（スーグラ）

抗生物質

細菌感染症に対する抗生物質は、最近のどの機能を阻害するかによって４種類に大別される。

細胞壁合成阻害薬は、薬中のβ-ラクタム環が細胞壁を形成しているペプチドグリカンを合成する酵素に結合してその働きを阻害する。そのため細胞壁が脆弱になる。ただし、真菌の細胞壁にはペプチドグリカンがないため、無効である。

細胞膜障害薬は、細胞膜のリン脂質に結合して膜を破壊する。

核酸合成阻害薬は、①DNA（デオキシリボ核酸）の複製過程で必要な酵素であるDNAギラーゼの作用を阻害して複製障害を起こす（ニューキノロン系）、②RNAポリメラーゼに作用してDNAからmRNAへの転写を阻害する（リファンピシン）、③ヌクレオシドの代謝拮抗薬として作用する（アシクロビル）。

タンパク質合成阻害薬は、mRNAの情報からタンパク質をつくるリボソームに結合して、タンパク質合成機能を阻害する

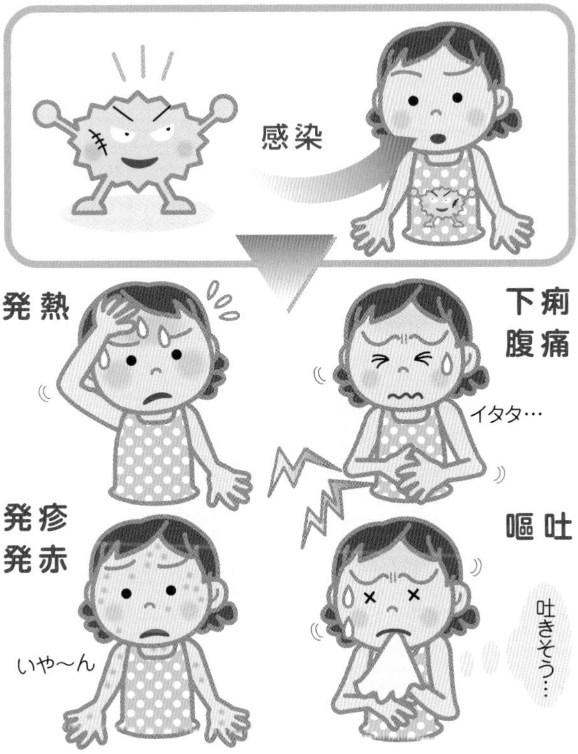

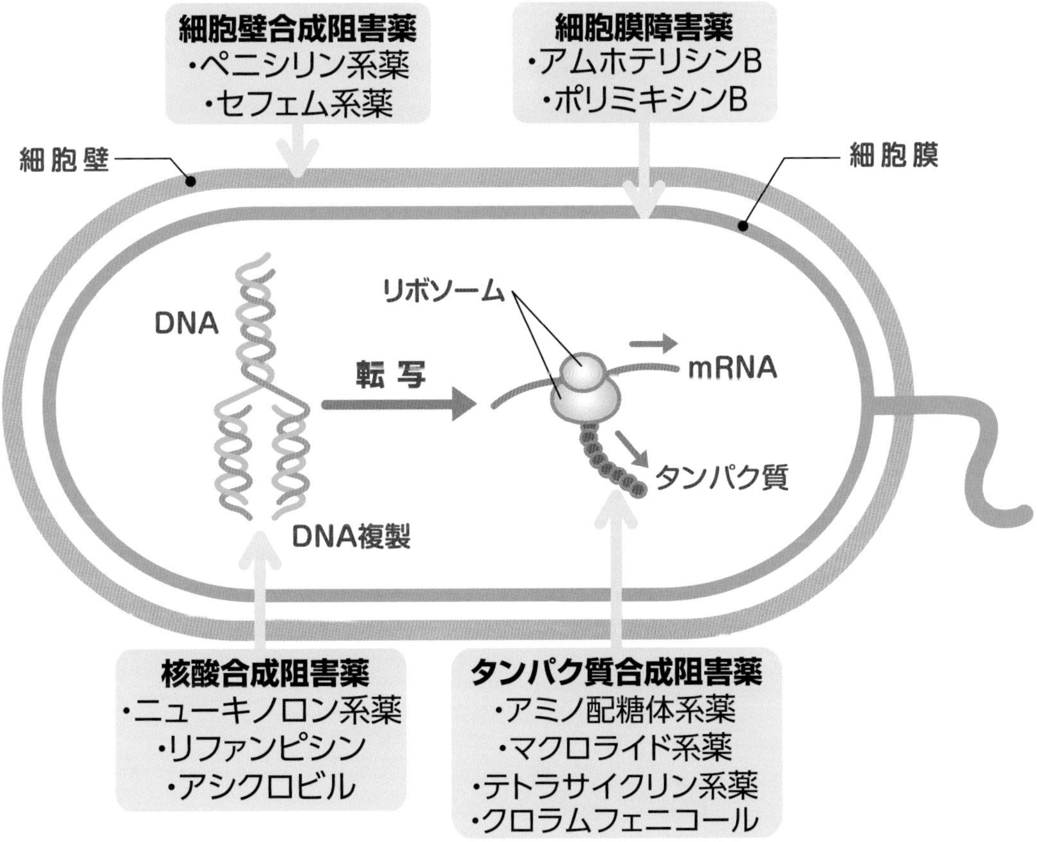

ホルモン

ホルモンは下垂体、甲状腺、副甲状腺、副腎、膵臓、卵巣などから血液中に分泌され、血液によってそれぞれが作用する特定の臓器に運ばれる。

ホルモンは、身体の機能を調節する役割をもつため、ホルモンが不足したり、過剰に分泌されると変調をきたす。たとえば、甲状腺で分泌される甲状腺ホルモンは、物質代謝や発育成長、交感神経の活動の亢進、知能の発達、精神機能を刺激する働きをする。

甲状腺機能亢進症の代表的な疾患にバセドウ病、甲状腺機能低下症ではクレチン病があげられる。治療としては、ホルモンの補充などが行われる。

クレチン病の顔貌

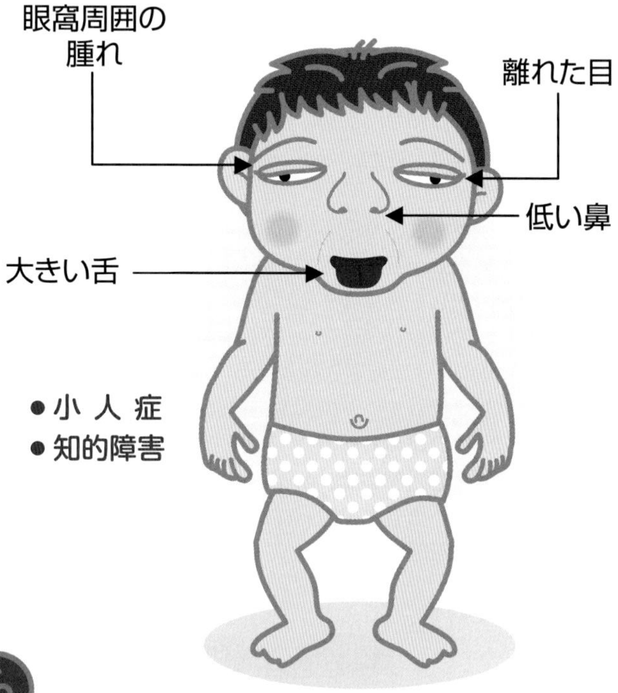

バセドウ病の症状

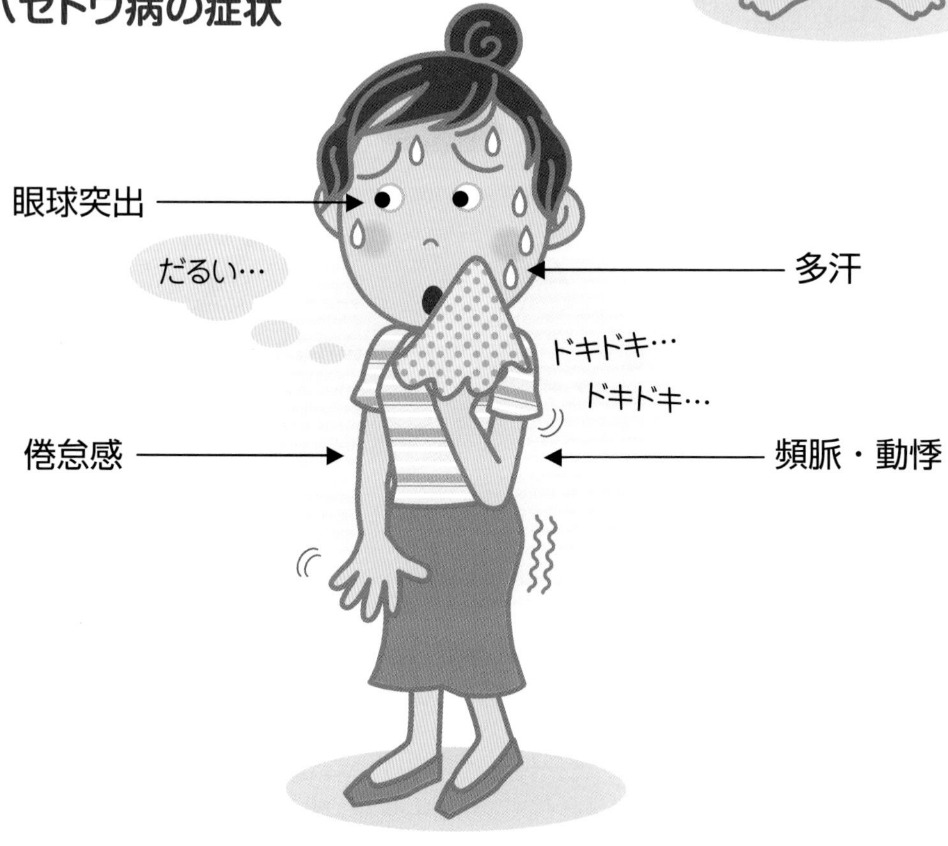

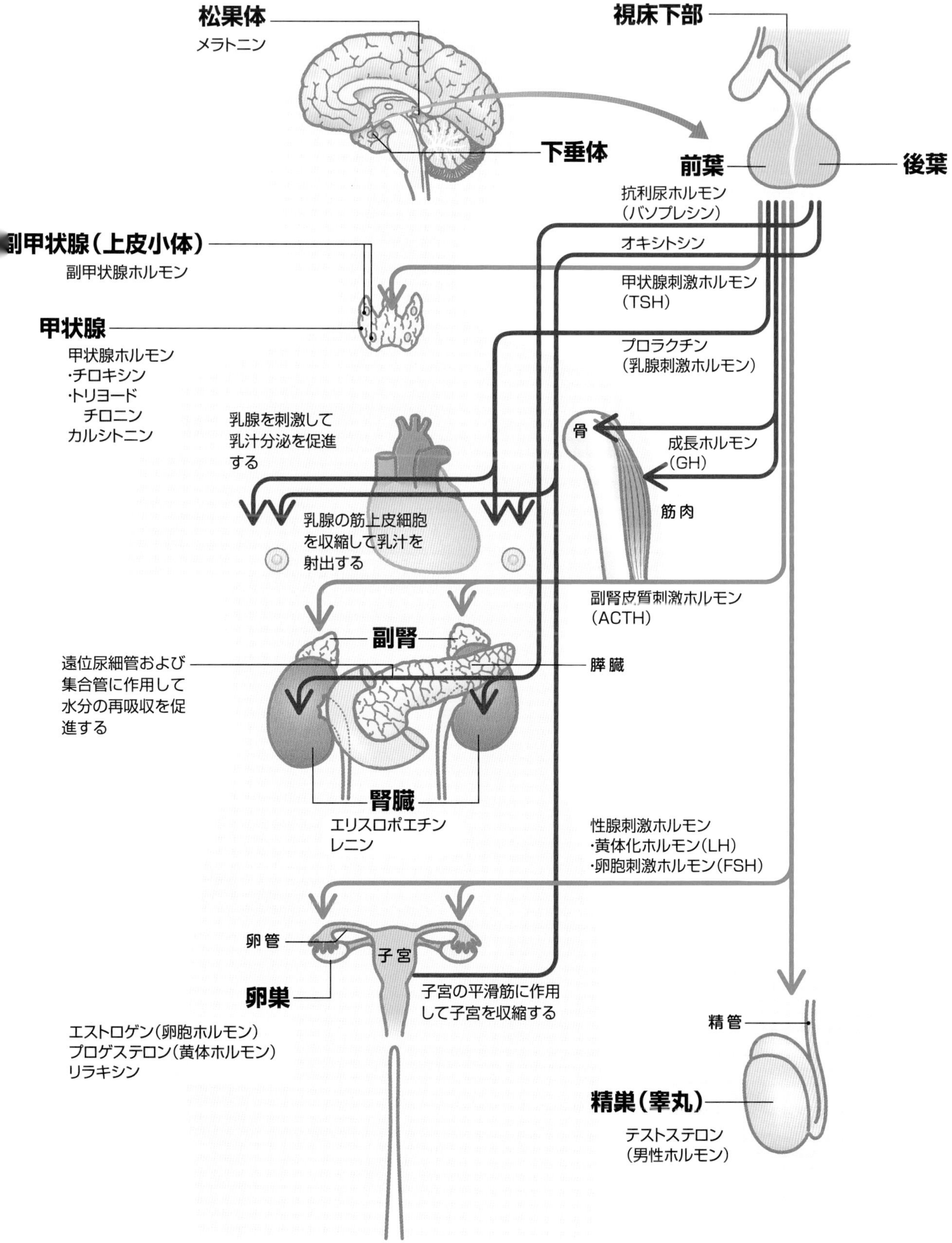
松果体
メラトニン
視床下部
下垂体
前葉
後葉
抗利尿ホルモン
(バソプレシン)
オキシトシン
甲状腺刺激ホルモン
(TSH)
プロラクチン
(乳腺刺激ホルモン)
成長ホルモン
(GH)
骨
筋肉
副甲状腺(上皮小体)
副甲状腺ホルモン
甲状腺
甲状腺ホルモン
・チロキシン
・トリヨード
チロニン
カルシトニン
乳腺を刺激して
乳汁分泌を促進
する
乳腺の筋上皮細胞
を収縮して乳汁を
射出する
副腎皮質刺激ホルモン
(ACTH)
副腎
膵臓
遠位尿細管および
集合管に作用して
水分の再吸収を促
進する
腎臓
エリスロポエチン
レニン
性腺刺激ホルモン
・黄体化ホルモン(LH)
・卵胞刺激ホルモン(FSH)
卵管
子宮
卵巣
子宮の平滑筋に作用
して子宮を収縮する
エストロゲン(卵胞ホルモン)
プロゲステロン(黄体ホルモン)
リラキシン
精管
精巣(睾丸)
テストステロン
(男性ホルモン)

細胞障害性抗悪性腫瘍薬

細胞障害性抗悪性腫瘍薬は、悪性腫瘍細胞に作用して増殖を抑制するもので、おもに核酸の合成を阻害するものと、細胞分裂を阻害するものがある。

核酸合成阻害薬としては、次のものがある。

①アルキル化薬は、DNA 鎖の間をつないで複製を阻害する。

②抗生物質は、DNA 鎖を切断したり、二重らせんをつなぐ塩基の間に入って RNA 合成を阻害したりする。

③代謝拮抗薬では、葉酸と拮抗して DNA 合成を阻害したり、プリン（アデニン、グアニン）やピリミジン（シトシン、チミン）と似た物質が DNA に取り込まれてその合成を阻害する。

④白金化合物は、DNA に結合して核酸合成を阻害する。

⑤細胞分裂阻害薬としては、植物由来のアルカロイドがあり、細胞分裂時に現れる紡錘糸を生成する微小管のタンパク（チューブリン）に結合して、紡錘糸の形成を阻害する。

その他に、ホルモン依存性の性器の悪性腫瘍に対しては、反対の性ホルモンを投与して増殖を抑制する。

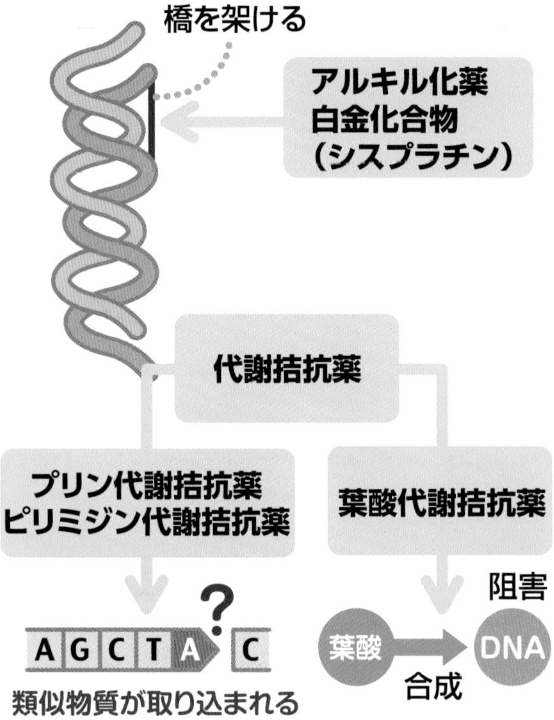

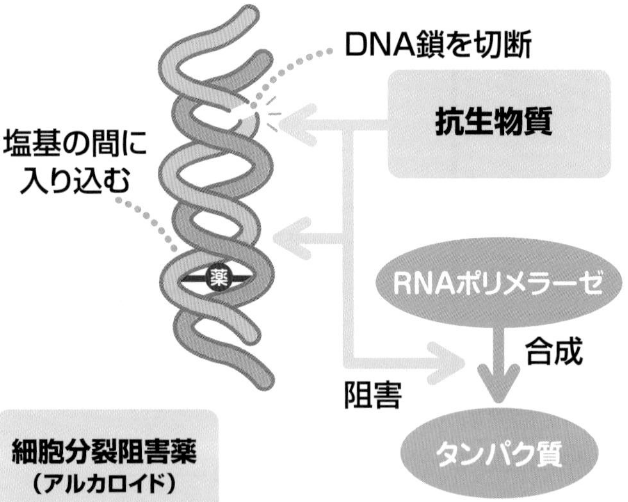

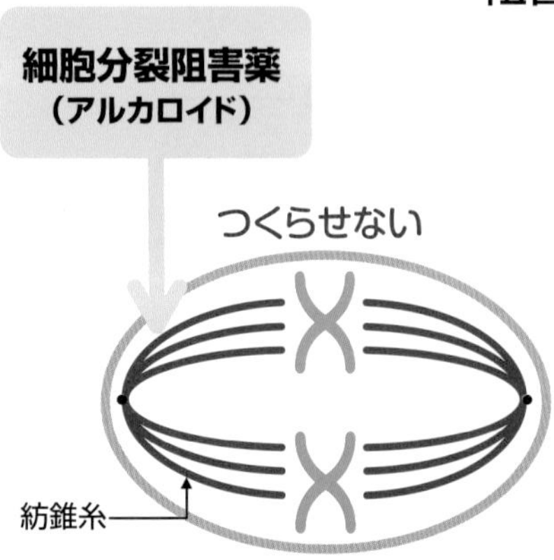

細胞分裂阻害薬

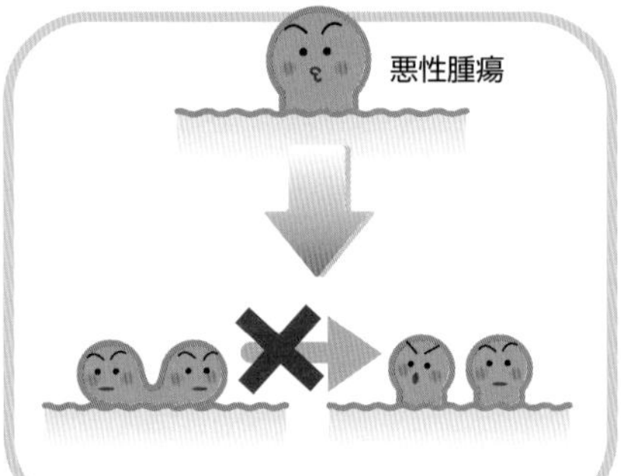

核酸合成阻害薬

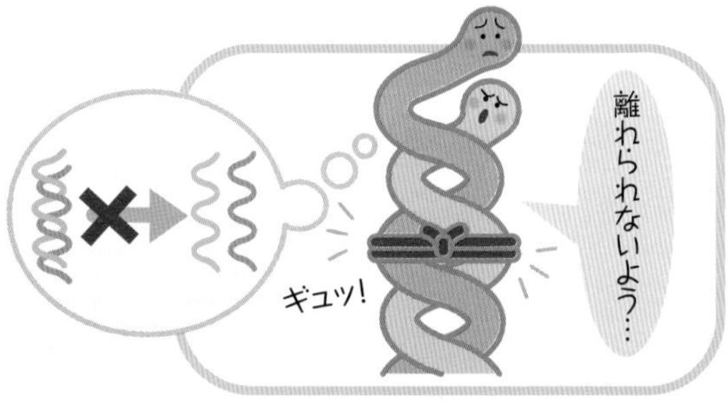

新訂版

クイックマスター

薬理学

第3版

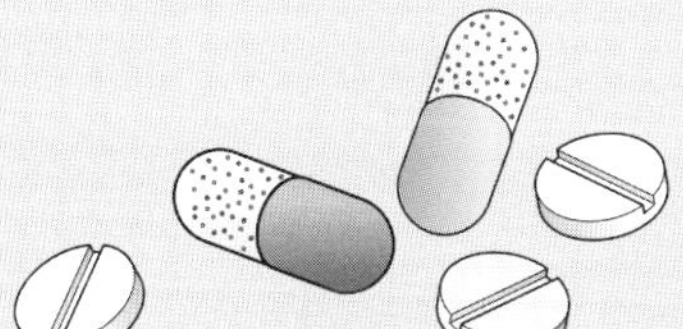

鈴木　正彦
埼玉医科大学名誉教授
日本薬理学会認定薬理学エデュケーター

Scio Publishers Inc.
サイオ出版

はじめに

本書は、「わかりやすい薬理学のテキスト」をめざし、看護学生の補助教材として使用していただけるように作成しましたが、単独でも使用できるようにすること、自習しやすいようにすること、そして看護以外の医療系学部の学生にも利用できるようにすることを目標に内容の充実をはかっています。

いまさら述べるまでもなく、現代の医療で薬物療法は重要な役割を果たしています。みなさんも病院を受診するとたいていの場合、薬が処方されます。そのため、コメディカルの分野の医療系専門職をめざす学生は必ず薬理学の講義を受け、また、各医療系国家試験にも薬の出題が必ずあります。しかしながら、薬理学の重要性はわかっていても、薬理学を苦手科目にあげる学生が多いのも事実です。

その理由の１つは薬の名前を覚えるのが大変だということです。現在、医療用医薬品として認可されている薬は23,000種類以上あり、１つの総合病院（病床数400床程度）で使用されている薬は1200～1300種類あります。そのため薬の名前を覚えるのは大変ということになります。しかし、内科治療の90％以上が100種類の薬で行うことができるといわれています（北原光夫編：内科医の薬100、第３版、医学書院、2005）。

また、過去10年間の看護師国家試験で、薬に関する問題は100種類の薬で約95％が出題されています（2019）。

わかりやすい薬理学のテキストにするために、①取り上げる薬の数をできるかぎり少なくし、②図や表を用いて簡潔に説明し、③補足として欄外（Note）に詳しい説明を加え、④臨地実習で役立つように薬の一般名の後に括弧をつけて代表的な商品名を記載しました。

本書によって、薬理学が苦手科目から得意科目に変わり、その知識を臨床の場で活用していただければ筆者としても望外の喜びです。

2020年1月

鈴木　正彦

CONTENTS

第2章 末梢神経系作用薬

第3章 中枢神経系作用薬

CONTENTS

第４章　オータコイド・アレルギー用薬

第５章　心臓血管系作用薬

第6章　血液造血系作用薬

第7章　呼吸器系作用薬

第8章　消化器系作用薬

第9章　生殖器系作用薬

第10章　物質代謝作用薬

第 11 章　抗感染症薬

第 12 章　抗悪性腫瘍薬

第 13 章　漢方薬

第 14 章　生物学的製剤と診断用薬

第1章 薬理学の基礎知識

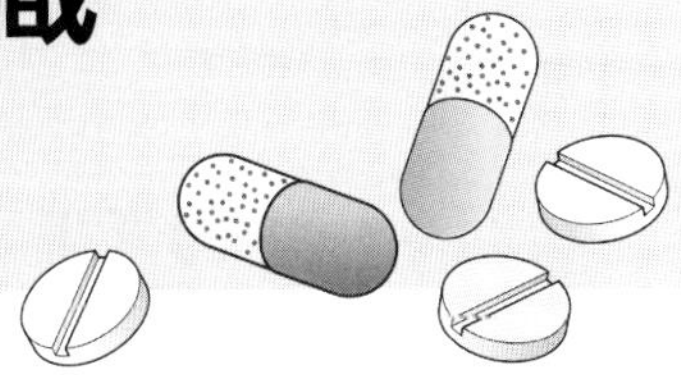

薬理学の概要	薬理学とは
薬物と法令	薬に関する法令／医薬品医療機器等法の内容／麻薬及び向精神薬取締法／覚せい剤取締法／大麻取締法
薬物の作用	薬理作用の分類／薬物受容体
薬物効果に影響を及ぼす要因	薬物の用量／年齢　性別 身体の状態による影響 心理的な影響／薬物相互作用 耐性および交差耐性／薬物依存 薬物アレルギー／遺伝的因子
薬物の適応方法	適用方法
薬物の体内動態	吸収／分布／代謝／排泄 生物学的半減期 治療薬血中濃度モニタリング
薬物の副作用	
処方せんと医薬品の剤形	処方せん／医薬品の剤形
薬物の取扱いと計量	薬物の保存／計量／服薬指導
新薬とジェネリック医薬品	非臨床試験・臨床試験／ジェネリック医薬品

1　薬理学の概要

薬理学とは

薬理学は、薬物と生体との相互作用を研究する学問で、薬力学、薬物動態学、臨床薬理学、中毒学に大別される。

薬物とは、生体になんらかの影響を与える化学物質すべてのことをいう。そのうち病気の治療などに有用なものを医薬品または単に薬物といい、生体に有害な作用を示すものを毒物という。最もこの両者は明確に区別をつけられず、用量の差などによって有益にも有害にもなることが多い。

薬物治療は薬物の使用目的によって、原因、対症、予防、および補充療法に分けられる。

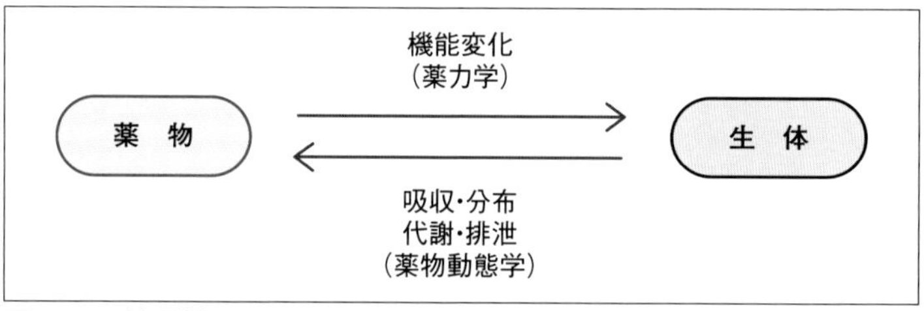

図 1-1　薬理学のなりたち

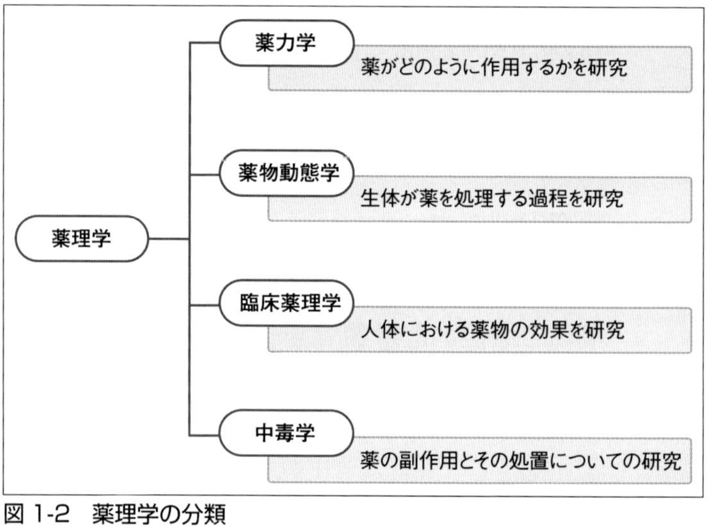

図 1-2　薬理学の分類

NOTE

薬物の資源

おもな資源による分類として、以下のようなものがある。

生薬：動・植物の部分または分泌物などを簡単に加工したもの。アヘン末（鎮痛）、セネガ（去痰）、ゲンノショウコ（整腸）など。

有効成分：動・植物などから病気の治療に役立つ成分だけを抽出したもの。モルヒネ（ケシの未熟果皮からアヘンを取り、アヘンから抽出）、レセルピン（インド蛇木から）、インスリン（動物の膵臓から）など。

合成品：化学的に合成されるもので、多くの薬物は合成薬になる傾向にある。アスピリン、サルファ剤、クロルプロマジンなど。

遺伝子工学の利用：微生物・細胞などの生物体のもつ能力と遺伝子工学の技術を合わせて、安全性の高い薬物がつくられている。そして、今後ますます多くなっていくだろう。インスリン、エリスロポエチン、インターフェロンなど。

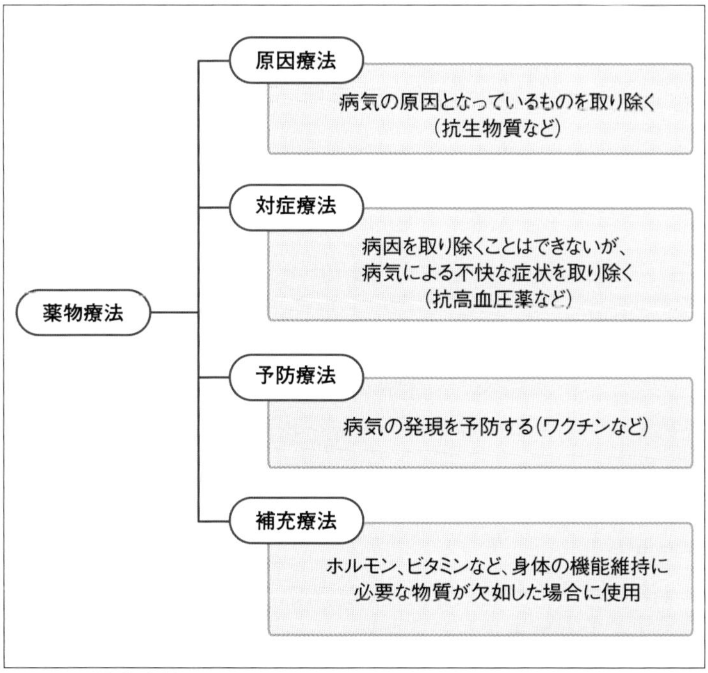

図 1-3　薬物療法

Column　薬の歴史は古いが、薬理学の歴史は新しい

人類がいつごろから薬を使い始めたかは定かではありませんが、紀元前 3000 年ごろチグリス・ユーフラテス川流域に世界最初の文明を築きあげたシュメル人が残した粘土板には、すでにヤナギ、モミ、西洋ナシなど約 10 種類の薬を使用したことが記載されています。

また、紀元前 2500 年ごろの古代エジプトでは、700 種以上の薬と約 800 種の処方を使用していたという記録が残っています。このように、薬の歴史は人類の歴史と同じくらい古いのです。

ただし、これらの薬の使用は経験と伝承に基づいたもので、実験などの科学的根拠に基づいて薬の作用が研究され使用されるようになったのは、19 世紀に入ってからでした。そして、1883 年、オスワルド・シュミーデベルグが実験に基づいて薬の作用を検討し、その成果をまとめて出版した本のなかで、はじめて薬理学という言葉を使用しました。したがって、薬理学の歴史は 140 年ほどしかないのです。ちなみに、彼のことを『近代薬理の父』ともいいます。

さらに、現在、医療の現場で使用されている薬の約 95％は 1940 年以降に開発または発見されたもので、実際に使用されている薬の薬理学ということになると 80 年ほどの歴史しかありません。

2 薬物と法令

薬に関する法令

❶医薬品医療機器等法（旧薬事法）

医薬品、医薬部外品、化粧品、医療機器および再生医療等製品の品質・有効性・安全性の確保と指定薬物の規制を主な目的とした法律である。**毒薬・劇薬の指定、日本薬局方の制定**もこの法律に基づく。

・**医薬品**：
①日本薬局方に収められているもの。
②人または動物の疾病の診断や治療または予防に使用されることが目的とされているもの。
③人または動物の身体の構造または機能に影響を及ぼすことが目的とされているもの。

・**医薬部外品**：人体に対する作用が緩和で以下の目的で使用するもの。
①吐き気その他の不快感または口臭もしくは体臭の防止。
②あせも、ただれなどの防止。
③脱毛の防止、育毛または除毛。
④人または動物の保健のためにするネズミ、ハエ、蚊、ノミなどの駆除または防止。

❷麻薬及び向精神薬取締法、覚せい剤取締法、大麻取締法

連用すると個人および社会に悪影響のある薬を規制する法律。

医薬品医療機器等法の内容

❶毒薬・劇薬

医薬品医療機器等法に基づき**厚生労働大臣**により指定される人体に対する有害作用の強い医薬品のこと。有害作用の程度により毒薬または劇薬に指定される。それぞれ**表 1-1** に示すような特定のラベルの表示と保管方法が指定されている。

毒薬・劇薬は危険性の大きい薬品なので、医師および薬剤師以外の者がその監督から離れて、取り扱うことはできない。

NOTE

医薬品医療機器等法

正式名称は「医薬品、医療機器等の品質、有効性及び安全性等の確保に関する法律」である。

再生医療等製品

ips 細胞や自己の細胞などを培養したものによる再生医療や細胞に遺伝子を組み込むなどの加工を行ったもの。

指定薬物

いわゆる違法ドラッグ、危険ドラッグといわれる薬物。

医薬品の分類

1）**医療用医薬品**：医師の処方せんを受けた者のみに販売できる薬物。
2）**要指導医薬品**：適正な使用のために薬剤師の対面による情報の提供および指導が行われることが必要なもの。
3）**一般用医薬品**：処方せんを必要としない市販の医薬品。その作用の強さをもとに３類に分けられている。
①**第一類医薬品**：副作用などにより、日常生活に支障を来す程度の健康被害が生ずるおそれがある医薬品のうち、その使用に関してとくに注意が必要なもの。
②**第二類医薬品**：その副作用などにより、日常生活に支障を来す程度の健康被害が生ずるおそれがある医薬品（第一類医薬品を除く）。

表 1-1　薬物の表示法と保管方法

種類	ラベルの表示		保管方法
毒薬	黒地に白枠、白字で薬品名と「毒」の表示	毒　薬品名	他の医薬品と区別し、鍵をかけた場所に保管する
劇薬	白地に赤枠、赤字で薬品名と「劇」の表示	劇　薬品名	他の医薬品と区別して保管する
普通薬	特定の取り決めなし		特定の取り決めなし
麻薬	「麻」の表示	麻	他の医薬品と区別し、鍵をかけた堅固な設備（麻薬専用の固定した金庫など）
向精神薬	「向」の表示	向	向精神薬に関する業務に従事する者が盗難の防止について十分な必要な注意をしている場合以外は、鍵をかけた設備内に保管する

表 1-2　毒薬、劇薬、麻薬、普通薬の例

毒　薬	ジゴキシン（強心薬）、ベクロニウム臭化物（筋弛緩薬）、ニトログリセリン *（抗狭心症薬）、モルヒネ **（鎮痛薬）、アムホテリシン B（抗真菌薬）、マイトマイシン C（抗悪性腫瘍薬）
劇　薬	モルヒネ注射薬 **（鎮痛薬）、リドカイン（局所麻酔薬）、トルブタミド（経口糖尿病薬）、ゲンタマイシン（抗生物質）、フルロウラシル（抗悪性腫瘍薬）、アドレナリン（昇圧薬）、ノルアドレナリン（昇圧薬）
麻　薬	オキシコドン（鎮痛薬）、ヒドロモルフィン（鎮痛薬）、フェンタニル〔全身麻酔の鎮痛補助、激しい疼痛（術後疼痛、癌性疼痛）に対する鎮痛〕
普通薬	アスピリン＝アセチルサリチル酸（解熱薬）、逆性石けん（消毒薬）、フロセミド（利尿薬）、イソニアジド（抗結核薬）、アスコルビン酸（ビタミンC）、アンピシリン（抗菌薬）、タウリン（肝機能改善薬）

*ニトログリセリン含有量が①１錠中0.3mg以下の錠剤、②２％以下の軟膏、③１枚中25mg以下の貼付剤、④１噴霧中0.3mg以下のエアゾル剤は、劇薬に指定されている

** モルヒネ塩酸塩末は毒薬、錠剤および注射薬は劇薬にそれぞれ指定されており、さらにどちらも麻薬に指定されている

❷普通薬

毒薬・劇薬以外の医薬品。比較的安全性が高い（**表 1-2**）。

❸日本薬局方

日本薬局方とは、医薬品医療機器等法に基づいて定められた薬物に関する規格書のことである（日本薬局「法」ではない。「方」の文字に注意）。現在わが国で使用されているおもな薬物の有効性、安全性、製剤の純度・規格・試験法などを明示している。**厚生労働大臣**が告示するもので法的な拘束力をもつ。5 年ごとに改訂され、現在のものは**第 17 改正日本薬局方**（平成 28 年 3 月公布）。

NOTE

③**第三類医薬品**：第一類医薬品および第二類医薬品以外の一般用医薬品。

第一類医薬品の販売ができるのは**薬剤師**のみであるが、二類、三類の医薬品は、**登録販売者**でも販売できる。

登録販売者試験

①各々の県で実施される認定試験（年１回）
②試験内容：疾病の知識、薬理学、薬事関係法規
③受験資格：学歴および実務経験不問
④合格後、２年間の実務経験を経て免許が交付される。

指定医薬部外品

規制緩和によって医薬品から医薬部外品になったものをいう。厚生労働大臣が指定する。のど清涼剤、健胃清涼剤、ビタミン剤、カルシウム剤、ビタミン含有保健剤などがある。

化粧品

身体を清潔にし、美化し、魅力を増し、容貌を変え、または皮膚もしくは毛髪を健やかに保つために、身体に塗擦・塗布などして使用されるものである。

医薬品の添付文書

医薬品には医薬品医療機器等法に定められた添付文書がつけられている。記載項目は、①法的規制の種別（毒・劇薬、麻薬など）、②用法・用量、③薬理作用・適応症、④使用上の注意（警告、禁忌、相互作用など）、⑤薬物体内動態、⑥副作用、などである。添付文書はすべて読みとおす必要があるが、あまりに多岐にわたっているために、実際の臨床の場では困難である。この膨大な情報のなかから、速やかに必要な情報を得られるようにすることも薬理学講義の目的である。

麻薬及び向精神薬取締法

麻薬および向精神薬の多くは医療上欠くことのできない薬物であるが、連用すると慢性中毒をきたし、個人の精神的・身体的健全性が失われる。

さらにこれらの薬物は乱用されやすいので、この法律によって、輸出入・製造・製剤・譲渡・施用・保管などが規制されている。

❶麻薬

麻薬取り扱い者は都道府県知事から麻薬施用者免許（医師、歯科医師）、麻薬管理者免許（医師、歯科医師、薬剤師）を受ける。看護師、臨床検査技師、臨床工学技士、理学療法士などにはこの免許取得資格がない。

ほかの医薬品と異なり、麻薬処方せん、診療録、残液廃棄、保管は法で定めるものに従う。

❷向精神薬

第１種から第３種までに分類される。第１種は８物質、第２種は９物質、第３種は63物質が指定されている。向精神薬の一部が取り締まり対象となっており（**表1-4**）、施用者に免許は不要であるが、第１種および、第２種の薬物は譲渡・譲受・破棄の記録を２年間保管しなければならない。

表1-3　麻薬の種類

アヘンアルカロイド類	アヘン、モルヒネ、コデイン*
合成麻薬	ペチジン、フェンタニル、レミフェンタニル 、オキシコドン、ヒドロモルフォン、タペンタドール、メサドン、オキシメテバノール（鎮咳薬）
コカアルカロイド類	コカイン
その他	ケタミン、LSD、MDMA

*コデインを100倍散以上（1%）に希釈した場合は、麻薬として扱わない

NOTE

看護師の注意する麻薬の取り扱い

- 麻薬の注射剤を直接患者に手渡さない。
- 麻薬の注射剤を複数の患者に分割適用しない。
- 残った麻薬注射液、空のアンプルなどの容器は、必ず麻薬管理者に返却する。
- 麻薬の使用は麻薬処方せんに従う。

向精神薬の扱い

患者への譲渡については記録保管の必要がない。

薬の名称

同じ薬物でも何種類かの名称がつけられている。どこにでも通用する名称が一般名である。日本薬局方収載薬物であれば局方名が一般名として使用されることが多い。本来、薬物は一般名でよばれるべきであるが、臨床の場では、各製薬会社によってつけられた商品名でよばれることが多い。

本書では、局方名（または一般名）に加え、代表的な商品名を（　）内に記した。

例：局方名のアンピシリンは、一般名ではアミノベンジルペニシリン。商品名として製薬会社によりアミペニックス、アンピレクト、ソルシリン、ビクシリン、ヘルペンなどの名称がつけられている。

表 1-4　取り締まり対象となるおもな向精神薬

第1種（8物質）	セコバルビタール、メチルフェニデート、モダフィニル、フェネチリン、フェンメトラジン、メクロカロン、メタカロン、ジペプロール
第2種（9物質）	アモバルビタール、カチン、グルテチミド、シクロバルビタール、ブタルビタール、ブプレノルフィン、フルニトラゼパム、ペンタゾシン、ペントバルビタール
第3種（63物質）	上記以外のバルビツール酸系薬物（フェノバルビタールなど）、ベンゾジアゼピン系薬物（ブロチゾラム、ニトラゼパム、エスタゾラム、フルニトラゼパム、フルラゼパム、クロチアゼパム、エチゾラム、ブロマゼパム、ロラゼパム、ジアゼパム、オキサゾラム、トリアゾラムなど）、ゾルピデム、マジンドール、ペモリン、など63物質

覚せい剤取締法

アンフェタミン、メタンフェタミンなどの覚せい剤も麻薬と同様に慢性中毒をきたす危険性が大きいので、乱用防止のため規制されている。

また、覚せい剤の原料となるエフェドリン・メチルエフェドリン（10％以下の含有剤を除く）、セレギリンも、この法律の対象となる。取り扱いには都道府県知事から覚せい剤施用機関指定を受ける。なお、覚せい剤は、医療上使用されることはほとんどない。

大麻取締法

大麻（マリファナ）は施用不可。都道府県知事から免許を受けた大麻栽培者・大麻研究者以外は大麻を所持できない。

3 薬物の作用

薬理作用の分類

薬理作用を機能面、作用部位、作用の重点性、治療面および作用発現順序の違いによって分類すると、以下のようになる。

❶機能面

生理機能を上昇（促進、増強）させる場合を**興奮作用**、低下（抑制、阻止）させる場合を**抑制作用**という。

❷作用部位

適用部位にのみ作用発現（局所麻酔薬、散瞳薬など）する場合を**局所作用**、薬物が吸収されて血流を介して身体全体に作用する場合を**全身作用**（吸収作用）という。

❸作用の重点性

薬物が特定の器官、病原微生物、腫瘍細胞などに作用する場合を**選択作用**、生体の細胞全体に作用する場合を**非選択作用**または**一般作用**という。

❹治療面

目的にかなった作用を**主作用**、治療目的と関係なく、むしろ治療するうえで不必要な作用を**副作用**または**有害作用**という。薬物にはいくつもの作用があり、常用量でも主作用に隠れて副作用が存在することに注意する。

❺作用発現順序

生体に対する直接的な作用を**直接（一次）作用**、直接作用の結果生じる作用を**間接（二次）作用**という。

作用発現時間に関して、投与後ただちに作用が発現する**速効性作用**と、作用発現に時間を要する**遅効性作用**がある。前者は持続時間が短く（**一過性作用**）、後者は持続時間が長い（**持続性作用**）（**図 1-4**）。

NOTE

興奮作用と抑制作用の例

アドレナリンの心興奮とアセチルコリンの心抑制

選択作用と非選択作用の例

選択作用：自律神経薬、強心薬、抗生物質など
非選択作用：消毒薬、全身麻酔薬、キニーネなど

主作用と副作用の例

モルヒネの鎮痛作用：主作用
モルヒネの呼吸抑制作用：副作用

直接作用と間接作用の例

ジギタリス製剤の強心作用：直接作用
ジギタリス製剤の利尿作用：間接作用（強心作用により循環状態が改善された結果）

速効性作用と遅効性作用の例

速効性作用：ニトログリセリン、麻酔薬、アドレナリンなど
遅効性作用：ジゴキシン、レセルピンなど

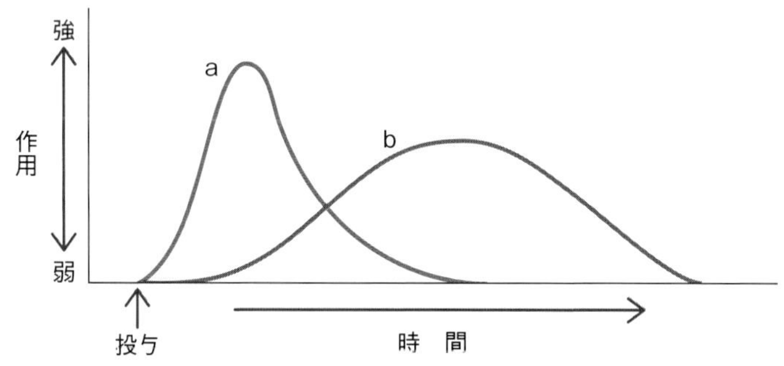

速効性で一過性の薬物（a）と、遅効性で持続性の薬物（b）に作用を表わしている。縦軸に作用の強さを、横軸に時間経過を示す

図 1-4　速効性作用と遅効性作用、一過性作用と持続性作用

薬物受容体

多くの薬物は生体内の特定の受容体、すなわち薬物受容体に結合して薬理作用を現す。

薬物受容体とは、神経伝達物質、ホルモン、オータコイド、サイトカインなどが結合する部位で、生体にもともと存在するものである（**図 1-5**）。現在、これらの受容体の構造や、薬物が受容体に結合してからの細胞内変化がかなり解明されている。

薬物受容体には、細胞膜表面に存在するものと細胞内（核内）に存在するものがある。細胞膜受容体はその構造から、①イオンチャネル型受容体、②Ｇタンパク質共役型受容体、③酵素共役型受容体、の 3 種類に分類される。細胞膜受容体の過半数は、Ｇタンパク質共役型受容体に属している。伝達器としての役割をＧタンパク質が行う（**図 1-6**）。

薬理作用を示す物質は、大きく 2 つに分けられる（**図 1-7**）。

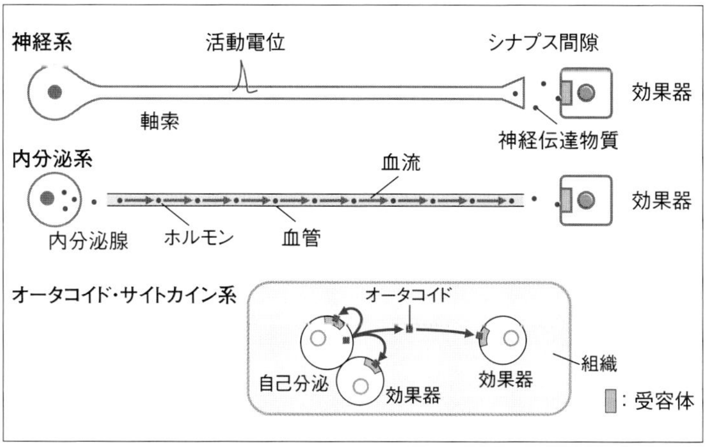

図 1-5　薬物受容体

NOTE

薬物受容体

①**イオンチャネル型受容体**：特定のイオンを通過させる部分をもつ受容体。アセチルコリン・ニコチン受容体、GABA$_A$ 受容体など。

②**G タンパク質共役型受容体**：G タンパク質（GTP 結合タンパク質）を介して、効果器に情報を伝え、さらに細胞内でセカンド・メッセンジャーの量を変化させる受容体。アドレナリン受容体など多種類ある。

③**酵素共役型受容体**：細胞外に薬物の結合部位、細胞内にはチロシンキナーゼ、セリンキナーゼなどの酵素活性をもつ受容体。インスリン受容体など。

④**核内受容体**：薬物が細胞内に入って細胞内にある受容体と複合体をつくり、その後、核内へ移動するタイプの受容体。副腎皮質ホルモンの糖質コルチコイド受容体、甲状腺ホルモン受容体など。

薬の作用機序

一部の薬物は、受容体以外にも作用する。

①**生化学的作用によるもの**：アンジオテンシンⅡの合成酵素を阻害するアンジオテンシン変換酵素阻害薬、核酸代謝を阻害するメルカプトプリンなど

②**化学的作用によるもの**：胃酸の中和をする制酸薬など

③**物理学的作用によるもの**：浸透圧の差によって作用する塩類下剤、浸透圧利尿薬など

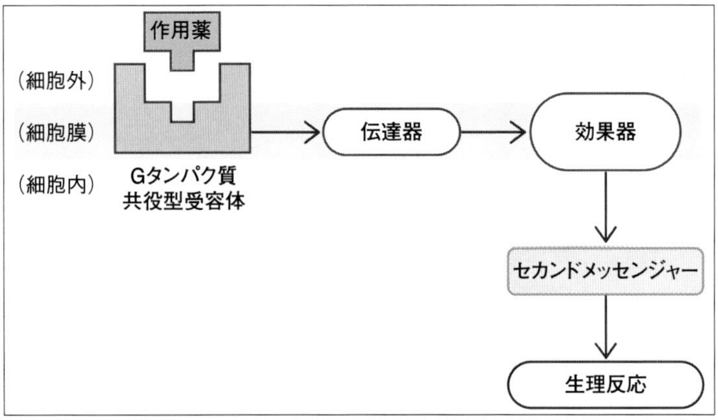

図 1-6　作用薬がＧタンパク質共役型受容体に結合して生理反応が起きるまで

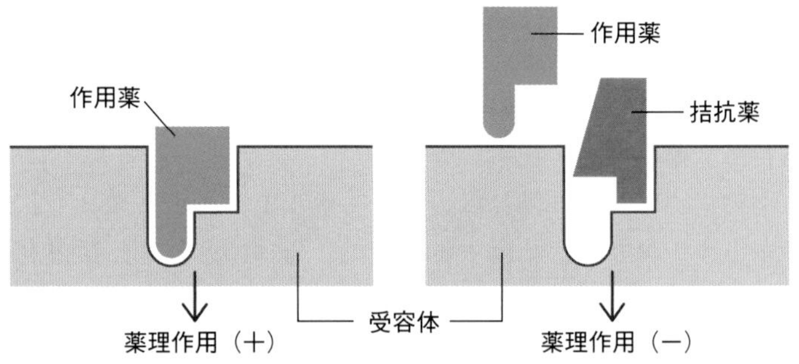

作用薬は受容体に結合して薬理作用を現す(左)が、拮抗薬が受容体に結合していると、作用薬は受容体に結合できないので、薬理作用は現れない(右)

図 1-7　作用薬と拮抗薬の関係

①**作用薬（アゴニスト）**：ある受容体に結合して、固有の生理反応を引き起こす物質。
②**拮抗薬（アンタゴニスト）**：ある受容体に結合するが生理反応を引き起こさない物質。

しかし、拮抗薬が受容体に結合している間は、その受容体に作用薬は結合できない。すなわち、拮抗薬は作用薬の作用を阻止できる。

また、生理的に機能している活性物質の作用を遮断し、生理機能を変化させる働きもある。たとえば、生理学上では、交感神経から遊離されるノルアドレナリンが血管のα_1受容体に作用して血管を収縮させることによって、血圧が一定レベルに維持されている。ところが、α_1遮断薬（α_1受容体拮抗薬）を適用するとノルアドレナリンの作用が遮断され、血圧は下降する。

4　薬物効果に影響を及ぼす要因

薬物の用量

❶投与量

薬物の使用量は、以下のように分けられる（**図 1-8**）。

- **最小有効量**：治療効果を現す最少の量
- **薬用量（治療量）**：通常、治療に使用される成人量。単に用量ということが多い。
- **無効量**：治療に効果を現さない量。
- **致死量**：死に至る量。
- **中毒量**：生体に中毒症状を発現させる量。

❷ ED_{50}・LD_{50}

横軸に対数用量を取り、縦軸に有効率または死亡率をとると、それぞれの薬物に特有な**用量 - 反応曲線**が得られる（**図 1-9**）。

一群の動物数の 50％に効果の出る量を **50％有効量**（ED_{50}）といい、一群の動物数の 50％が死亡する量を **50％致死量**（LD_{50}）という。

❸治療係数（安全域）

LD_{50} を ED_{50} で割った値（LD_{50} ／ ED_{50}）を治療係数（安全域）という。値が大きいほど ED_{50} と LD_{50} の間が離れているので、治療に用いる量で死亡しにくい、つまり安全ということになる。しかし、これはあくまで動物実験の結果であり、また、用量 - 反応曲線の傾きも考慮されていないので、安全性の一応の目安と考えたほうがよい。

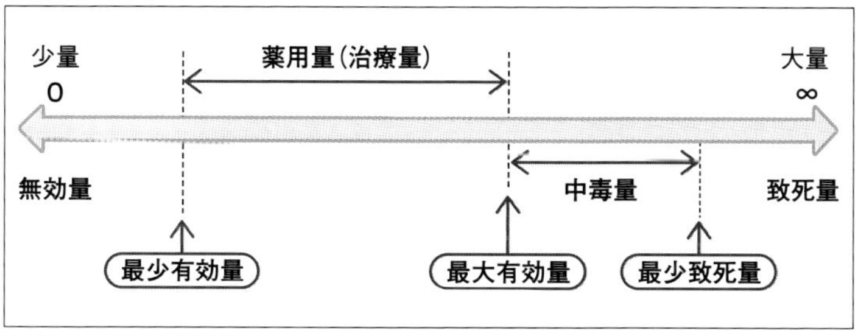

図 1-8　薬物の用量

NOTE

ED_{50} と LD_{50}

ED_{50}：Median effective dose
LD_{50}：Median lethal dose

NOTE

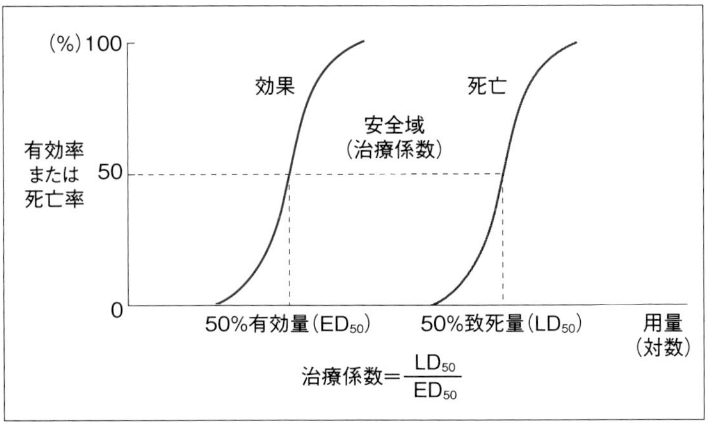

図 1-9　用量・反応曲線

年齢・性別

新生児と高齢者では、生理・生化学的変化に伴って、薬物動態や薬力学的作用が異なる。乳幼児はジギタリス類に感受性が低く、高齢者はモルヒネなどの中枢神経抑制薬に感受性が高い。

性別では一般に、女性は男性よりも感受性が高い。

未熟児と新生児は別

未熟児と新生児は、小児薬用量算出式とは別に考慮されている。

[小児薬用量]

小児は成人を小さくしたものではなく、いろいろな点で成人と異なる。そのため小児薬用量の算出法は、年齢、体重、体表面積に基づいていろいろなものが考案されている（**表 1-5**）。古くから有名なものは年齢に基づいたヤングの式であるが、算出結果が実際の有効量よりも少ないという問題点が指摘され、最近は、体表面積比で算出するのが合理的と考えられるようになった。体表面積法に近似した薬用量を与える計算式（アウグスバーガーの式）や、体表面積法に基づいた簡単な表（ハルナックの表）も作成されている。

表 1-5　小児薬用量算出法

ヤングの式	$\frac{年齢}{年齢+12}$ ×成人薬用量							
アウグスバーガーの式	$\frac{4\times 年齢+20}{100}$ ×成人薬用量							
ハルナックの表	年齢(年)	1/4	1/2	1	3	7.5	12	成人
	小児薬用量(成人量に対する比)	1/6	1/5	1/4	1/3	1/2	2/3	1

表 1-6　胎児に影響を及ぼすおもな薬物

薬　物	分　類	影　響
インドメタシン	抗炎症薬	催奇形性
クロルプロマジン	抗精神病薬	催奇形性
サルファ剤	化学療法薬	核黄疸（高ビリルビン血症）
チアマゾール	抗甲状腺薬	乳児の甲状腺機能低下
テトラサイクリン	抗生物質	胎児・新生児の歯牙・骨発育不全
ニフェジピン	抗狭心症薬	催奇形性
モルヒネ	鎮痛薬	新生児呼吸抑制
ワルファリン	抗凝血薬	新生児出血傾向

妊婦への薬物投与

妊婦と胎児のとの間には血液胎盤関門があり、妊婦が摂取した薬物のすべては胎児へ移行しない。この関門を通過して胎児に移行やすいのは、脂溶性薬物、非イオン化薬物、分子量が小さい薬物である。

ただし、この関門の能力は弱く、妊婦に適用された薬物の多くは胎児に移行する。さらに、胎児の血液脳関門は未発達であるため、血液胎盤関門を通過した薬物のほとんどは脳へ移行する。胎児に影響を与えるおもな薬物を**表 1-6** にまとめた。

また、胎児への影響は妊娠週数で異なる。

①受精前～妊娠 3 週末→出生時における奇形少ない。
②妊娠 4 週～ 7 週末（器官形成期）→催奇形性の絶対敏感期。
③妊娠 8 週～ 15 週末（性器分化、口蓋閉鎖）→副腎皮質ステロイド薬の投与に注意する。
④妊娠 16 週以降（器官形成終了）→薬物の持続投与で胎児の発達遅延がある。

この時期に問題となるおもな胎児毒性は以下のものである。

・非ステロイド性抗炎症薬→羊水過多・動脈管の早期閉鎖
・アンジオテンシン変換酵素阻害薬→腎不全
・精神抑制薬→鎮静作用

身体の状態による影響

薬物は、健康人より患者のほうに強く作用することが多い。たとえば、解熱剤は健康人に与えてもほとんど効果はないが、有熱患者の熱は下げる。

また、消化性潰瘍のある患者は、インドメタシンのような非ステロイド性抗炎症薬で潰瘍が悪化する。

心理的な影響

薬物の効果は患者の心理状態に著しく影響される。医学の常識からみて薬理作用のない偽薬（プラセボ）（デンプン・乳糖・生理食塩液など）を、本当の薬であるかのように使用すると、条件によっては治療効果が現れる（**図 1-10**）。これをプラセボ効果またはプラシーボ効果という。また逆に、有効な薬物が心理的影響で効果が減弱することもある。これもプラセボ効果である。臨床での薬物効果は、真の効果・プラセボ効果・病気の自然変動の和として発現する。このプラセボ効果は薬物だけではなく、外科療法や物理療法でも現れる。

薬物効果 ＝ 真の薬物効果 ＋ プラセボ効果 ＋ 病気の自然変動

図 1-10　薬物の効果

薬物相互作用

2 種以上の薬物を同時に使用すると、薬力学的相互作用や薬物動態学的相互作用が現れることがある。前者は作用部位における作用、後者は吸収、分布、代謝、排泄の過程で生じる相互作用である。物理化学的相互作用や食物や嗜好品との相互作用もある。

❶協力作用

併用により作用が増強すること。効果の強化や副作用軽減を期待する。**相加作用**、**相乗作用**がある（**図 1-11**）。

・**相加作用**：作用が和になる。

・**相乗作用**：作用が和よりも強い。

❷拮抗作用

併用により作用が減弱または消失すること（**図 1-12**）。中毒治療、副作用減弱に応用。

NOTE

薬の開発―二重盲検法 Double blind test

動物実験で有効性と安全性が確認された薬は、ヒトを対象とした臨床試験を行うことになる。その際にプラセボ効果の混入を防ぐため、二重盲検法によって薬効を評価する。二重盲検法とは、評価対象の薬とプラセボを被験者に無作為に割り付けて与薬し、そのとき、どちらが評価対象の薬かを被験者にも薬効を判定する医師にも知らせない。被験者と医師の両方を薬に対して目隠し状態にして薬効を検定する方法なので、二重盲検法という。

相加作用の例

作用点、作用機序での同系薬併合、エーテルと笑気による麻酔、ヒスタミンとアセチルコリンによる血圧下降など。

相乗作用の例

作用点、作用機序の異なる薬の併用、解熱薬と催眠薬あるいはカフェインなどが例で、多剤による療法のもととなっている。

拮抗作用

①**薬理学的拮抗**：ヒスタミンとジフェンヒドラミンやシメチジン、アドレナリンとプロプラノロールやプラゾシンなど。

②**機能的拮抗**：モルヒネと中枢興奮薬、アドレナリンの血圧上昇とヒスタミンの血圧下降など。

③**物理化学的拮抗**：酸とアルカリ、水銀とジメルカプロール（BAL）、鉛と EDTA、有機リン剤中毒と PAM など。

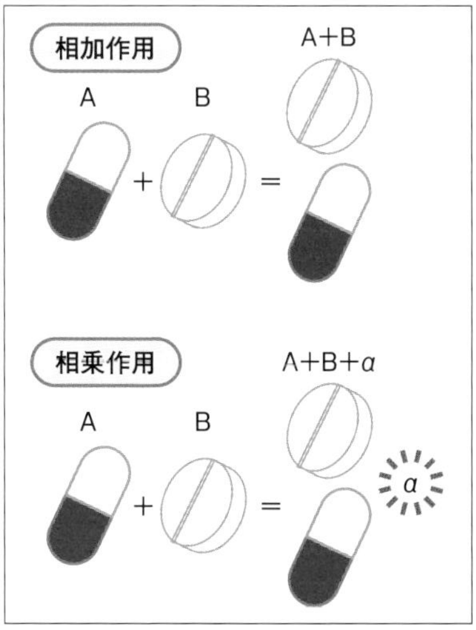

図 1-11　相加作用と相乗作用の違い

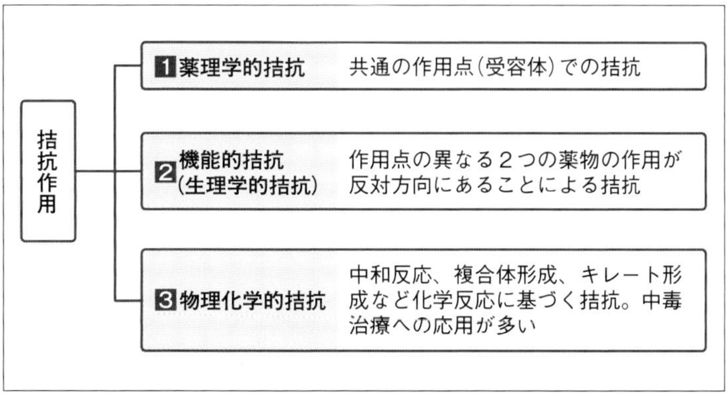

図 1-12　拮抗作用

表 1-7　臨床上好ましくない結果をもたらす薬物相互作用

	薬物1	薬物2	相互作用
薬力学的	ジギタリス製剤	チアジド系またはループ利尿薬（フロセミド）	ジギタリス中毒（不整脈）
	アミノ配糖体系薬（ストレプトマイシン、ゲンタマイシン）	ループ利尿薬（フロセミド）	腎障害、耳毒性
	ニューキノロン系薬	非ステロイド性抗炎症薬	けいれん
薬物動態学的	経口抗凝固薬（ワルファリン）	非ステロイド性抗炎症薬（アスピリン、インドメタシン）	出血傾向
	経口血糖降下薬（トルブタミド）またはインスリン	非ステロイド性抗炎症薬またはβ遮断薬、アルコール	低血糖
	テトラサイクリン系薬 ニューキノロン系薬	制酸薬（アルミニウム、カルシウム、マグネシウム含有）	各抗生物質の効力減弱
	フェノバルビタール	ワルファリンなど	ワルファリンなどの効力減弱
	シメチジン	ワルファリンなど	ワルファリンなどの効力増強

表 1-8　臨床上好ましくない薬物と食物・嗜好品の相互作用

薬　物	食物・嗜好品	相互作用
ワルファリン	納豆*、クロレラ食品、緑黄色野菜、青汁**などビタミンKを含む食品	ワルファリンのビタミンK拮抗作用と競合し、効果減弱
テトラサイクリン系薬 ニューキノロン系薬	牛乳や乳製品などカルシウムを多く含む食品	薬物の吸収障害により効果減弱
ニフェジピン シクロスポリン	グレープフルーツ・ジュース	グレープフルーツ・ジュースに薬物代謝酵素（CYP3A4）の阻害物質が含まれており、効果増大
テオフィリン、ペンタゾシン、 ベンゾジアゼピン系薬	喫煙	喫煙により薬物代謝酵素（CYP1A2）の活性が亢進し、効果減弱
セフェム系薬の一部（セフォペラゾン、ラタモキセフなど） ケトコナゾール（抗真菌薬） メトロニダゾール（抗トリコモナス薬）	アルコール	アセトアルデヒド脱水素酵素阻害作用により、二日酔い症状（顔面紅潮、嘔気、頭痛）発現
中枢神経系抑制薬	アルコール	協力作用により薬物の抑制作用増大

*大豆自体にビタミンKは少ないが、納豆菌が腸内でビタミンKを産生する　　**青汁にはビタミンKを含む緑黄色野菜が入っている

耐性および交差耐性

❶蓄積

体内分解、体外排出の遅い薬物の連用は体内蓄積を起こし、過量による中毒をまねく（例：ジギトキシンはタンパク結合能が高く、腸・肝循環が生じるので蓄積しやすい)。

❷耐性

連用により薬物の効果が低下することを耐性という。

肝臓の代謝能亢進により血中濃度が低下する場合（フェノバルビタールなど）や作用点での薬物感受性の低下（イソプロテレノールなど）などがある。

❸交差耐性

ある薬物で耐性を示すと、それと化学構造が類似した薬物にも耐性を示す。これを交差耐性という。

❹タキフィラキシー

短時間に発現した急性耐性をタキフィラキシーという。

薬物依存

連用により薬物の中断が困難な状態になることを薬物依存（精神的依存、身体的依存）という。

❶身体的依存

生理的変化を生じ、薬物中断により病的反応（退薬症状）が現れる。

身体的依存が生じる薬物はすべて精神的依存を経過するが、精神的依存のほうが軽症というわけではない。コカインや覚せい剤の精神的依存による欲求はきわめて激しく、社会的影響も大きい。

❷精神的依存

薬物に対して精神的欲求が強くなった状態で、薬物の中断により精神的に不安定になる。

NOTE

交差耐性

アルコール耐性とエーテル麻酔、モルヒネ耐性と他の麻薬性鎮痛薬など。

タキフィラキシー

エフェドリン反復静脈内注射による血圧上昇反応減弱など。

身体的依存

モルヒネ、バルビツール酸系催眠薬、アルコールなど。

精神的依存

タバコ、マリファナ、コカインなど。

胎児への影響

薬物依存は元来後天的なものであるが、モルヒネ・バルビツール系催眠薬・アルコールなどに依存している母親から生まれた子どもは、すでにこれら薬物に依存していることが多い。

退薬症状

禁断症状、離脱症状ともいう。

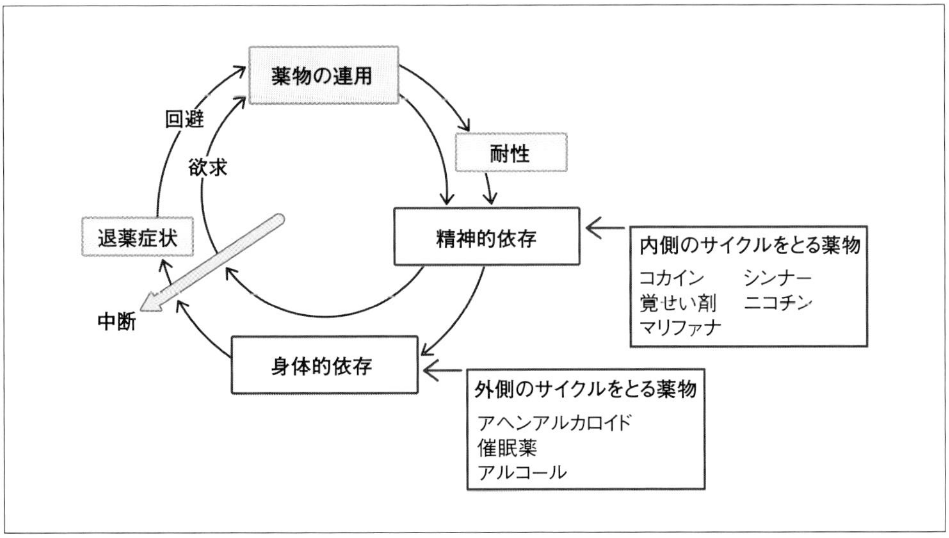

図 1-13　薬物依存の 2 つのサイクル　（田所作太郎：薬物と行動．ライフサイエンス社、1980 より改変）

表 1-9　薬物依存を生じる薬物

薬　物	精神的依存	身体的依存
アヘンアルカロイド 1)	+++	++
バルビツール酸系催眠薬	++	++
アルコール	++	++
コカイン	+++	−
覚せい剤 2)	++	−
マリファナ、大麻 3)	++	−
シンナー 4)	++	−
タバコ（ニコチン）	+	−

1) 麻薬及び向精神薬取締法の適用　2) 覚せい剤取締法の適用　3) 大麻取締法の適用
4) 毒物劇物取締法の適用

薬物アレルギー

薬物分子が体内のタンパク質と結合して完全抗原を形成すると、アレルギー反応が現れる。このように、それ自身では抗原性をもたず、タンパク質と結合して抗原性を発現する物質をハプテンという。即時型、遅延型アレルギー反応の両型が存在する。

NOTE

アレルギーに注意する薬物

アレルギー反応が現れやすい薬物には、ペニシリン系、セフェム系などの抗生物質、解熱鎮痛薬などがある。

重篤な薬物アレルギー発現を未然に防ぐには？

①**問診**：薬物を与薬する前に、患者の既往歴、とくに薬物の感受性について詳細に尋ねる。
②**救急処置の準備**：与薬に際して、必ずショックなどに対する救急処置のとれる準備をしておく。
③**与薬中の患者の観察**：与薬開始から終了まで、患者を安静な状態に保たせ、十分な観察を行う。とくに、投与開始直後は注意深く観察する。

NOTE

遺伝子多型

遺伝子を構成している DNA の配列の個体差のこと。表 1-10 にある薬物代謝酵素では遺伝子多型みられる。

遺伝的因子

ある特定の薬物に対して異常な反応を示す人たちがおり、以前は特異体質とされてきた。しかし、近年その原因が遺伝的因子によることが明らかになってきた。

たとえば、ある薬物に対して薬物代謝能力の高い人たちと低い人たちがいる（遺伝子多型）。代謝能力の低い人に常用量の薬を投与すると薬物の血中濃度が上昇し過ぎて、有害反応が現れることがある。この割合は人種によっても差があり、代表例を**表 1-10** に示した。

今後、患者ごとに代謝能力などを遺伝子診断し、個人個人にあった薬の選択と用量が決定されることになるであろう。

表 1-10　人種による薬物代謝酵素の欠損者の頻度（%）

人種	CYP2D6	CYP2C19	N-アセチル転移酵素（NAT2）	アルデヒド脱水素酵素（ALDH2）
モンゴル人種	0.5～0.7	12.6～22.6	7～13	25～45
●日本人	0.7	18.0～22.6	7～12	44
●中国人	0.7	14.7～17.4	13	25～45
●韓国人	0.5	12.6	10.9	27
白人種	3.2～10.0	2.5～5.4	52～62	0
黒人種	7.1～8.1	4.0～7.0	42～65	0
人種／対象薬物	プロプラノロール コデイン デキストロメトルファン デブリソキン	オメプラゾール ジアゼパム ヘキソバルビタール メフェニトイン	イソニアジド プロカインアミド ヒドララジン スルファメチゾール	エタノール

5 薬物の適用方法

適用方法

薬物は、体内の標的器官または臓器に達して作用を現すが、薬物を体内に送り届けるために種々の適用方法がある（**図 1-14**）。適用方法によって血中薬物濃度、作用発現および持続が異なる（**図 1-15**、**図 1-16**）。また、薬物によって特定の適用方法しか効果が現れない場合もある。以下におもな適用方法の特徴を述べる。

❶経口適用（内服）

内服された薬物の大部分は小腸粘膜から吸収されるが、一部は口腔・胃・大腸からも吸収される。脂溶性の薬物が吸収されやすい。小腸から吸収された薬物は門脈を介して肝臓に入り、心臓を経て全身に行きわたる。

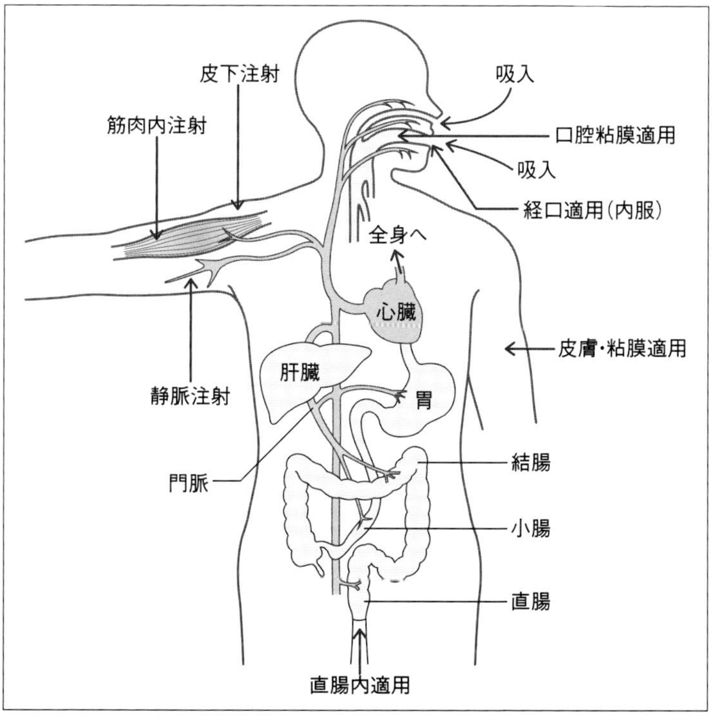

図 1-14　薬物の適用経路

NOTE

食前、食後、食間

薬の服用時間を指示するとき、「食前」「食後」「食間」という表現がある。

食前：食事の 30 分～ 1 時間前に服用するという意味で、食直後の作用を期待する血糖降下薬、消化機能改善薬などが該当する。

食後：食直後から 30 分間に服用するという意味で、食事に影響を与える消化酵素薬や胃に刺激を与える薬物などが該当する。

食間：食後 2 ～ 2.5 時間のことで、胃粘膜保護薬のように胃のなかが空のときに作用する薬物が該当する。

なお、食事との関係が問題にならない薬物でも、飲み忘れを防ぐために「食後」というように指示される場合がある。

胃や腸から吸収されない薬物

ストレプトマイシン、ストロファンチンなど

胃液で分解される薬物

インスリン、ペニシリンG

NOTE

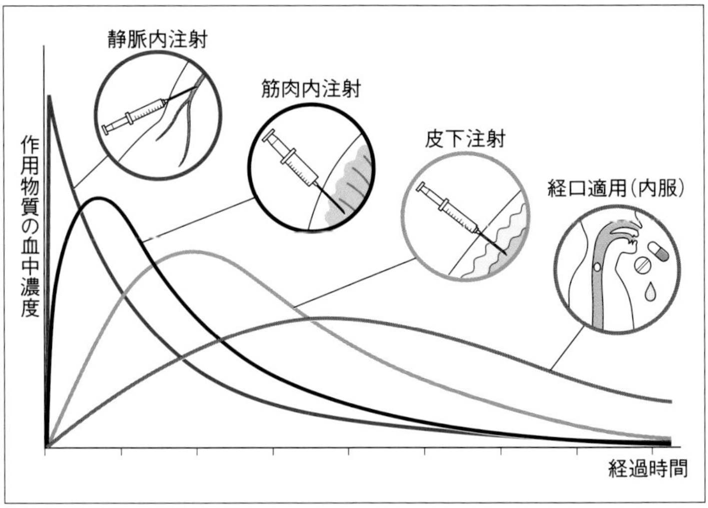

図 1-15　適用方法による作用物質の血中濃度の時間経過

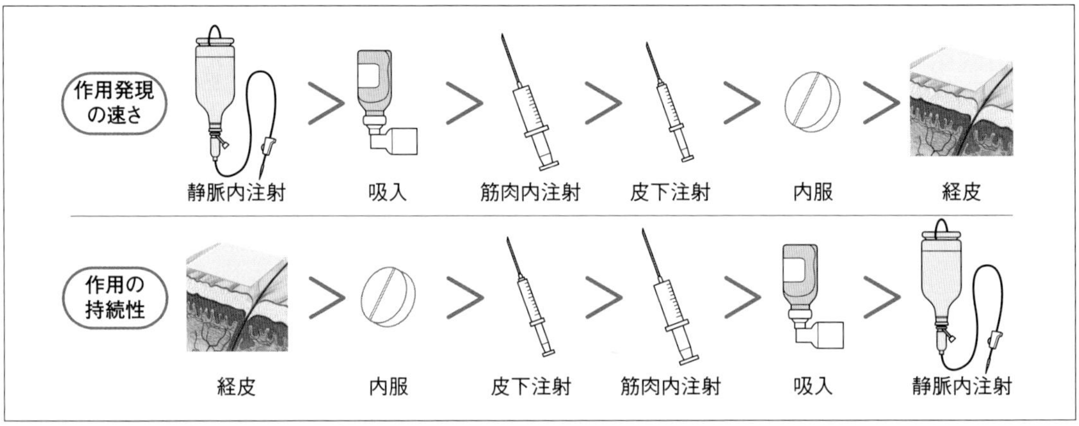

図 1-16　適用方法による作用の違い

[利点]

①安全性が高く、簡便で経済的。

②作用が緩徐で持続が長い。

[欠点]

①胃腸から吸収されない薬物、胃液で分解される薬物、肝臓で代謝されやすい薬物には不適。

②緊急時や胃腸を刺激する薬物には不適。

[薬物の内服と食事の関係]

消化管からの薬物の吸収は食事の影響を受ける。一般的に、食後は血中濃度の上昇速度が遅くピークも低いが、持続は長い(**図 1-17**)。しかし、体内に入る総量はほとんど差がない。た

肝臓で代謝されやすい薬物

ニトログリセリン、テストステロン、エストラジオールなど

空腹時に服用したほうが吸収されやすい薬物

カプトプリル、ジゴキシンなど

食後のほうが吸収されやすい薬物

ビタミンB_2など

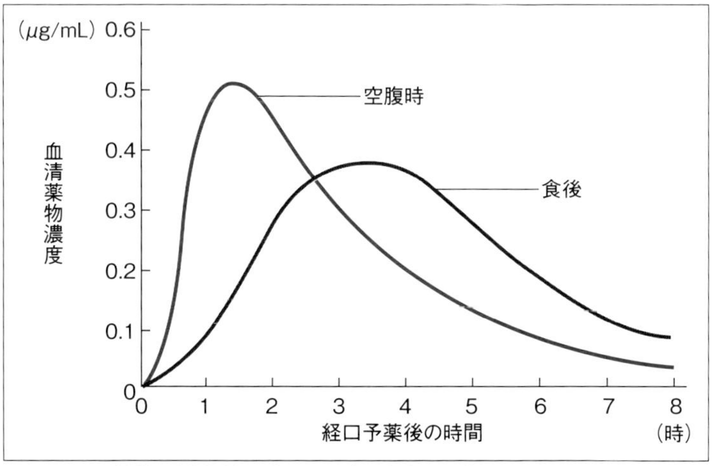

図 1-17　薬物の消化管吸収に及ぼす食事の影響

だし例外的に、食後のほうが血中濃度の上昇が大きく総量も多い薬物や、その逆の薬物もある。また、薬物の吸収は胃腸管内の pH の影響を強く受ける。

❷口腔内適用

舌下錠やバッカル錠は口腔内で溶解し、含まれる薬物は口腔粘膜から吸収され、肝臓を経ずに血液中に入り、心臓から全身へ行きわたる。

❸注　射

適用部位により、皮下、筋肉内、静脈内、皮内、動脈内、関節腔内、骨髄内、クモ膜下、硬膜外注射などに分けられる。皮下、筋肉内、静脈内は全身作用を目的とすることが多いが、その他は局所作用を目的とすることが多い。

[利点]

①作用発現が速く、確実である。
②内服に比べ少量で効果が現れる。

[欠点]

①厳重な消毒が必要。
②疼痛を伴う。
③注入局所の組織を傷害する。
④肝臓を通過しないので解毒されず、安全性が低い。

NOTE

舌下錠

ニトログリセリン（抗狭心症薬）など

注射の効力

経口与薬量を 1 としたとき、これと同様の効果を得る量は、皮下注射 1/2、筋肉内注射 1/3、静脈内注射 1/4 であるといわれている。

全身作用を現す吸入

全身麻酔薬の吸入

吸入の局所適用

サルブタモールなどの気管支拡張薬

NOTE

全身作用を目的とした薬物

ニトログリセリン、フェンタニルなどの貼付薬

❹吸　入

吸入によって揮発性の薬物は速やかに肺胞から吸収され、全身作用を現す。薬液を霧状にして気道に局所適用することもある。

❺直腸内適用

全身作用と局所作用がある。直腸から吸収された薬物の大部分は肝臓を通らずに心臓を経て全身に行きわたる。内服ができない患者や、内服不適の薬物に有益な方法である。

❻皮膚・粘膜適用（経皮適用）

局所作用を目的としたもの（外用薬）と、皮膚・粘膜からの吸収による持続的な全身作用を目的としたもの（貼付《ちょうふ》薬）がある。

Column 薬物依存性を科学的に評価する方法は？

行動薬理学の進歩によって、依存性の強さ（欲求度）の科学的評価が可能になりました。図はサルを用いた実験の模式図です。薬物の自動注入装置につないだ細いカテーテルを、背中の皮下をとおして頸静脈から心臓まで入れてあります。サルが左側にあるレバーを押すと自動注入装置が働いて一定量の薬物が注入される仕組みです。

この装置のプログラムで最初100回レバーを押すと1回の薬液注入が受けられますが、これを2回成功するとレバー押しの比率が200回に変えられ、つぎに400回、さらに800回、1,600回……と、累進的に比率、つまり仕事量が増えるようにセットします。何回まであきらめないでレバー押しを続けたかで、薬物の依存度を数量化することができるのです。

実際に試してみると、ニコチンで400回、覚せい剤で1,600回、モルヒネやコカインでは、なんと12,800回まで押し続けたそうです。

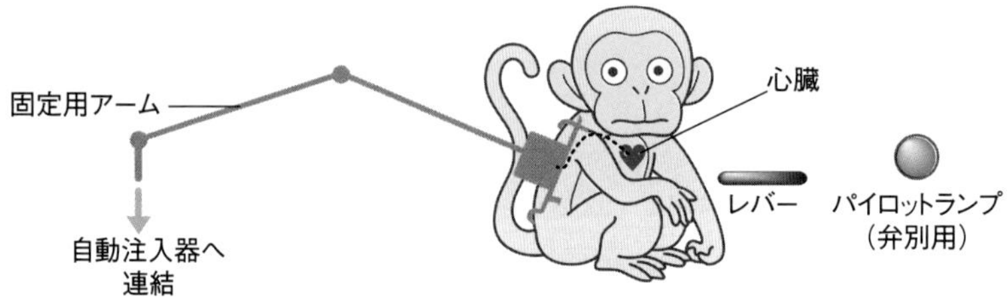

（田所作太郎：薬物と行動．ソフトサイエンス社、1980より改変）

6 薬物の体内動態

種々の方法で適用された薬物は、全身循環に入り、標的器官に達して薬理作用を現す。そして体内に入った薬物はおもに肝臓で化学変化を受け、腎臓などから排泄される（**図 1-18**）。この過程を薬物体内動態という。

吸収　Absorption

適用された薬物が全身血流に入るまでの過程を**吸収**という。吸収の速さは適用方法により異なる。また、同じ薬物でも製剤の形によって吸収の速さが異なる。

❶初回通過効果

経口投与された薬物は消化管で吸収され、門脈を通って肝臓に入る。そのため全身血流に入って作用が発現する前に肝臓での代謝の影響を受け、全身に行きわたるのは投与された一部である。これを**初回通過効果**という。

❷バイオアベイラビリティ（生物学的利用能）

投与された薬物が、全身血流に入る割合のことをいう。

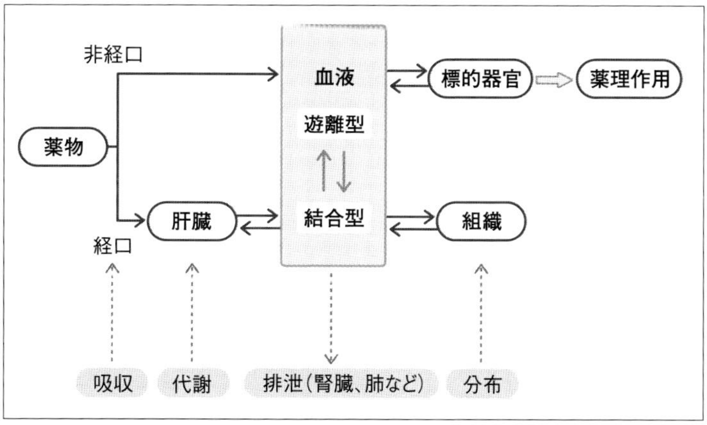

図 1-18　薬物体内動態

NOTE

吸収→排泄

生体に適用された薬物は吸収されて血液中に入り、体内に分布し、代謝されて体外へ排泄（排出）される。

ADME

薬物の体内動態のことを、吸収 Absorption、分布 Distribution、代謝 Metabolism、排泄 Excretion の 4 つの頭文字を取って ADME とよぶことがある。薬効と深くかかわる薬物の血中濃度は、この ADME によって決まる。

分布　Distribution

全身血流に入った薬物は、血行を介して全身に分布するが、特定の組織、器官に移行しやすいものもある。たとえば、ヨードは甲状腺、全身麻酔薬は脂質の多い中枢神経系に移行しやすい。また、中枢神経系や胎児への薬物の移行を規制する関門があり、それぞれ、**血液・脳関門**、**血液・胎盤関門**とよぶ。

血液中に入った薬物は、2つの形に分かれる。血漿タンパク質（おもにアルブミン）と結合するものを**結合型**、結合しないものを**遊離型**といい、薬理作用を発現したり、代謝・排泄されるのは遊離型のみである。

代謝　Metabolism

薬物は未変化のまま排泄されるものもあるが、大部分は主として肝臓で化学変化を受け、①活性が変化し、②水溶性が高くなって排泄される。これを薬物代謝あるいは薬物生体内変化という。作用の消失（不活化、解毒）だけでなく、活性代謝産物ができて有毒化したり、臨床上好ましい作用が出現することもある。

薬物代謝に重要な役割を果たしているのが、肝ミクロソームにある**チトクロム P450**（CYP）で**薬物代謝酵素**とよばれている。CYP は薬物を主として酸化して処理する。CYP にはいろいろな種類（アイソザイム）があり、アイソザイムによって代謝する薬物が異なり、また、1つの薬物が複数のアイソザイムで代謝される。人によって遺伝的にある特定のアイソザイムの働きが欠損また減弱している場合もある（p.28 参照）。

表 1-11　チトクロム P450 のおもなアイソザイム

アイソザイム	存在する割合	代謝される薬物	特徴
CYP3A4	30%	カルシウム拮抗薬、シクロスポリン、ミダゾラム	多くの薬物の代謝にかかわる。グレープフルーツジュースに含まれるフラノクマリンやマクロライド系抗生物質によって阻害される
CYP2C9	18%	イブプロフェン、フェニトイン、ワルファリン	比較的多くの薬物の代謝にかかわる
CYP1A2	10%	テオフィリン、カフェイン、プロプラノロール	喫煙によって誘導される
CYP2D6	9％	コデイン、イミプラミン、ハロペリドール	多くの中枢神経系、心血管系作用作用薬が代謝される。遺伝子多型あり
CYP2C19	0.4%	オメプラゾール、ジアゼパム、プロプラノロール	遺伝子多型を示す。日本人に本酵素の欠損者が多い（p.28、表 1-10 参照）

NOTE

関門を通過しやすい薬物

血液・脳関門および血液・胎盤関門を通過しやすい薬物は、脂溶性の薬物および非解離型薬物である。中枢神経系作用薬は脂溶性のものが多く、これらの関門を容易に通過する。

血漿タンパクとの結合力の差による相互作用：ワルファリンと非ステロイド性抗炎症薬の例

与薬されたワルファリンが血液中に入ると 99％が結合型、1％が遊離型になる。つまり、薬理作用を発現しているのはわずか 1％ということになる。この状態のときに非ステロイド性抗炎症薬が与薬されて血液中に入ると、こちらのほうが血漿タンパクとの結合力が強いため、いままで結合していたワルファリンを追い出す。その結果、遊離型のワルファリンが多くなり、薬理作用、すなわち抗凝血作用が増強され出血傾向となる。

代謝によって活性化する薬物の例

フェナセチンはアセトアミノフェンに変化して鎮痛作用を、プリミドンはフェノバルビタールに変化して抗てんかん作用を現す。その他、エナラプリル（抗高血圧薬）、ロキソプロフェン（抗炎症薬）なども代謝されて効果を現す。これら代謝前（活性発現前）の薬物を**プロドラッグ**とよぶ。

薬物代謝酵素の活性を変化させる薬物の例

バルビツール酸系薬物（フェノバルビタールなど）は活性を増加（酵素誘導）し、シメチジンは低下する。このような薬物と他の薬物を併用する場合は、その与薬量を変える必要がある。

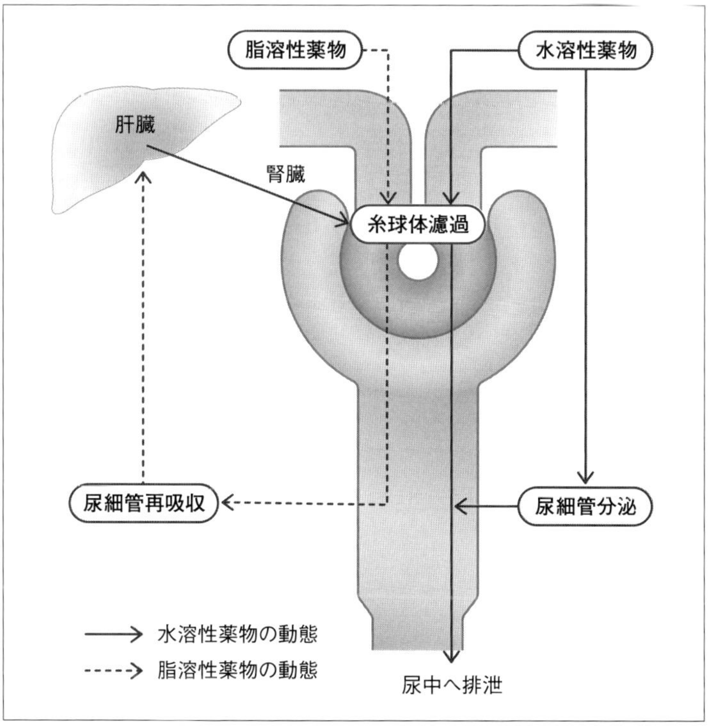

図 1-19　薬物代謝と排泄の関係

CYP 以外の代謝酵素もあり、これらすべての酵素による代謝様式をまとめると、**酸化・還元・加水分解**（第 1 相反応）とグルクロン酸、硫酸、グルタチオンなどとの**抱合**（第 2 相反応）である。

排泄（排出） Excretion

排泄は主として腎臓を介するが、肺、唾液腺、汗腺、乳腺などからも行われる。水溶性薬物は腎臓から容易に排泄されるが、脂溶性薬物は尿細管で再吸収され、身体のなかに戻っていく（**図 1-19**）。

生物学的半減期 （$T_{1/2}$）

血液中の薬物濃度が半分になる時間。血液中に入った薬物の濃度は徐々に低下していくが、その生物学的半減期に影響を与えるおもな因子は、血漿タンパクとの結合性、代謝、腎からの排泄、腸肝循環である。

NOTE

腸肝循環 Enterohepatic circulation

肝臓から胆汁中に排泄された物質が腸管へ行き、その後腸壁から吸収され、門脈を経て再び肝臓に戻り、また肝臓から胆汁中への排泄を繰り返す流れをいう。この場合、薬物の体内貯留時間が長くなり、体外への排泄は遅くなる。

脂溶性→［肝臓］→水溶性

水溶性薬物はそのまま排泄され、脂溶性薬物は肝臓で代謝されて水溶性となり尿中に排泄される。

抱合とは

脂溶性薬物に水溶性の物質を結合させて、全体を水溶性にすることを抱合という。

生物学的半減期の延長

肝臓や腎臓の機能が低下すると、生物学的半減期は延長する。

NOTE

TDM

Therapeutic drug monitoring

治療薬血中濃度モニタリング　（TDM）

個々の患者について、薬物の血中濃度を測定して、その薬物の投与計画（投与量や投与間隔）を立てること。大部分の薬物の薬物効果は、その血中濃度とよい相関を示す（**図 1-20**）が、同量の薬物を服用しても人によって血中濃度の上昇は異なっている。そのため、体内動態に個人差が大きい薬物、治療域が狭く中毒域と接近している薬物（安全域の狭い薬物）では TDM を行う必要がある（**表 1-12**）。

表 1-12　おもな TDM 対象薬

薬物名			薬物名	
抗菌薬	アミノ配糖体系薬	アミカシン	抗不整脈薬	アミオダロン
		ゲンタマイシン	ジギタリス製剤	ジゴキシン
		トブラマイシン	気管支拡張薬	テオフィリン
		アルベカシン		アミノフィリン
	グリコペプチド系薬	バンコマイシン	抗てんかん薬	フェニトイン
		テイコプラニン		フェノバルビタール
抗真菌薬		ボリコナゾール		カルバマゼピン
抗悪性腫瘍薬		メトトレキサート		バルプロ酸ナトリウム
免疫抑制薬		シクロスポリン		ゾニサミド
		タクロリムス		クロバザム
抗不整脈薬		ジソピラミド		クロナゼパム
		プロカインアミド		ニトラゼパム
		シベンゾリン		ラモトリギン
		リドカイン		ガバペンチン
		メキシレチン		トピラマート
		アプリンジン		レベチラセタム
		ピルシカイニド	抗躁病薬	炭酸リチウム
		プロパフェノン	抗精神病薬	ハロペリドール
		フレカイニド		

（浦部晶夫、島田和幸、川合眞一編：今日の治療薬 2019 年版、南江堂、2019 より改変）

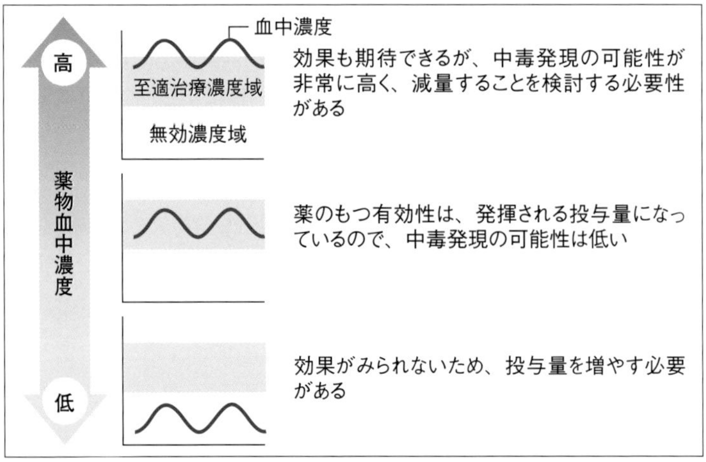

図 1-20　治療薬物血中濃度と薬物効果

加齢に伴う薬物動態の変化

❶新生児

肝臓の諸酵素の活性が低く、腎機能も未熟であり、血漿タンパクの薬物結合能も低い。これらの点を考慮して、新生児薬用量は、通常、成人量の 1/10 前後が使用される。

❷小児

消化管、肝臓および腎臓の機能は加齢ともに急激に上昇し、2 歳までに成人と同程度またはそれ以上になる。幼児期の体重当たりの代謝能力は成人よりも高く、薬物代謝酵素の CYP1A2 の活性は 1 ～ 3 歳で成人の約 2 倍となり、その後徐々に減少する。硫酸抱合は新生児でも高い活性を示し、グルクロン酸抱合も約 3 か月で成人と同程度になる。

❸高齢者

①吸収

胃酸分泌量、胃腸管血流、胃腸運動などが減少するが、大きな影響を及ぼさない。

②分布

・総水分量の減少と脂肪の増加が起きる→血中濃度は、水溶性薬物（シメチジン、ジゴキシンなど）で上昇し、脂溶性薬物（ベンゾアゼピン系薬物など）で低下する。

・血漿アルブミン量が減少（低アルブミン血症）する→アルブミンと結合しない遊離型薬物が増加し、薬物効果が増強される。

③代謝

チトクロム p450 系薬物代謝酵素の活性が低下する→これによって代謝される薬物の血中濃度が上昇し半減期が延長する。すなわち薬物効果が増強され、持続時間が延長する。抱合能力は加齢によって影響を受けない。

④排泄

腎臓のネフロン数および腎血流が減少するため排泄が抑制される→薬物の血中濃度が上昇し半減期が延長する。

⑤その他：薬物感受性の変化

・三環系抗うつ薬、抗ヒスタミン薬などの抗コリン作用を有する薬物で、錯乱や傾眠、便秘、尿閉、口渇が生じやすくなる。

・ベンゾジアゼピン系薬物などの中枢抑制薬で鎮静作用が生じやすくなる。

高齢者の適用量

一般成人の 1/2 ～ 1/3 量から始め、徐々に増量する。

7　薬物の副作用

医薬品を与えたときに、治療の目的である作用を主作用（main effect）、主作用以外の作用を**副作用**（side effect）という。副作用のなかでも生体にとって明らかに不利な、好ましくない作用を、とくに**有害作用**（adverse effect）とよぶ。

しかしながら、わが国では副作用という用語の使用法があいまいで、有害作用を副作用ということも多い。

本書では有害作用という用語は使用せず、すべて副作用に統一した。以下の**表 1-12** に副作用の臓器障害別分類を、**表 1-13** に代表的な薬物の副作用をまとめた。

[副作用の早期発見のための注意点]

①患者の主観的な訴え（頭痛、腹痛、口渇など）を聞く。

②患者の客観的な徴候（発熱、発疹、黄疸など）を注意深く観察する。

③使用されている薬の副作用について知識を得る。

NOTE

重大な副作用の発現頻度

添付文書の重大な副作用欄には、とくに注意を要するものが記載されており、発現頻度は出来るかぎり具体的な数値が記載されている。副詞によって頻度を表す場合には、「**まれに（0.1％未満）**」、「**ときに（5％以下）**」などの数値の目安が併記される。

表 1-13　副作用の臓器障害別分類

臓器障害		発現させる薬物、(　)内は発現する症状
肝障害	肝実質性	抗がん薬、テトラサイクリン系抗生物質、抗結核薬、アムホテリシン B
	胆汁うっ滞性	男性ホルモン、タンパク同化ホルモン、経口避妊薬、経口糖尿病薬、クロルプロマジンなどの抗精神病薬
腎障害		ゲンタマイシン、ストレプトマイシンなどの抗生物質で、アミノ配糖体系がとくに強い
消化器障害		アスピリン、インドメタシンなどの非ステロイド性抗炎症薬
血液障害		クロラムフェニコール（再生不良性貧血）、フェナセチン（メトヘモグロビン血症）、抗甲状腺薬チアマゾール（白血球減少）
神経・精神障害		レセルピン（抑うつ状態）、レボドパ（多動・妄想・幻覚など）、三環系抗うつ薬（幻覚・精神錯乱）、イソニアジド（末梢神経炎）、副腎皮質ホルモン剤（精神病気質のある患者の場合、神経過敏・性格変化・多幸などの症状）
内分泌障害		副腎皮質ホルモン剤（副腎皮質萎縮）、男性ホルモン（性腺萎縮）
代謝障害		チアジド系利尿薬・フロセミド（低カリウム血症、高血糖、高尿酸血症） 副腎皮質ホルモン剤（脂質代謝異常による満月様顔貌、水分代謝異常により体重増加）

表 1-14　代表的な薬物の副作用

薬物名	副作用	薬理作用およびその他
イソフルラン	悪性高熱、呼吸抑制、アナフィラキシー・ショック、肝炎、肝障害、心室頻拍	麻酔作用
フェニトイン	運動失調・眼振。過敏症症候群、SLE 様症状、長期連用により歯肉の肥厚	てんかんの強直間代性発作（大発作）、複雑部分発作（精神運動発作）
レボドパ	多動、妄想、幻覚、悪心・嘔吐、食欲不振、見当識障害、白血球減少、起立性低血圧	抗パーキンソン病作用
モルヒネ	連用により依存性発現、呼吸抑制、錯乱、せん妄、気管支痙攣、不整脈、便秘、縮瞳	強力な鎮痛作用、止瀉作用（下痢止め）
アスピリン	胃腸障害（潰瘍）、出血傾向、ライ症候群（小児）、ショック、肝障害、黄疸、じんま疹、めまい	解熱・鎮痛・抗炎症作用、抗リチウム作用、血小板凝集抑制作用、まれに喘息誘発
インドメタシン	胃腸障害（潰瘍）、まれに白血球減少	解熱・鎮痛・抗炎症作用、まれに喘息誘発
クロルプロマジン ハロペリドール	パーキンソン症候群、悪性症候群、麻痺性イレウス（腸管麻痺）、過敏症（皮膚）、肝障害	抗精神病作用、体温下降作用、制吐作用
レセルピン	抑うつ状態、消化性潰瘍、鼻閉	抗高血圧作用、抗精神病作用
ベンゾジアゼピン系抗不安薬（ジアゼパム）	運動失調、薬物依存、離脱症状、錯乱、呼吸抑制、舌根沈下による上気道閉塞	抗不安作用、抗けいれん作用、催眠作用、筋弛緩作用
三環系抗うつ薬（アミトリプチリン、デシプラミン、イミプラミン）	抗コリン作用による副作用（口渇、便秘、頻脈、排尿困難）、不整脈、起立性低血圧、幻覚、精神錯乱	抗うつ作用、緑内障に禁忌
炭酸リチウム	消化器障害、振戦、重篤な場合のけいれん、昏睡、浮腫、振戦、脱力、倦怠感	抗躁病作用、安全域に狭いので注意
抗コリンエステラーゼ薬	不整脈、肝障害、食欲不振	認知症症状の進行抑制
ヒスタミンH_1受容体拮抗薬（ジフェンヒドラミン、クロルフェニラミン）	眠気、口渇、頭痛	抗ヒスタミン作用（H_1受容体）、鎮痛・催眠・制吐作用、局所麻酔作用
アンジオテンシン変換酵素阻害薬（カプトリル、イミダプリル、エナラプリル）	空咳、血管浮腫、腎障害、血小板減少、頭痛、めまい、ふらつき	降圧作用。高血圧症、慢性心不全に使用する
ジギタリス製剤（ジゴキシン、デスラノシド、メチルジゴキシン）	不整脈（心室性期外収縮、房室ブロックなど）、悪心・嘔吐、めまい、頭痛	強心作用、二次的に利尿作用
硝酸化合物（ニトログリセリン、硝酸イソソルビド）	血圧低下、頻脈、頭痛、悪心・嘔吐	狭心症発作時および発作の予防に使用する
コレステロール合成阻害薬（スタンチン系）（プラバスタチン、シンバスタチン）	横紋筋融解症、肝障害、催奇性	コレステロール生合成の律速段階の酵素を阻害。血中のコレステロールを低下させる
チアジド系利尿薬（ヒドロクロロチアジド）、ループ利尿薬（フロセミド）	低カリウム血症、糖尿病誘発（耐糖能の異常）、高尿酸血症（痛風の悪化）、脂質異常症、光線過敏症	利尿作用
ロイコトリエン受容体拮抗薬（プランルカスト）	ショック、白血球減少、血小板減少、肝障害、間質性肺炎、横紋筋融解症、発疹、瘙痒	気管支喘息、アレルギー性鼻炎。小児にも使用が認められている
スルホニル尿素薬（トルブタミド、クロルプロパミド）	低血糖	膵臓のランゲルハンス島B細胞を刺激、インスリンの分泌をたかめ、血糖を下げる
インクレンチン関連薬（シタグリプチン、リナグリプチン）	低血糖、肝障害、間質性肺炎、腸閉塞、浮腫、便秘	2型糖尿病に適用。血糖値が下がり過ぎないという特徴がある
ペニシリンG	アナフィラキシー・ショック、発疹	細菌の細胞壁合成阻害（殺菌作用）
アミノ配糖体系薬（ストレプトマイシン）	耳毒性（第Ⅷ脳神経障害）、腎障害、重症筋無力症の悪化	細菌のタンパク質合成阻害（静菌または殺菌作用）、結核に使用
アミノ配糖体系薬（ゲンタマイシン）	腎障害、耳毒性（第Ⅷ脳神経障害）、重症筋無力症の悪化	細菌のタンパク質合成阻害（静菌または殺菌作用）、緑膿菌・変形菌・セラチアに有効
テトラサイクリン系薬（テトラサイクリン、ミノサイクリン、ドキシサイクリン）	肝障害、小児・新生児の骨・歯の黄染	細菌のタンパク質合成阻害（静菌作用）、抗菌スペクトルが広いマイコプラズマ・アメーバ赤痢にも有効
クロラムフェニコール	再生不良性貧血、灰白症候群	細菌のタンパク質合成阻害（静菌作用）、腸チフスなどのサルモネラ感染症に有効

表 1-14　代表的な薬物の副作用（つづき）

薬物名	副作用	薬理作用およびその他
ポリエンマクロライド系（アムホテリシンB）	腎障害、肝障害、消化器障害、過敏症	抗真菌作用。深在性真菌に有効
キャンディン系（ミカファンギン）	白血球・血小板減少、溶血性貧血	真菌の細胞壁の合成を阻害。アスペルギルス、カンジダなどの深在性真菌に有効
フルオロピリミジン系（フルシトシン）	消化器障害（悪心・嘔吐、下痢）、肝障害、血液障害	真菌細胞内に入り、DNAの合成を阻害。カンジダ、クリプトコッカスに有効
イミダゾール系（ミコナゾール、フルコナゾール）	アナフィラキシー・ショック、不整脈、悪心・嘔吐、食欲不振	真菌チトクロームP450酵素に対して特異的に阻害。深在性・表在性真菌に有効
イソニアジド	末梢神経炎	抗結核作用、静菌ないし殺菌作用
リファンピシン	肝障害、ショック症状、腎不全	抗結核作用、殺菌作用（核酸合成阻害）
エタンブトール	視力障害（視野狭窄）	抗結核作用、静菌作用
チアマゾール、プロピルチオウラシル	顆粒球減少症、皮膚の発疹、甲状腺機能低下、甲状腺腫	甲状腺機能亢進症
アルキル化薬（シクロホスファミド）	出血性膀胱炎、骨髄抑制、脱毛、悪心・嘔吐	多発性骨髄腫、悪性リンパ腫、急性白血病
プリン代謝拮抗薬（メルカプトプリン）	骨髄抑制、肝障害、口内炎（粘膜障害）	急性および慢性白血病
葉酸代謝拮抗薬（メトトレキサート）	間質性肺炎、骨髄抑制、肝障害、腎障害、下痢	急性および慢性白血病、絨毛性疾患
微小血管阻害薬（ブレオマイシン）	肺線維症、皮膚症状、悪心・嘔吐	扁平上皮がん、悪性リンパ腫
抗生物質（ダウノルビシン）	心臓障害、骨髄抑制	急性白血病
ビンカアルカロイド（ビンクリスチン）	末梢神経障害、便秘	白血病、悪性リンパ腫、小児腫瘍
白金化合物（シスプラチン）	悪心・嘔吐、腎障害、骨髄抑制、内耳障害、低マグネシウム血症	睾丸腫瘍、卵巣・子宮・膀胱の腫瘍、肺の腫瘍
EGFR阻害薬（セツキシマブ）	下痢、悪心・嘔吐、口内炎	大腸がん。EGFRのモノクロナール抗体→EGFによるEGFRの活性化を阻害
HER2阻害薬（トラスツズマブ）	心不全、間質性肺炎、下痢、心障害	乳がん。HER2に対するヒト型抗体→免疫系を賦活化してHER2発現細胞を死滅
血管新生阻害薬（ベバシズマブ）	消化管穿孔、血栓塞栓症、高血圧脳症、間質性肺炎など	大腸がん、肺がん。VEGFに対するヒト型モノクローナル抗体→VEGFの機能阻害、血管新生抑制
抗CD20抗体薬（リツキシマブ）	肺障害、心障害、肝障害、血栓塞栓症、間質性肺炎など	B型リンパ球表面抗原CD20のキメラ抗体→免疫系を賦活化してCD20発現細胞を死滅

EGFR：epidermal growth factor（EGF） receptor（上皮成長因子受容体）　HER2：human EGF receptor（ヒト上皮成長因子受容体 2 型）
CD20：cluster of differentiation 20（成熟 B 細胞マーカー）　VEGF：vascular endothelial growth factor（血管内皮増殖因子）

Column　看護師が発見した副作用

立川相互病院で、アダラートＬ（持続性ニフェジピン）を与薬されている患者さんが夜中に起きてトイレに行く回数が多いことに担当の看護師たちが気づきました。アダラートＬは代表的なカルシウム拮抗薬で、高血圧症や狭心症の治療によく使用されるものです。

添付文書を見てもそのような記載はないのですが、アダラートＬの投薬が始まると確かに夜間トイレに起きる回数が増えるのです。そこで、薬剤師と相談してアダラートＬを服薬している 260 人の患者さんの調査をしたところ、なんと 37 人、14.2％に夜間頻尿が認められました。さらに詳しく調べてみますと、アダラートＬによって尿量の変化やトイレに行く回数が増えることもわかりました。

この結果を厚生省に報告し、1991 年 3 月よりアダラートＬの添付文書の副作用欄に『頻尿』の文字が付け加えられました。

（医薬情報研究所エス・アイ・シー、堀美智子氏の講演より）

8　処方せんと医薬品の剤形

処方せん

処方せんとは、医師・歯科医師が治療のために必要な医薬品を薬剤師に調剤してもらうために記載した指示書である。病院内だけで使用する**院内処方せん**と病院外の薬局で調剤するための**院外処方せん**とがある。

❶処方せんの記載事項

①患者の氏名・年齢（または生年月日）、②薬品名、③調剤法・用法・用量・使用期間、④発行年月日、⑤病院診療所の名称および所在地、または医師の住所、⑥医師の記名・押印（または署名）

[麻薬処方せん]

麻薬を処方するには特別な処方せん（麻薬処方せん）が必要である。この処方せんの記載は、墨またはインクを用い、一般処方せん様式に「患者の住所、医師の麻薬施用者免許証の番号」を加える。

氏名　鈴木　正彦　殿
生年月日・性別　昭和47年2月14日（男・女）
日付　平成14年11月15日

科名	医師名
第2内科	埼玉太郎 ㊞

処方
ガストロセピン（25mg）　3錠
プロミド（200mg）　3錠
分3　食後服用

タガメット（200mg）　2錠
分1　就寝前

14日分

○○医科大学附属病院

図1-21　院内処方せんの例

処方箋
患者名　鈴木　正彦
（明・大・昭・平　47．2．14生）
○○医科大学附属病院
所在地・電話番号
医師　埼玉太郎 ㊞
交付年月日　平成14年11月15日

処方
1）重曹　2.0
ジアスターゼ　0.3
カマ　0.2
分3　食後服用
2）ハルシオン（0.25mg）　1錠
分1　就寝前
7日分

図1-22　院外処方せんの例

NOTE

記載事項の省略

院内処方せんでは、記載事項のうち病院診療所名、所在地を省略することがある。

慣用名と略号

処方せんを記載する場合には、特別な慣用名や略号が使用されることが多い。おもなものを巻末の付表に記したので参考にされたい。

スイッチOTC

OTCとはover the counter drugの略で、市販されている大衆薬のことを意味する。いままで医師の処方せんがないと使用できなかった医療用薬を大衆薬にスイッチ、すなわち転用した薬物をスイッチOTCとよぶ。セラチオペプチダーゼ、塩化リゾチーム、ブチルスコポラミン、イブプロフェンなどがあり、今後このような薬物は増加していく傾向にある。

❷処方せんの保存期間

病院・診療所では2年、調剤薬局では3年の保存が法的に義務づけられている。

❸処方の構成

- **主薬**：処方中の主となる薬。
- **補佐薬（佐薬）**：主薬の効果を助け、副作用を防止する薬。
- **矯正薬**：医薬品のにおい、味、色を矯正して飲みやすくする薬。
- **賦形《ふけい》剤**：薬に適当な形や量を与える薬。

❹配合禁忌

処方薬の組み合わせで化学変化による薬効の低下、危険物質生成をまねくものをいう。現在、これを考慮した配合製剤が多い。

医薬品の剤形

医薬品はそのままの形で使用されるのではなく、目的により種々の剤形の製剤が開発されている。以下に代表的な剤形を記載する。

❶経口投与する製剤

- **錠剤**：医薬品に賦形剤などを加えて圧縮成型したもの。本剤には、口腔内崩壊錠、チュアブル錠、分散錠および溶解錠が含まれる。
- **カプセル剤**：医薬品を液状、懸濁状、のり状、粉末状または顆粒状などの形でカプセルに充填するか、またはカプセル基剤で包んだもの。
- **散剤**：医薬品をそのまま、または医薬品に賦形剤などを加え、粉末または微粒状にしたもの。そのなかで粒の大きいものをとくに細粒という。
- **顆粒剤**：散剤を服用しやすいように粒状にしたもの。細粒よりも粒が大きい。
- **内用液剤**：経口投与する液状または流動性のある粘稠なゲル状の製剤。エリキシル剤、懸濁剤、乳剤およびリモナーデ剤が含まれる。

  リモナーデ剤：甘味と酸味のある内用液剤。塩酸リモナーデなど。

  懸濁剤・乳剤：医薬品を液中に微細均等に懸濁または乳化

NOTE

賦形剤

賦形剤には、乳糖、デンプンなどがある。

オーダーリング・システム

処方せん発行から調剤、会計までを連動させ、待ち時間短縮、医療事務の効率化をはかるコンピュータ・システムのことで、電子カルテシステムの一部を構成する。医師が外来診察室または病棟のコンピュータ端末から患者のIDなどの患者情報と医薬品情報を画面から参照し、薬品名、分量、用法、投与日数などの処方内容を入力すると、薬局に設置している薬袋作成機によって処方せんと薬袋が作成される。錠剤は錠剤自動分包機が連動し、一包化される。また、処方の出力と同時に処方の料金計算も行われる。

PTP（Press through package）

錠剤・カプセル剤などをポリ塩化ビニルなどとアルミ箔を使って1個ずつ分離し包装したもの。指先でポリ塩化ビニルの成型面を押すと、アルミ箔が破れて錠・カプセルなどが取り出せるようになっている。

SP（Strip package）

PTPと同様に錠剤・カプセル剤などをユニット化したもので、錠剤・カプセル剤・散剤・顆粒剤などを帯状にヒートシール包装したもの。

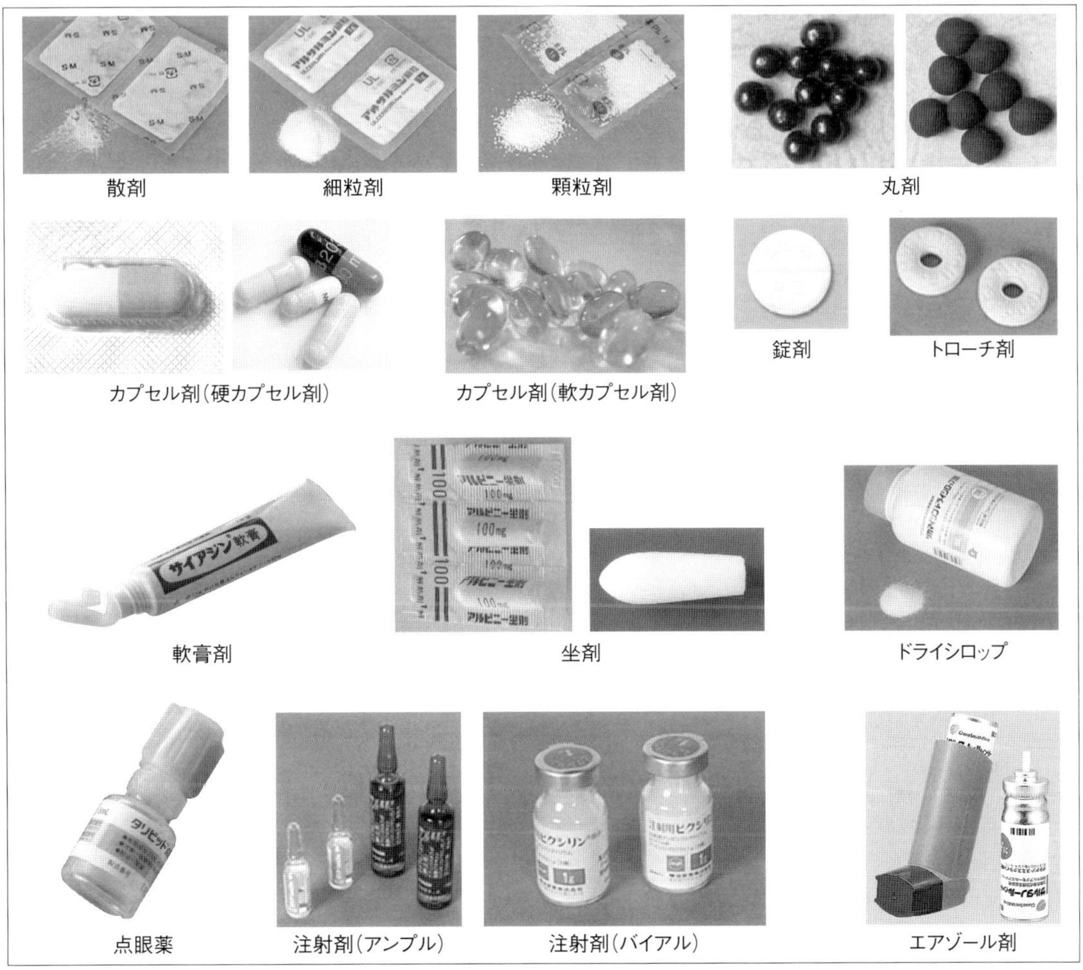

図 1-23　おもな医薬品の形状

した液剤。硫酸バリウム懸濁剤など。

エリキシル剤：エタノールを含む内用液剤で甘味と芳香がある。エタノールの含量は 4 ～ 40％。フェノバルビタールエリキシルなど。

シロップ剤：糖類の濃厚液、またはこれに医薬品を入れたもの。単シロップ、セネガシロップなど。本剤には医薬品の性質により、用時溶解または懸濁して用いる製剤（ドライシロップ）もある。

経口ゼリー剤：流動性のない成形したゲル状のもの。

❷口腔内に適用する製剤

- **口腔用錠剤**：口腔内に適用する一定の形状の固形のもの。トローチ剤、舌下錠、バッカル錠、付着錠およびガム錠がある。

  トローチ剤：口腔内で徐々に溶解または崩壊させ、口腔、咽頭などに適用するもの。

舌下錠：有効成分を舌下で速やかに溶解させ、口腔粘膜から吸収させるもの。

バッカル錠：有効成分を臼歯と頬の間で徐々に溶解させ、口腔粘膜から吸収させるもの。

付着錠：口腔粘膜に付着させて用いるもの。

ガム錠：咀嚼により有効成分を放出するもの。

- **口腔用液剤**：口腔内に適用する液状または流動性のある粘稠なゲル状製剤で、うがいのための含嗽剤がある。
- **口腔用スプレー剤**：口腔内に適用する、有効成分を霧状、粉末状、泡沫状またはペースト状などとして噴霧するもの。
- **口腔内半固型剤**：口腔粘膜に適用する製剤で、クリーム剤、ゲル剤、軟膏剤がある。

❸注射により投与する製剤

- **注射剤**：皮膚内または皮膚もしくは粘膜を通して体内に直接適用する医薬品の溶液、懸濁液。または用時溶解剤に溶解もしくは懸濁して用いる無菌のもの。

❹気管支・肺に適用する製剤

- **吸入剤**：有効成分をエアゾールとして吸入し、気管支または肺に適用するもの。吸入粉末剤、吸入液剤、吸入エアゾール剤がある。

❺目に投与する製剤

- **点眼剤**：結膜嚢内に適用する医薬品の溶液、懸濁液、または用時溶解もしくは懸濁して用いる製剤で、無菌的調製（保存剤添加）を行う。
- **眼軟膏剤**：結膜嚢内に適用する軟膏剤。無菌的に調製を行う。

❻直腸に適用する製剤

- **坐薬**：直腸内に適用する、体温によって溶解するかまたは水に溶解もしくは分散することにより有効成分を放出する一定の形状の半固形のもの。

❼皮膚などに適用する製剤

- **外用固形剤**：皮膚（頭皮を含む）または爪に塗布または散布する固形のもの。
- **外用液剤**：皮膚（頭皮を含む）または爪に塗布する液状のもの。
- **リニメント剤**：液状または泥状で皮膚にすり込んで用いる外

NOTE

注射剤の条件

①無菌であること
②不溶性異物が混入していないこと
③発熱物質が存在しないこと
④浸透圧はなるべく血清と等張であること
⑤血清の pH に近いこと
⑥組織障害が認められないこと

等張液

0.9％塩化ナトリウム、5％ブドウ糖液は等張用剤。フェノール亜鉛華リニメントなど。

- **ローション剤**：医薬品を水性の液中に溶解または微細均等に分散した、皮膚に塗布する液状の外用剤。
- **スプレー剤**：有効成分を霧状、粉末状、泡沫状、またはペースト状にして皮膚に噴霧する製剤。外用エアゾール剤、ポンプスプレー剤がある。
- **硬膏剤**：常温では固形で、布、紙またはプラスチック製フィルムなどに延ばし、皮膚に粘着させて用いる外用剤。サリチル酸絆創膏など。
- **クリーム剤**：皮膚に塗布する水中油型または油中型に乳化した半固形製剤。
- **ゲル剤**：皮膚に塗布するゲル状のもの。
- **貼付剤**：布またはプラスチック製フィルムなどに薬剤を伸ばし、もしくは封入し、皮膚に粘着させて用いる外用剤。ニトログリセリンテープ、フェンタニルテープなど。
- **パップ剤**：医薬品の粉末と精油を含むもので、湿布に用いる。泥状かまたは布上に伸ばした外用剤。カオリンパップなど。

❽生薬関連製剤

- **エキス剤**：生薬の浸出液を濃縮してつくったもので軟エキス剤と乾燥エキス剤がある。ロートエキス（軟エキス）、ホミカエキス（乾燥エキス）など。
- **丸剤**：医薬品に賦形剤などを加えて球状にしたもの。重量は0.1 g程度。
- **酒精剤**：揮発性医薬品をエタノールまたはエタノールと水の混液で溶かした液剤。アンモニアウイキョウ精など。
- **浸剤・煎剤**：生薬を精製水で浸出したもの。センナ浸、ウワウルシ煎など。
- **茶剤**：生薬を粗末から粗切りの大きさとし、1日量または1回量を紙または布に充填したもの。浸剤・煎剤の製法で使用する。
- **チンキ剤**：生薬をエタノールまたはエタノールと精製水の混液で浸出した液剤。アヘンチンキなど。ヨードチンキのように化学薬品をエタノールで溶かした場合も、例外的にチンキとよんでいる。
- **芳香水剤**：精油または揮発性物質をほとんど飽和させた透明な水溶液。ハッカ水など。
- **流エキス剤**：生薬の浸出液で、1 mL 中に生薬1 g 中の可溶性成分を含むようにしたもの。ウワウルシ流エキス、バッカク流エキスなど。

NOTE

DDS（薬物送達システム：Drug delivery system）

薬物を作用部位に選択的にかつ望ましい濃度・時間パターンで送り込むことのために開発された投与システムの総称で、以下のような検討がされている。

①**放出制御**：薬物の放出の速度をコントロールすることにより、最終的に作用部位での濃度・時間パターンを最適化する。

②**新しい投与経路の開発、吸収障壁の克服**：直腸、鼻腔、眼、肺、腟、皮膚などを利用する新しい投与経路の開発、消化管粘膜をはじめとする各種粘膜や皮膚からの吸収を高める。

③**薬物ターゲティング（標的指向化）**：薬物の分布の過程を制御することにより、薬物を特定の部位（病巣など）に送り込む。

9　薬物の取り扱いと計量

薬物の保存

法的に定められた毒薬・劇薬、麻薬、覚せい剤の保存に注意。薬物の物理化学的性状によって冷蔵、凍結、遮光保存をしなければならない。

計　量

❶質量と体積

・**質量単位**：1 g = 1,000mg、0.001g = 1 mg = 1,000 μg（γ）
・**体積単位**：1 L = 10dL = 1,000mL、1 mL = 1 cc
　日本薬局方ではccの代わりにmLを用いている。

❷パーセント

パーセント表示法には以下の３つの方法がある。

・**質量百分率（w/w%）**：100g中に何gの薬品が含まれているかを示す。100g中に1gが含まれていると1 w/w%。
・**質量対容量百分率（w/v%）**：100mL中に何gの薬品が含まれているかを示す。100mL中に1gが含まれていると1 w/v%。
・**体積百分率（vol%）**：100mL中に何mLの液状薬品が含まれているかを示す。100mL中に1mLが含まれていると1 vol%。

日本薬局方の通則において、質量百分率は%、質量対容量百分率はw/v%、体積百分率はvol%と表すことが規定されており、単に%と記載してあれば質量百分率で表示されていることを示す。ppmとは百万分率を意味し、通例、質量百万分率を示す。

❸倍散・倍液

薬物を賦形剤や溶媒で一定倍率に薄めたものをそれぞれ倍散、倍液という。適用する薬用量が少ない薬物に利用される。

NOTE

温度表現

薬物の保存に関して、冷所保存、室温保存などの記載があることがある。日本薬局方では、温度表現の語句に対する実際の温度を規定している。

標準温度	20℃
常温	15～25℃
室温	1～30℃
微温	30～40℃
冷所	1～15℃
冷水	10℃以下の水
微温湯	30～40℃の湯
温湯	60～70℃の湯
熱湯	約100℃の湯

%値、倍液・倍散の計算

例１：ジゴキシン1,000倍散は、何%か。
　100 ÷ 1,000 = 0.1
　すなわち0.1%
例２：2%ホウ酸液は何倍液か。
　100 ÷ 2 = 50
　すなわち　50倍液

パーセントと倍数値の関係は、以下のとおり。

①100 を％値で割ると倍数値が得られる。

②100 を倍数値で割ると％値が得られる。

服薬指導

服薬指導とは、患者が有効かつ安全な薬物療法を不安なく遂行できるよう助言を行うことである。医師、薬剤師、看護師の三者が連携して行う必要がある。比較的大規模な総合病院では、薬剤師が病棟に赴き、入院患者に服薬指導をすることが増えてきたが、一般の病院では看護師が行うことも多い。おもな服薬指導の内容を以下に示す。

❶服薬指導

①**薬物療法の意義**：患者に自覚をもたせ、自己判断によるノンコンプライアンスを防止する。

②**服薬方法・使用方法**：わかりやすい用語、指示方法などを工夫する。

③**薬品名・薬効**：患者の理解度に応じて説明する。

④**副作用**：副作用を強調しすぎると患者の不安をいたずらに増強させることにもなる。また、同一の副作用症状でも疾患、薬物によって、その意義・危険性がまったく異なるので、副作用の説明は慎重に行う必要がある。

⑤**日常生活の指導**：車の運転、食事、飲酒、市販薬の服用など日常生活に関連した注意点を説明する。

⑥**薬の保管**：冷所、遮光、防湿などの保管上の注意、および小児の誤用防止の注意なども具体的に説明する。

⑦**飲み忘れたときの注意**：必要に応じて説明する。

⑧**尿、便の色調の変化**：事前に説明しておく。

❷薬を飲み忘れたときの対応

患者のなかには処方された薬を飲み忘れる人もいる。その場合の対応として、注意すべき点を以下に示す。

[基本]

①飲み忘れに気がついた時点で、1 回分を服用する。

②次の服用時間が近ければ、忘れた分を飛ばして、次の服用時間に 1 回服用する。

③2 回分を 1 度に飲まないようにする。

NOTE

ノンコンプライアンス

コンプライアンス（compliance）とは「承諾、従順、屈従、追従」のことであるが、薬物療法では「服薬遵守」の意味で使用する。ノンコンプライアンスとは服薬を守れなかったことを指し、新潟を含む東北 7 県 127 施設の病院外来患者 15,748 人を対象にした調査（'83）では、その割合は 22.6％（3,553 人）であった。その原因としては、①治療の重要性の認識、服薬指示に対する理解不足、②無症状または自覚症状が治まったこと、③副作用に対する不安などが考えられる。ノンコンプライアンスを減少させるために適切な服薬指導を行う必要がある。

コンプライアンスとアドヒランス

コンプライアンスという考えは「患者が医療者の指示にどの程度従うか」で評価してきた。つまり、その評価は医療者側に偏っており、医薬品の服用を規則正しく守らない「ノンコンプライアンス」の問題は患者側にあると強調されてきた。しかし実際の医療現場では、コンプライアンス概念で乗り越えられない治療成功への壁が存在し、患者自身の治療への積極的な参加（執着心：adherence）が治療成功の鍵であるとの考えから、コンプライアンスではなく、アドヒランスという概念が重視されつつある。

④１日の服用回数が指定されている場合、回数によっておおよそ以下の時間をあける。１日１回の場合は８時間以上、１日２回の場合は５時間以上、１日３回の場合は４時間以上。

［個々の薬物による注意］

薬物によっては特定の注意をしなければいけない場合がある。以下にその例を示す。

①胃腸障害を起こしやすい薬物は、空腹時であれば、クラッカーなど少量の食物を食べてから服用する。

②利尿薬を夕方以降に服用すると、夜間にトイレが近くなり睡眠の妨げとなるので、気づいたときが夕食以降ならその日は服用しない。

③食前服用が指定されている糖尿病治療薬は、食後に飲んでも効果が現れない。

④抗菌薬は一定の血中濃度を維持する必要があるので、服用時間をずらしても１日分をなるべくその日のうちに服用する。

ハイリスク薬

医療従事者にとって使い方を誤ると患者に被害をもたらす薬物のことをハイリスク薬という。与薬される患者および家族に対し、ハイリスク薬などの説明を与薬前に行うことが求められている。これらの薬物を使用する場合は、患者の基本情報、心理状態、生活環境などの情報を収集して、副作用の発現防止、有効性の確認、医薬品の適正使用に活用する。管理指導の必要性が高いと思われる薬物においては、情報提供・服薬指導だけでなく、患者の服薬期間中のアドヒランス（服薬への執着心）、他医療機関から処方された併用薬や一般用医薬品の使用の有無を確認する。また、薬力学的および薬物動態学的に定期的に副作用や相互作用をモニタリングする。これらの業務はおもに薬剤師が行う。

NOTE

ハイリスク薬

以下のものがハイリスク薬として扱われる。

A．厚生労働科学研究「医薬品の安全使用のための業務手順書」作成マニュアルにおいて、「ハイリスク薬」とされているもの

①投与量などに注意が必要な医薬品
②休薬期間の設けられている医薬品や服用期間の管理が必要な医薬品
③併用禁忌や多くの薬剤との相互作用に注意を要する医薬品
④特定の疾病や妊婦などに禁忌である医薬品
⑤重篤な副作用回避のために、定期的な検査が必要な医薬品
⑥心停止などに注意が必要な医薬品
⑦呼吸抑制に注意が必要な注射薬
⑧投与量が単位（unit）で設定されている注射薬
⑨漏出により皮膚障害を起こす注射薬

B．投与時にとくに注意が必要と考えられる薬物

①抗悪性腫瘍薬
②免疫抑制薬
③不整脈用薬
④抗てんかん薬
⑤血液凝固阻止薬
⑥ジギタリス製剤
⑦テオフィリン製剤
⑧精神神経用薬
⑨糖尿病用薬
⑩膵臓ホルモン薬
⑪抗 HIV 薬

C．投与中にとくに注意が必要と考えられる以下の性質の薬物

①治療有効域の狭い医薬品
②中毒域と有効域が接近し、投与方法・投与量の管理が難しい医薬品
③体内動態に個人差が大きい医薬品
④生理的要因（肝障害、腎障害、高齢者、小児など）で個人差が大きい医薬品
⑤不適切な使用によって患者に重大な害をもたらす可能性がある医薬品
⑥医療事故やインシデントが多数報告されている医薬品
⑦その他、適正使用が強く求められる医薬品

10 新薬とジェネリック医薬品

非臨床試験

医薬品の開発にあっては、まず対象となる疾患、治療法などを検討し、開発の手がかりとなる物質（リード化合物）を決定し、それをもとに候補化合物を絞り込む。In vitroの試験系や動物実験により、①薬効・薬理試験、②安全性試験、③薬物動態試験を行い、有効性と安全性が確認されたらヒトを対象とした臨床試験を行う（**図1-24**）。

臨床試験（治験）

❶第Ⅰ相試験（臨床薬理試験）

健常人を対象に薬の安全性と薬物動態を検討する（抗がん薬など明らかに有害な薬では例外的に患者を対象とする）。

❷第Ⅱ相試験（探索的試験）

小数の患者を対象に評価項目を設定して、薬物に治療効果があるか否かを評価する。

❸第Ⅲ相試験（検証的試験）

多数の患者を対象として、従来の薬より効果があるかどうかを調べる。この段階で二重盲検法が必要となる（p.24、Note参照）。

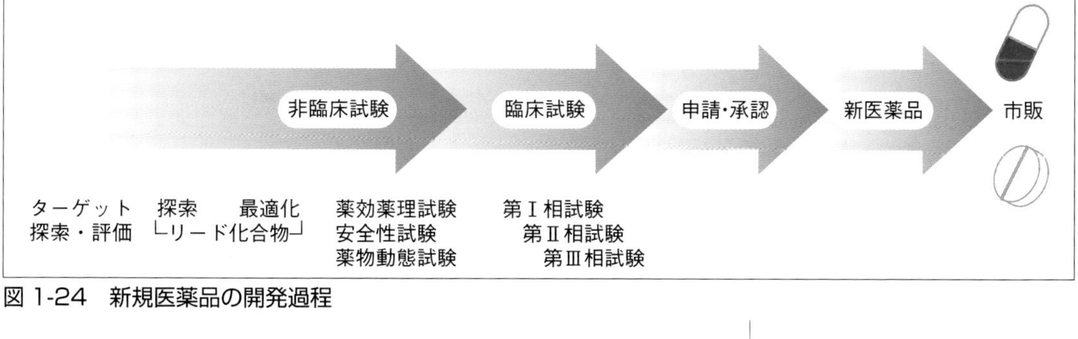

図1-24　新規医薬品の開発過程

❹製造販売承認申請

第Ⅰ相から第Ⅲ相試験までの成績をまとめ、医薬品の製造販売承認申請が行われる。規制当局（医薬品医療機器総合機構）による審査を受けて承認されると医薬品としての販売が可能となる。

❺製造販売後臨床試験

第Ⅳ相試験ともよばれ、新薬発売後、一般臨床医から有効性、安全性に関する情報を収集する。第Ⅲ相まででは検出できなかった予期せぬ有害事象や副作用を検出することがおもな目的である。

NOTE

有害事象と副作用

有害事象とは、医薬品を投与された被験者に生じるすべての症状、疾病またはその兆候をさし、その医薬品との因果関係の有無は問わない。一方、副作用とは、有害事象のうち対象医薬品との因果関係が否定できない有害反応をさす。まず、有害事象をあげ、それと医薬品との因果関係を調べることで、早期に副作用を明らかにすることが可能になる。

ジェネリック医薬品

新薬開発によって承認された医薬品（先発医薬品）の特許権が消滅したあとに、他の医薬品メーカによって製造された同成分の医薬品（後発医薬品）のことを一般名（generic name）からとって、ジェネリック医薬品とよぶ。

先発医薬品と異なり、巨額の開発費がかかっていないため安価に供給することができる。欧米に比べ、わが国のジェネリック医薬品普及率は低く、現在、医療費抑制のため厚生労働省主導でジェネリック医薬品の普及が進められている。

確認問題

Q1　正しいものはどれか。

1. 原因療法とは、病気の不快な症状を薬によって抑えることをいう。
2. 劇薬のラベルは、赤地に白枠、白字で薬品名と「劇」の文字とで表示されている。
3. 麻薬を取り扱うことができる者は、特別な免許を受けた医師、薬剤師および看護師である。
4. ペンタゾシンは、麻薬及び向精神薬取締法により向精神薬として規制されている。

Q2　誤っているのはどれか。

1. 毒薬は薬事法に基づいて指定される。
2. 劇薬のほうが毒薬よりも毒性が強い。
3. 受容体に結合して固有の生理反応を引き起こす物質を作用薬という。
4. 拮抗薬は生理的に機能している活性物質の作用も遮断する。

Q3　誤っているのはどれか。

1. 皮内注射施行後は薬液の吸収を速めるため局所をよくもむ。
2. 飲みにくい内服薬は、味覚をあまり感じない舌の中央にのせる。
3. 内服薬は、胃腸粘膜から吸収され門脈を通って肝臓で代謝される。
4. 毒薬のラベルは、黒地に白枠、白字で薬品名と「毒」の文字とで表示されている。

Q4　麻薬の取り扱いで正しいのはどれか。

1. 在庫管理は病棟管理者である看護師長が行う。
2. 使用後の残薬は、確実に捨てる。
3. 使用後のアンプルは、薬剤部に返納する。
4. 処方せんは与薬した看護師の自署が必要である。

ANSWER & ADVICE

A1　4

1：原因療法ではなく、対症療法のこと。
2：白地に赤枠、赤字で薬品名と「劇」の文字。
3：看護師は、麻薬を取り扱う免許を取得できない。

A2　2

毒薬のほうが強い毒性をもつ。毒薬の50% 致死量（LD_{50}）は劇薬の約10分の1である。

A3　1

1：皮内注射は、もんではいけない。マッサージするのは皮下および筋肉内注射（一部不可）。

A4　3

1：在庫の管理は、麻薬管理者免許を受けた医師または薬剤師が行う。
2、3：残薬およびアンプル類は、薬剤部（麻薬管理者）へ返納する。
4：処方せんに署名するのは、医師のみ。

ANSWER & ADVICE

Q5　小児薬用量の換算式に用いる指数でないのはどれか。

1. 身長
2. 体重
3. 年齢
4. 体表面積

A5　1

身長は、体表面積を算出するために使用する場合もあるが、小児薬用量を算出する直接の指数とはならない。

Q6　薬物依存性がないのはどれか。

1. モルヒネ
2. アスピリン
3. アンフェタミン
4. コカイン

A6　2

モルヒネは精神的依存と身体的依存、アンフェタミンとコカインは精神的依存を発現する。

Q7　正しいのはどれか。

1. 2種類の薬物を併用したとき、その効果が単独の効果の和より強くなることを相加作用という。
2. ワルファリン使用時に納豆を食べると、効果が増強される。
3. ゲンタマイシンとフロセミドの併用では、腎障害が現れやすい。
4. ニフェジピンをグレープフルーツ・ジュースで内服すると、効果が弱くなる。

A7　3

1：これは相乗作用のこと。
2：ワルファリンの効果が減弱する。
4：ニフェジピンの効果が増強される。

Q8　薬剤の取り扱いで正しいのはどれか。

1. 用時溶解の薬剤は溶解後冷凍保存する。
2. シロップ剤は常温保存する。
3. 向精神薬はカギのかかるところに保管する。
4. 麻薬使用後の残った薬液は冷所保存する。

A8　3

1：用時溶解の薬剤とは、使用するときに溶解して使用するという意味で、作り置きはできない。
2：シロップ剤は冷蔵庫で凍らせないように保存する。
4：残液は薬剤部（麻薬管理者）へ返納する。

Q9　誤っているのはどれか。

1. 舌下錠やバッカル錠は、口腔粘膜から吸収される。
2. 直腸用の坐薬は、直腸粘膜から吸収される。
3. 吸入した薬物は、粒子や送気力の大きさによって上気道や気管支に達する。
4. 注射された薬液の吸収速度は、筋肉注射よりも皮下注射のほうが速い。

A9　4

4：皮下注射のほうが、筋肉内注射よりも吸収速度は遅い。

Q10 正しいのはどれか。

1. 薬物の吸収の速さは適用方法により異なる。
2. 薬物が胎児へ移行することはない。
3. 脂溶性薬物は中枢神経系へ移行しない。
4. 心理的影響によって薬効が変化することはない。

A10 1

2：血液・脳関門を通過する薬物は、血液・胎盤関門を通過して胎児へ移行する。
3：脂溶性薬物は中枢神経系に移行しやすい。
4：薬物効果は心理的影響を受ける。これをプラセボ効果という。

Q11 正しいのはどれか。

1. 適用された薬物が肝臓に入るまでを吸収という。
2. 肝臓において水溶性薬物は脂溶性薬物に変化する。
3. 脂溶性薬物は腎臓から容易に尿中へ排泄される。
4. 血液中で血漿タンパク質と結合した薬物は薬理作用を現さない。

A11 4

1：適用された薬物が全身循環に入るまでを吸収という。
2：脂溶性薬物が水溶性薬物に変化する。
3：脂溶性薬物は尿細管で再吸収されるため、尿中に排泄されにくい。
4：血漿タンパク質と結合していない遊離型が薬理作用を現す。

Q12 薬剤と副作用との組み合わせで誤っているのはどれか。

1. ストレプトマイシン――――第Ⅷ脳神経障害
2. チアマゾール――――無顆粒球症
3. ゲンタマイシン――――腎機能障害
4. ジギタリス製剤――――頻脈

A12 4

4：ジギタリス製剤の副作用は、徐脈および不整脈（心室性期外収縮、房室ブロックなど）。

Q13 抗悪性腫瘍薬と副作用との組み合わせで誤っているのはどれか。

1. シクロホスファミド――――出血性膀胱炎
2. ダウノルビシン――――間質性肺炎
3. シスプラチン――――尿細管壊死
4. ビンクリスチン――――末梢神経障害

A13 2

2：ダウノルビシンの副作用は心臓障害。

Q14 薬とその副作用の組合せで正しいのはどれか。

1. 抗ヒスタミン薬――――眠気
2. スルホニル尿素薬――――咳嗽
3. 非ステロイド抗炎症薬――――骨粗鬆症
4. アンジオテンシン変換酵素阻害薬――――尿 閉

A14 1

2：スルホニル尿素薬は経口血糖降下薬であり、低血糖に注意する。
3：非ステロイド性抗炎症薬の副作用は胃腸障害、骨粗鬆症はステロイド性抗炎症薬（副腎皮質ホルモン剤）の副作用。
4：空咳が現れる。

ANSWER & ADVICE

Q15　低アルブミン血症の高齢者に生じやすい薬物動態はどれか。

1. 排泄抑制
2. 毒性増強
3. 代謝の抑制
4. 吸収の促進

A15　2

血液中に入った薬物は、血漿タンパク質のアルブミンと結合する結合型と、結合しない遊離型に分かれる。薬理作用を現すのは遊離型で、血液中のアルブミン量が低下すると遊離型が増加することになり、薬理作用が強く現れる。すなわち、毒性が増強される。

Q16　高齢者に対する薬物とその副作用との組み合わせで正しいのはどれか。

1. 非ステロイド性抗炎症薬――――――――血栓症
2. 催眠薬―――――――――――――――――けいれん
3. 副交感神経遮断薬――――――――――記銘障害
4. 三環系抗うつ薬―――――――――――徐脈

A16　3

3：副交感神経遮断薬には、弱いながら記憶を抑制する作用がある。通常は問題にならないが、高齢者は中枢抑制作用が出やすいので注意が必要である。

Q17　高齢者の服薬指導で適切でないのはどれか。

1. 薬物は、コップ１杯程度の水で服用するよう説明する。
2. 飲み忘れによってあまった薬剤は、病院に持参するよう説明する。
3. 高齢者は薬物の吸収が速いと説明する。
4. 包装シールからの薬剤の取り出し方を説明する。

A17　3

3：高齢者は薬物の吸収が遅くなる。ただし、吸収される総量は変わらず、とくに問題にはならない。高齢者では、代謝、分布（血漿アルブミン量）、排泄の変化が問題となる。

Q18　服薬指導で誤っているのはどれか。

1. カプセル薬は飲みにくくても、そのまま服用するよう説明する。
2. 与薬時は患者に姓名を言ってもらい確認する。
3. アンプルは注射が終わるまで残しておく。
4. 坐薬は体温程度に温めて挿入する。

A18　4

4：坐薬は体温で溶解するようにつくってあるので、温めてはいけない。また、夏などは冷蔵庫に保管する注意も必要となる。

第2章
末梢神経系作用薬

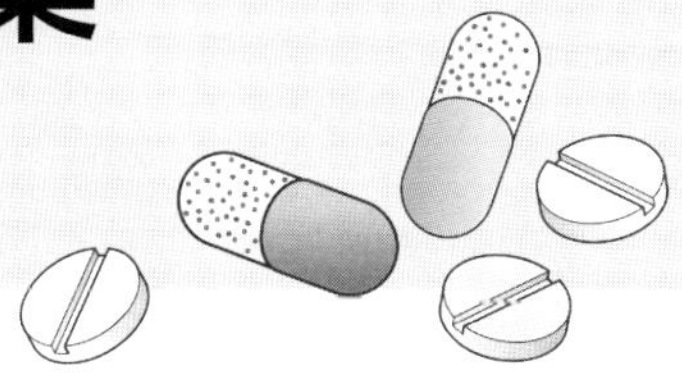

1 局所麻酔薬
Local anesthetics

末梢神経系に作用する薬

末梢神経系は、体性神経系と自律神経系に分けられる（**図2-1**）。体性神経系は運動や感覚のような動物性機能に関係している。自律神経系は呼吸、循環、消化などの植物性機能に関係し、意志とは無関係に働くので植物神経ともいわれる。体性神経系に作用する薬物には、感覚神経系に作用する**局所麻酔薬**、運動神経系に作用する**筋弛緩薬**がある。

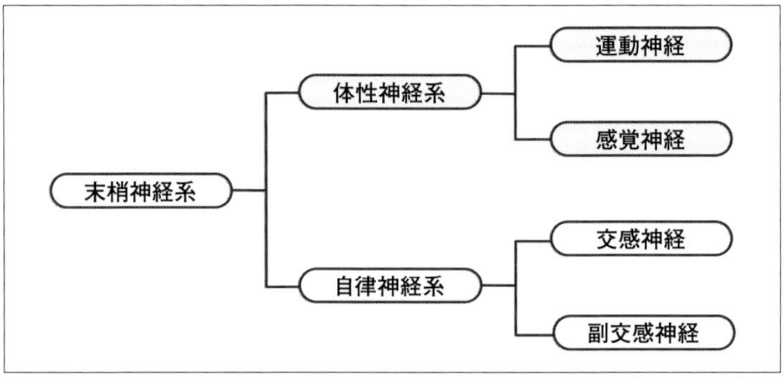

図 2-1　末梢神経系の分類

感覚神経伝導路

皮膚・粘膜に存在する感覚神経の終末が刺激を受けると、その刺激は電気インパルスに変換されて、脊髄後根から脊髄に入り、ニューロンを２回交代して大脳皮質の体性感覚野に到達する。ここで、はじめて痛みとして認識される。

局所麻酔薬は感覚神経を麻痺させ、疼痛を緩和・消失させる薬物である。薬物の適用経路により局所麻酔は５種類に分類される（**図2-2**）。局所麻酔薬の作用部位と体性感覚刺激（痛覚、触覚、温覚、冷覚）の伝導路を**図2-3**に示した。

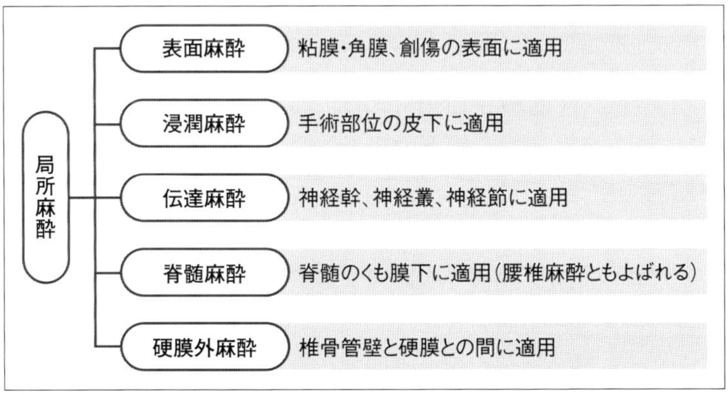

図 2-2　局所麻酔の分類

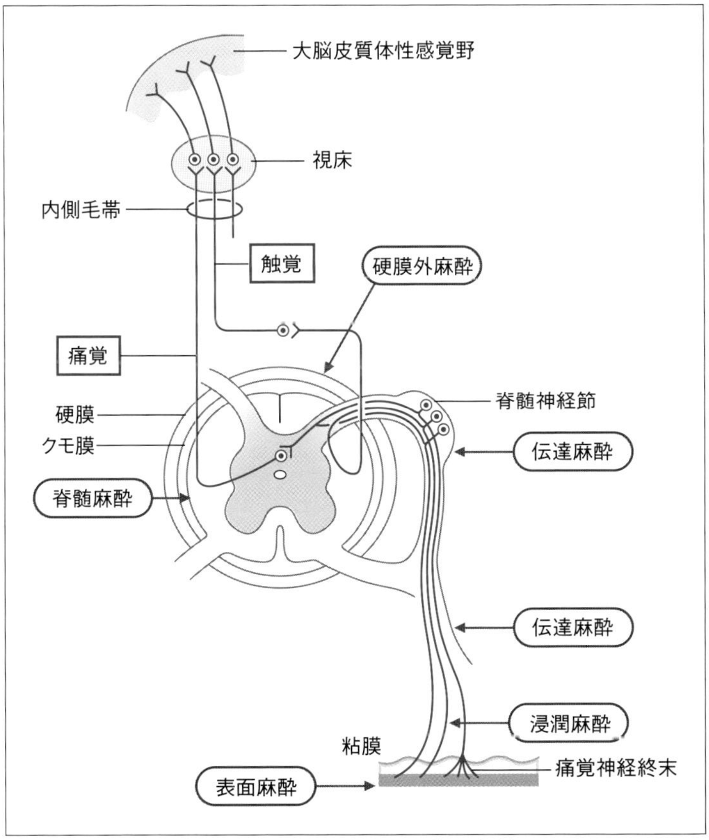

図 2-3　体性感覚の伝導路と局所麻酔薬の作用部位

NOTE

麻酔作用の及ぶ範囲

表面麻酔：適用表層部のみ

浸潤麻酔：注射周辺部

伝達麻酔：当該神経支配下領域の広い範囲

脊髄麻酔：脊髄神経根に作用するためその神経支配下領域の広い範囲が麻痺

硬膜外麻酔：通常腰椎から仙椎レベルに投与されるので腹部・下肢が麻痺

NOTE

活動電位の発生

活動電位は細胞膜にあるナトリウムチャンネルが開くことによって発生するが、局所麻酔薬は細胞内に入り込み内側からこのチャンネルを遮断する。

アドレナリンの添加

局所麻酔薬に少量のアドレナリン（0.001 ～ 0.004 %）を添加しておくと作用時間が長くなる（アドレナリンの血管収縮作用により、注入部位からの局所麻酔薬の拡散を抑制するため）。

局所麻酔薬の代謝

局所麻酔薬は、構造上、エステル型とアミド型に分かれ、型によって代謝様式が異なる。エステル型は血清中のコリンエステラーゼで、アミド型は肝臓で代謝される。

エステル型：コカイン、プロカイン、テトラカイン

アミド型：リドカイン、ブピバカイン

モルヒネによる硬膜外麻酔

モルヒネを硬膜外に投与すると持続的な鎮痛作用が得られる。手術後の疼痛管理に使用される。

局所麻酔薬の作用機序

プロカイン（塩酸プロカイン）、リドカイン（キシロカイン）、テトラカイン（テトカイン）、ブピバカイン（マーカイン）

局所麻酔薬は神経細胞の活動電位発生を抑制することによって、興奮の伝導を遮断する。中枢および末梢のすべての神経の興奮伝導を遮断することができるが、細い神経線維ほど影響を受ける。これは容積の割に表面積が大きいためで、自律・運動神経などに比べて細い感覚神経が麻痺しやすい。

また、局所麻酔薬は心臓の興奮性も抑制することから、抗不整脈薬としても用いられる。なかでも、リドカインは心筋の興奮性を抑制することから、心室性不整脈に臨床応用される。

表 2-1　局所麻酔薬の臨床応用

薬品名（商品名）	臨床応用					
	持続時間	表面	浸潤	伝達	脊髄	硬膜外
コカイン*	中等度	○	−	−	−	−
プロカイン（塩酸プロカイン）	短い	−	○	○	○	○
リドカイン（キシロカイン）	中等度	○	○	○	−	○
テトラカイン（テトカイン）	中等度	○	○	○	○	○
ブピバカイン（マーカイン）	中等度	−	−	○	○	○

*コカインは最初に導入された局所麻酔薬であるが、その中枢性の毒性から現在は使用されない。

Column　プロカインとサルファ剤の関係

成長および細胞分裂のために葉酸合成を行っている細菌では、パラアミノ安息香酸（PABA）が合成の重要な原料になります。

サルファ剤は分子構造が PABA に類似していることから、この PABA に拮抗して抗菌作用を示します。

ところが、局所麻酔薬の 1 つであるプロカインは体内で分解され、PABA を産生することで、サルファ剤の抗菌力を低下させてしまいます。

このため、サルファ剤の治療を受けている患者には他の局所麻酔薬を用いる必要があります。

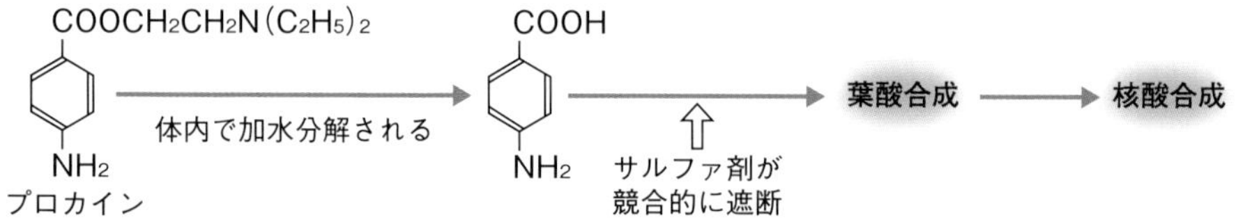

2 筋弛緩薬 Muscle relaxants

筋弛緩薬

筋弛緩薬は、中枢性筋弛緩薬と末梢性筋弛緩薬に区分される（図 2-4）。

中枢性筋弛緩薬はおもに脊髄の神経路介在ニューロンを抑制して、筋の異常緊張を抑制する。

末梢性筋弛緩薬は、運動神経と骨格筋との神経筋接合部に作用し、一時的に運動麻痺の状態をまねく薬物である（**図 2-5**）。これは作用部位、および作用機序によって、さらに競合的筋弛緩薬と脱分極性筋弛緩薬とに分けられる。

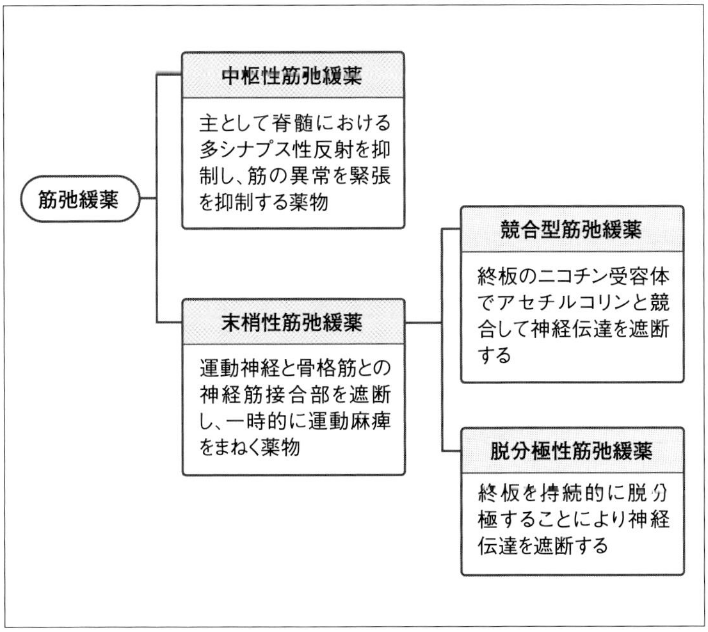

図 2-4　筋弛緩薬

NOTE

終板

運動神経終末部と結合している筋側の特殊構造を終板という。運動神経の興奮により神経終末から放出されたアセチルコリンは、終板の受容体に結合し、筋線維に興奮を伝える。

NOTE

末梢性筋弛緩薬では呼吸筋も麻痺する

中枢性筋弛緩薬の場合は脊髄での反射を抑制するだけなので、呼吸筋は麻痺しないが、末梢性筋弛緩薬は他の骨格筋と同様に横隔膜などの呼吸筋も麻痺させ、呼吸運動を停止（窒息）させてしまう。末梢性筋弛緩薬を使用する場合は人工呼吸器を準備しておかなければならない。

抗コリンエステラーゼ薬（ネオスチグミンなど）との併用

抗コリンエステラーゼ薬を適用すると、アセチルコリンの分解が抑制され終板付近のアセチルコリン濃度が増加する。そのため競合的筋弛緩薬との併用では、その筋弛緩作用が減弱する。脱分極性筋弛緩薬の場合は、そのような相互作用はない。

ダントロレン（ダントリウム）

骨格筋小胞体からのCa^{2+}の放出を抑制して筋弛緩作用を現す。全身麻酔の際にまれにみられ、悪性高熱症の治療に使用される。

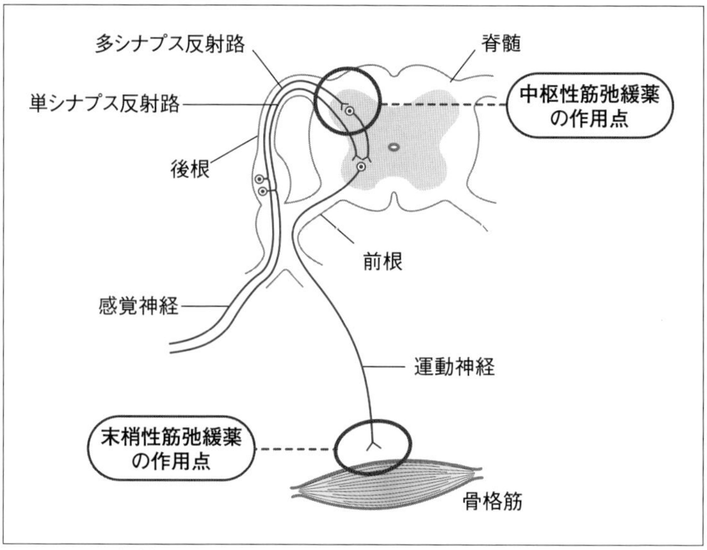

図 2-5　骨格筋の神経支配と筋弛緩薬の作用点

中枢性筋弛緩薬

トルペリゾン（**ムスカルム**）、クロルメザノン（**トランコパール**）、バクロフェン（**リオレサール**）

パーキンソン病の筋固縮、中枢性のけいれん麻痺に使用する。抗不安薬のジアゼパム（セルシン）にも筋弛緩作用がある。

末梢性筋弛緩薬

- **競合型筋弛緩薬**：ベクロニウム（**ベクロニウム**）、ロクロニウム（**エスラックス**）

- **脱分極性筋弛緩薬**：スキサメトニウム（**スキサメトニウム、レラキシン**）

外科手術時の筋弛緩、骨折の整復や脱臼の補助に用いる。

Column　クラーレは毒矢

末梢性筋弛緩薬として用いられるクラーレは、南米インディアンが動物の捕獲に用いた毒矢の名前です。

矢に当たった動物は短時間に毒が体内に分布し、骨格筋麻痺を起こし動けなくなり、また横隔膜などの呼吸筋も麻痺されるため、死亡してしまいます。この毒は胃腸管から吸収されないため、捕獲した動物をヒトが食べても危険はありません。

3 自律神経作用薬 Autonomic drugs

自律神経とは

自律神経系には**交感神経系**と**副交感神経系**の２つの神経系がある（**図 2-6**）。どちらも神経節（シナプス）をもち、**神経節**

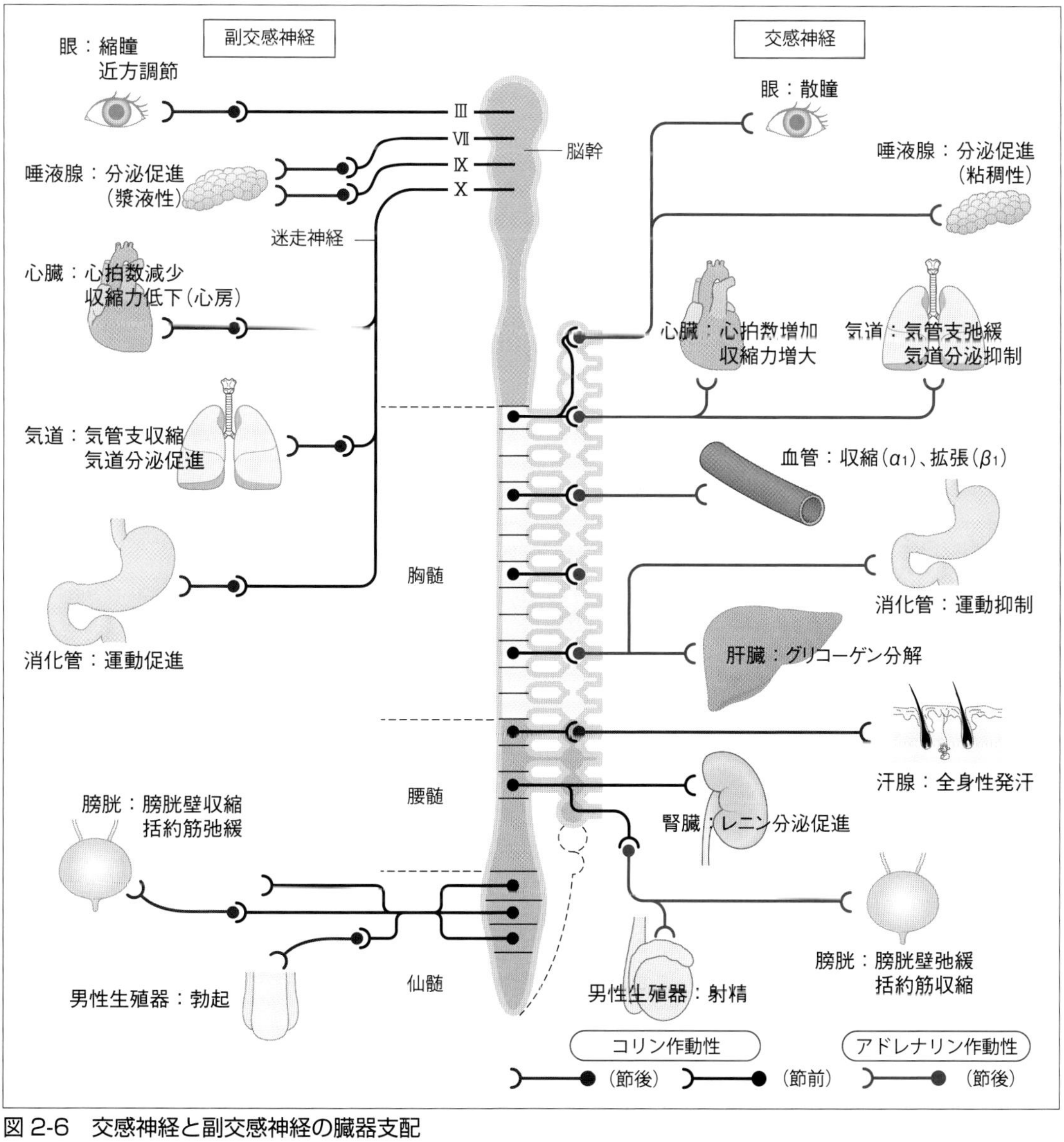

図 2-6　交感神経と副交感神経の臓器支配

より中枢側を**節前線維**、末梢側を**節後線維**という。交感神経の節前線維は胸髄および腰髄の神経細胞から出て、まもなくシナプスをつくる。副交感神経の節前線維は、動眼神経（Ⅲ）、顔面神経（Ⅶ）、舌咽神経（Ⅸ）、迷走神経（Ⅹ）などの脳神経から出るものと、仙髄または骨盤神経から出るものがある。どちらも臓器の近くまたは臓器内でシナプスをつくる。また、自律神経系の高位中枢は視床下部にある。

❶生理学的特徴

自律神経系を機能の面からみると、体内で内臓、血管、腺、平滑筋など不随意的に働く臓器組織に分布し、生命維持に必要な呼吸、循環、消化、代謝、排泄、生殖などと無意識的、反射的に調節している神経系である。

これらの大部分の器官は交感神経と副交感神経の両方から、①拮抗的二重支配、②緊張性支配、③臓器特異性支配を受けている（**図 2-7**、**表 2-2**）。

❷化学伝達物質

交感神経および副交感神経の節前線維と節後線維の間、節後線維と効果器の間には隙間がある。この隙間で情報を伝えるのが**化学伝達物質**で、アセチルコリンとノルアドレナリンの２種類がある（他にも知られている伝達物質があるが、ここでは便宜上２種類とする）。

❸副腎髄質細胞の役割

副腎髄質の細胞は、交感神経系の興奮によりアドレナリンを血液中に放出するため、交感神経節後線維細胞に相当する。

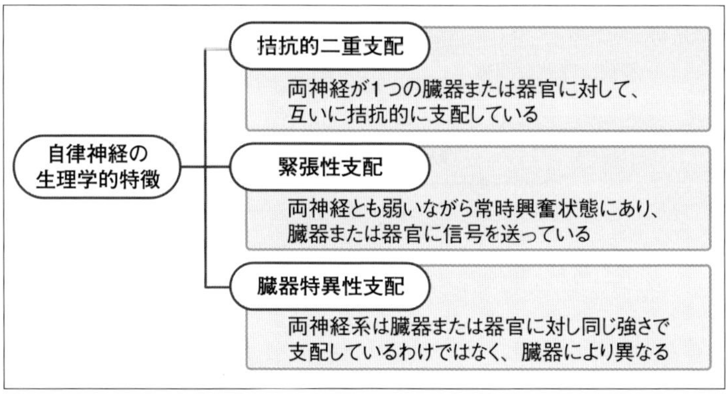

図 2-7　自律神経の生理学的特徴

NOTE

交感神経の興奮

交感神経系の興奮は、戦いまたは逃走に必要な身体の処置とみなすことができる。戦いおよび逃走はともに手足の筋肉の活動が必要となり、骨格筋に大量の血液が供給されなければならない。このため心臓の拍動数と収縮力は増加し、内臓への血流は抑えられ、筋肉系にふり向けられ、消化管の蠕動は抑制される。心臓と筋肉への栄養物質の供給を増加させるために、肝臓からのブドウ糖と脂肪組織からの脂肪酸が血中に放出される。気管支が拡張し換気量が増加する。瞳孔は散大し、相手または逃走経路がよくみえるようになる。

副交感神経の興奮

副交感神経の興奮は、エネルギー摂取（栄養摂取、消化、吸収）と貯蔵に関係する。これは安静時に行われるから、少ない換気量（気管支は狭く保たれる）と低い心臓機能で十分である。唾液と消化液の分泌は増加し、蠕動運動は亢進する。瞳孔は縮小する。

拮抗的二重支配

交感神経遮断薬によって心拍数が減少するのは、①常に活動している交感神経活動が抑制されたことと、②交感神経機能が遮断されたことにより、相対的に副交感神経の活動が大きくなるためである。

臓器特異性支配

血管は交感神経系が優位に支配しているが、他の臓器または器官は副交感神経系が優位である。
例：神経節遮断薬による血圧変化…神経節遮断薬は、交感神経系および副交感神経系の両者の神経節を遮断する。その反応は、常時優位に作用している交感神経の機能の逆の効果が現れる。すなわち血圧は下降する。

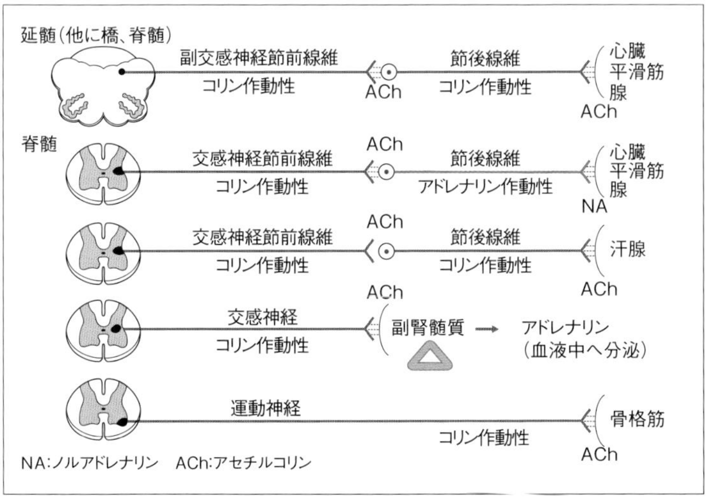

図 2-8　自律神経系および運動神経の模式図

表 2-2　自律神経系と生体機能の反応

臓器	交感神経	副交感神経
眼	散瞳(瞳孔散大筋収縮)(α_1)	縮瞳(瞳孔括約筋収縮)
	—	近方調節(毛様体筋収縮)
心臓　心拍数	増加(β_1)	減少
収縮力	増大(β_1)	低下(心房)
血管	収縮(α_1)、拡張(β_2)	—[1]
気道　気管支	弛緩(β_2)	収縮
気道分泌	抑制(α_1、β_2)	促進
消化管運動	抑制(α_1、α_2、β_1、β_2)	促進
肝臓	グリコーゲン分解(α_1、β_2)	—
腎臓(レニン分泌)	促進(α_1、β_1)	—
膀胱　膀胱壁	弛緩(β_3)	収縮
括約筋	収縮(α_1)	弛緩
男性生殖器	射精(α_1)	勃起[2]
唾液腺	分泌促進(粘稠性、α_1)	分泌促進(漿液性)
汗腺	全身性発汗(コリン作動性)[3]	—

表 2-3　コリン作動性およびアドレナリン作動性神経

	節前線維	節後線維
交感神経系	コリン作動性神経	アドレナリン作動性神経
副交感神経系	コリン作動性神経	コリン作動性神経

❹コリン作動性神経・アドレナリン作動性神経

アセチルコリンを放出する神経を**コリン作動性神経**といい、ノルアドレナリンまたはアドレナリンを放出する神経を**アドレナリン作動性神経**という。

NOTE

緊張の増加・減少

交感神経系または副交感神経系の一方の系の緊張の減少は、結果的に他方の系の緊張増加と同様の効果を現す。

表 2-2 の注意事項

1）副交感神経の神経支配はほとんどないが、コリン作用薬の刺激により血管内皮細胞から NO（一酸化窒素）が放出される。
2）副交感神経節後線維終末から NO が放出される。
3）汗腺は交感神経の興奮により発汗するが、その節後線維は例外的にコリン作動性である。そのためコリン作用薬によって発汗が促進される。

アドレナリンとノルアドレナリン

副腎髄質からはアドレナリンの他に少量ではあるが、ノルアドレナリンも放出される。その割合は約 4：1 である。

NOTE

薬物受容体

薬物受容体とは標的細胞膜の表面または細胞内に存在する『特定の物質に選択的に結合する部位』のことである。

受容体に結合して薬効を現すものを作用薬、受容体と強く結合するが、全く作用薬としての働きをもたないか、またはきわめて弱い薬物のことを遮断薬（拮抗薬）という。遮断薬の投与により生理的な物質の受容体への結合が妨げられ、機能が著しく抑制される（p.19 参照）。

アドレナリン受容体

ノルアドレナリンを伝達物質とする場所は、交感神経節後線維―効果器接合部だけであるが、そこにはα、βの2種類の受容体が存在する。それぞれの受容体はさらに、α_1およびα_2、β_1、β_2およびβ_3に細区分される。これらの受容体は器官によって分布が異なる（**図 2-9、図 2-10**）。

アセチルコリン受容体

アセチルコリンを伝達物質とする場所は、神経節、神経―筋接合部、および副交感神経節後線維―効果器接合部であり、それぞれN_M、N_Nおよびムスカリン受容体がある（**図 2-11、図 2-12**）。

ムスカリン受容体には、M_1、M_2、M_3という3つのタイプがあり、M_1は神経節、M_2は心臓、M_3は平滑筋臓器や分泌線に局在する。

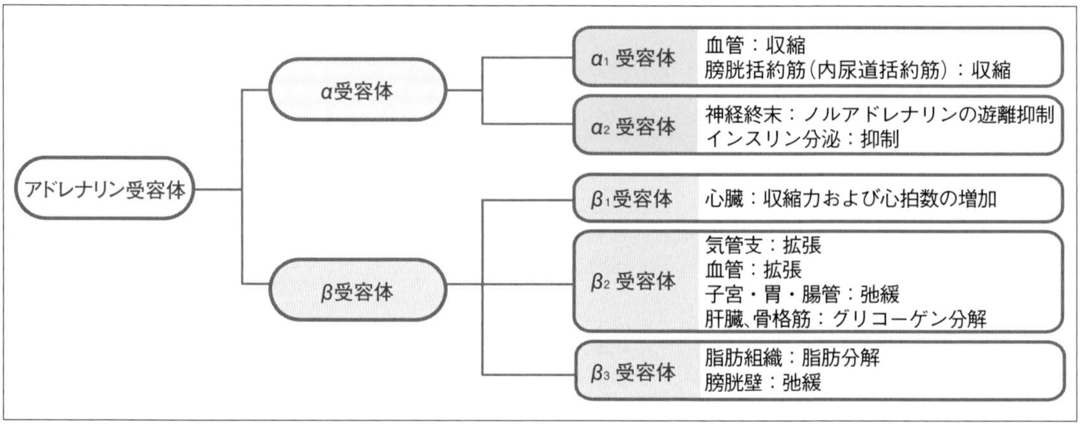

図 2-9　アドレナリン受容体

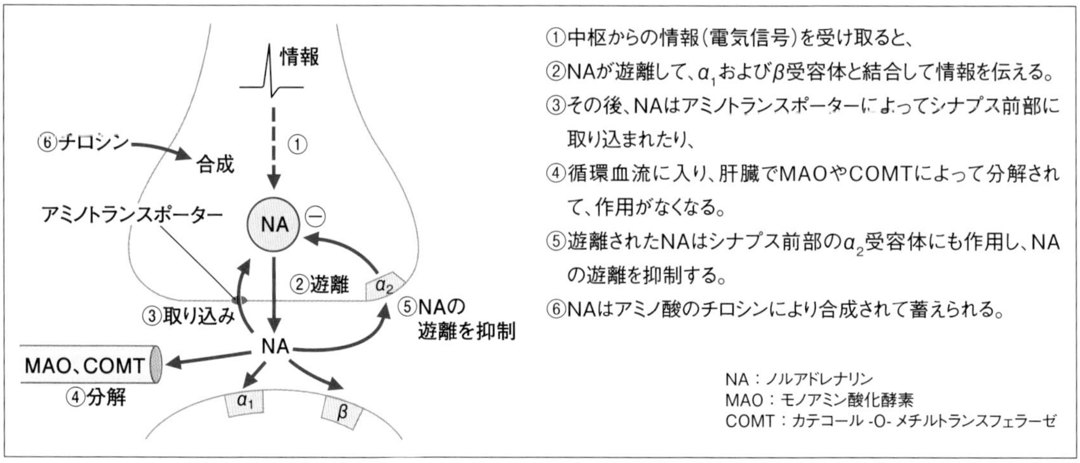

図 2-10　アドレナリン作動性神経終末

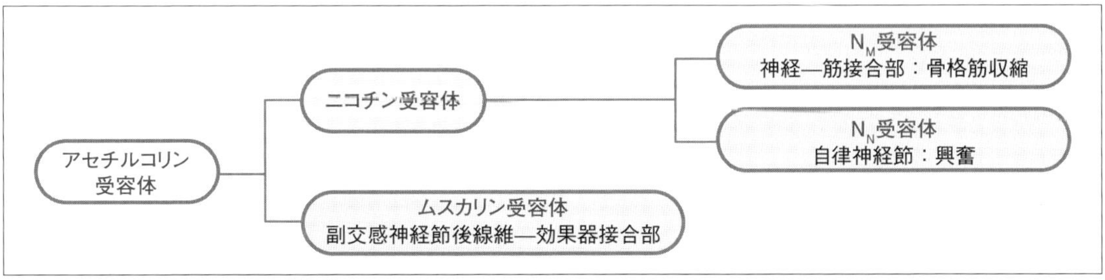

図 2-11　アセチルコリン受容体

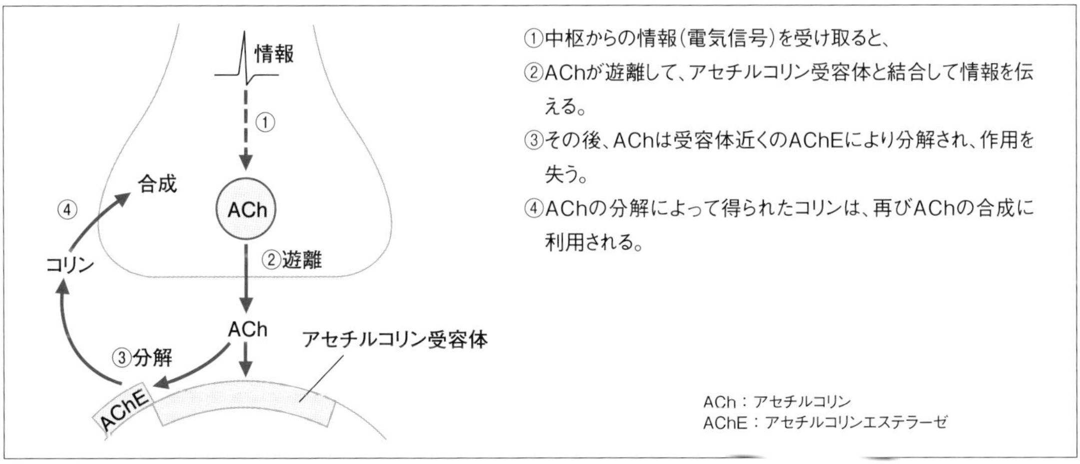

図 2-12　コリン作動性神経終末

自律神経作用薬

❶アドレナリン作用薬（交感神経様薬）

アドレナリン（ボスミン）、ノルアドレナリン（ノルアドレナリン）、イソプレナリン（イソプロテレノール）、フェニレフリン（ネオシネジン）、サルブタモール（ベネトリン）、ドパミン（イノバン）

アドレナリン受容体に直接作用して、交感神経が興奮したのと同じような作用を現す薬物である（**表 2-4**）。

❷抗アドレナリン作用薬（交感神経遮断薬）

フェントラミン（レギチーン）、プラゾシン（ミニプレス）、タムスロシン（ハルナール）、プロプラノロール（インデラル）、ピンドロール（カルビスケン）

アドレナリン受容体を遮断して、交感神経機能を抑制する薬物（**表 2-5**）。交感神経の興奮反応と逆の反応が現れる。α、βそれぞれの受容体の遮断薬がある。

NOTE

アドレナリン作用薬（交感神経様薬）

Adrenergic drugs (Sympathomimetics)

カテコールアミン

アドレナリン、ノルアドレナリンおよびドパミンは、その化学構造からカテコールアミン（カテコラミン）と総称される。

抗アドレナリン作用薬（交感神経遮断薬）

Antiadrenergic drugs (Sympatholytics)

NOTE

表 2-4 の注意事項

1）腎血管にはドパミン受容体があり、これにドパミンが作用すると腎血管が拡張する。その結果、腎血流が増加して尿量が増加する。

2）受容体に対する直接作用と伝達物質のノルアドレナリンの遊離促進作用がある。

表 2-4　アドレナリン作用薬

薬物名	受容体選択性	臨床応用
アドレナリン（エピペン、ボスミン）	α_1、α_2、β_1、β_2	ショック、心臓衰弱、気管支喘息、局所麻酔薬の作用延長
ノルアドレナリン（ノルアドレナリン）	α_1、α_2、β_1	昇圧薬
イソプレナリン（イソプロテレノール、プロタノール）	β_1、β_2	心臓衰弱、気管支喘息
フェニレフリン（ネオシネジン）	α_1	昇圧薬、鼻充血除去、散瞳薬
サルブタモール（ベネトリン）	β_2	気管支喘息
ドパミン[1]（イノバン）	α_1、β_1 ドパミン	腎機能停止によるショック、慢性うっ血性心不全
ドブタミン（ドブトレックス）	β_1	心臓衰弱
リトドリン（ウテメリン）	β_2	切迫早産、切迫流産
エフェドリン[2]（エフェドリン）	α_1、α_2、β_1、β_2	鼻充血除去、気管支喘息

表 2-5 の注意事項

αおよびβ遮断薬は、それぞれα_1およびα_2、β_1およびβ_2のどちらの受容体も遮断するものが多い。選択性がある薬物は（　）内にその受容体を記した。

1）β遮断薬が緑内障治療に使用される理由：毛様体上皮のβ受容体は眼房水の分泌を促進する。この受容体をβ遮断薬で遮断すると、眼房水の分泌が抑制され眼圧が低下する。

2）ラベタロールはαおよびβの両方の受容体を遮断する。

表 2-5　抗アドレナリン作用薬

	薬物名	臨床応用	副作用
α遮断薬	フェントラミン（レギチーン）	褐色細胞腫の診断	ショック様症状、過敏症、熱感、頭痛、悪心・嘔吐
	プラゾシン（α_1）（ミニプレス） タムスロシン（α_1）（ハルナール）	高血圧症、前立腺肥大における排尿障害改善	起立性低血圧
β遮断薬	プロプラノロール（インデラル） ピンドロール（カルビスケン）	狭心症、不整脈、高血圧症	気管支喘息悪化
	チモロール（点眼薬）[1]（チモプトール）	緑内障	気管支喘息悪化
	メトプロロール（β_1）（セロケン）	狭心症、不整脈、高血圧症	心原性ショック、うっ血性心不全、房室ブロック
	ラベタロール（α、β）[2]（トランデート）	高血圧症	うっ血性心不全、肝障害

コリン作用薬（副交感神経様薬）

Cholinergic drugs
(Parasympathomimetics)

❸コリン作用薬（副交感神経様薬）

アセチルコリン（オビソート）、ベタネコール（ベサコリン）、ネオスチグミン（ワゴスチグミン）、エドロホニウム（テンシロン）、フィゾスチグミン（エゼリン）

アセチルコリン受容体に直接作用する薬物であるが、通常、副交感神経節後線維―効果器接合部のアセチルコリン受容体に作用し、副交感神経の興奮と同様の作用をする薬物を指すことが多い（**表 2-6**）。また、アセチルコリンを分解するアセチルコリンエステラーゼの作用を阻害する抗コリンエステラーゼ薬も同様の作用をするので、コリン作用薬に含まれる。

❹抗コリン作用薬（副交感神経遮断薬）

アトロピン、スコポラミン（ハイスコ）、トロピカミド（ミドリン M）、ブチルスコポラミン（ブスコパン）、トリヘキ

表 2-6　コリン作用薬

薬物名	臨床応用
コリンエステル類	
アセチルコリン（オビソート）	腸管麻痺、急性胃拡張
ベタネコール（ベサコリン）	腸管麻痺、胃アトニー、尿閉
抗コリンエステラーゼ薬	
ネオスチグミン（ワゴスチグミン）	腸管麻痺、排尿困難、重症筋無力症
エドロホニウム（テンシロン、アンチレスク）	重症筋無力症の診断（テンシロンテスト）
フィゾスチグミン（エゼリン）	典型薬である。現在、臨床応用されていない
天然アルカロイド	
ピロカルピン（ピロカルピン）	緑内障、口腔内乾燥症

表 2-7　抗コリン作用薬

薬物名	臨床応用
ベラドンナアルカロイド	
アトロピン	麻酔前与薬、散瞳（数日間）、抗コリンエステラーゼ薬中毒
スコポラミン（ハイスコ）	麻酔前与薬
合成薬	
トロピカミド（ミドリンM）	散瞳（数時間）
ブチルスコポラミン（ブスコパン）	鎮痙、消化性潰瘍治療
トリヘキシフェニジル（アーテン）	パーキンソン症候群
ピレンゼピン（ガストロゼピン）	胃・十二指腸潰瘍（胃酸分泌抑制作用が強い）

シフェニジル（アーテン）、ピレンゼピン（ガストロゼピン）

通常、アセチルコリンのムスカリン受容体を遮断して副交感神経機能を抑制する薬物をいう（**表 2-7**、p.110 のコラム参照）。腺（唾液、汗、胃酸、気道分泌など）分泌抑制、頻脈、瞳孔散大、調節麻痺、胃腸管運動抑制、排尿困難が発現する。

❺自律神経節遮断薬

交感神経系および副交感神経系の両方の神経節を遮断する薬物である（**表 2-8**）。作用は、優位に支配している神経の機能の逆の反応として現れる。**トリメタファン**、**ヘキサメトニウム**は低血圧麻酔、急性解離性動脈瘤の初期血圧調節の目的で使用される。

表 2-8　自律神経節遮断薬による効果

部　位	優位な神経系	節遮断薬の効果
細動脈	交感神経系	血圧下降
心臓	副交感神経系	心拍数増加
瞳孔	副交感神経系	散瞳
胃・腸管	副交感神経系	蠕動運動の減弱、便秘
唾液腺	副交感神経系	口腔内乾燥症

NOTE

有機リン化合物による中毒症状

抗コリンエステラーゼ薬のなかには、不可逆的にコリンエステラーゼを阻害するものがある。それらはその構造から有機リン化合物とよばれ、農薬（マラチオン、スミチオン）や神経ガス（サリン、ソマン、タブン）などがある。それらが生体に作用すると、副交感神経の興奮、骨格筋の興奮とそれに続く抑制、中枢神経症状（めまい、振戦、昏睡など）などの中毒症状が現れる。治療には、コリンエステラーゼの再賦活薬である**プラリドキシム（PAM）**と副交感神経遮断薬のアトロピンが使用される。

抗コリン作用薬（副交感神経遮断薬）

Anticholinergic drugs (Parasympatholytics)

抗コリン作用薬の副作用

口渇、目のかすみ、頻脈、便秘、尿閉、緑内障の悪化。錯乱、傾眠（高齢者）

鎮痙

胃腸、胆管、尿管などの内臓平滑筋のけいれんや収縮・運動亢進とそれらに伴う疼痛を抑制する薬理作用のこと。

自律神経節遮断薬

Autonomic ganglionic blockers

NOTE

散瞳薬と縮瞳薬

Mydriatic and Miotic drugs

散瞳と縮瞳

散大筋の収縮により瞳孔散大（フェニレフリン）

括約筋の弛緩により瞳孔散大（アトロピン）

括約筋の収縮により瞳孔縮小（ピロカルピン）

眼内圧

毛様体筋は副交感神経興奮で収縮し、それによりチン小帯（毛様帯）が緩むと水晶体が自らの弾性で曲率を増す。屈折力は大きくなり眼は近視状態となる。また、副交感神経遮断により、水晶体は曲率が減って扁平となる。屈折力は小さくなり眼は遠視状態になる（調節麻痺）。加えて毛様体筋の収縮により、チン小帯と虹彩が内側に突出する結果、シュレム管が開き眼房水が排出され眼内圧が低下する。そのため、眼内圧が上昇する緑内障の治療に副交感神経様薬（ピロカルピンなど）が使用され、逆に副交感神経遮断薬（アトロピンなど）は緑内障に禁忌となる。

❻散瞳薬と縮瞳薬

散瞳薬：アトロピン（アトロピン）、シクロペンラート（サイプレジン）、トロピカミド（ミドリンM）、フェニレフリン（ネオシネジン）

縮瞳薬：ピロカルピン（サンピロ）

瞳孔散大筋は交感神経が、瞳孔括約筋は副交感神経が、おのおの拮抗的に神経支配している（**図 2-13**）。散瞳を起こすためには、副交感神経の遮断薬または α 作用薬の点眼、縮瞳を起こすためにはコリン作用薬を用いる（**表 2-9**）。

❼非アドレナリン・非コリン作動性神経系に作用する薬物

自律神経系の伝達物質としてノルアドレナリンやアセチルコリン以外に一酸化窒素（NO）、ATP（アデノシン 3 リン酸）、VIP（血管作用性小腸ペプチド）、NPY（ニューロペプチド Y）などが明らかになった。現在、NO 作動性神経系に作用する薬物が臨床応用されている。

表 2-9　散瞳薬と縮瞳薬

	薬物名	臨床応用
散瞳薬	抗コリン作用薬 アトロピン(アトロピン) ………………(1%) シクロペンラート(サイプレジン) (0.5～1%) トロピカミド(ミドリンM) ……… (0.5～1%)	眼底検査、虹彩炎の治療
	α作用薬 フェニレフリン(ネオシネジン) …………(5%)	
縮瞳薬	コリン作用薬 ピロカルピン(サンピロ) ……… (0.5～4%)	緑内障の治療

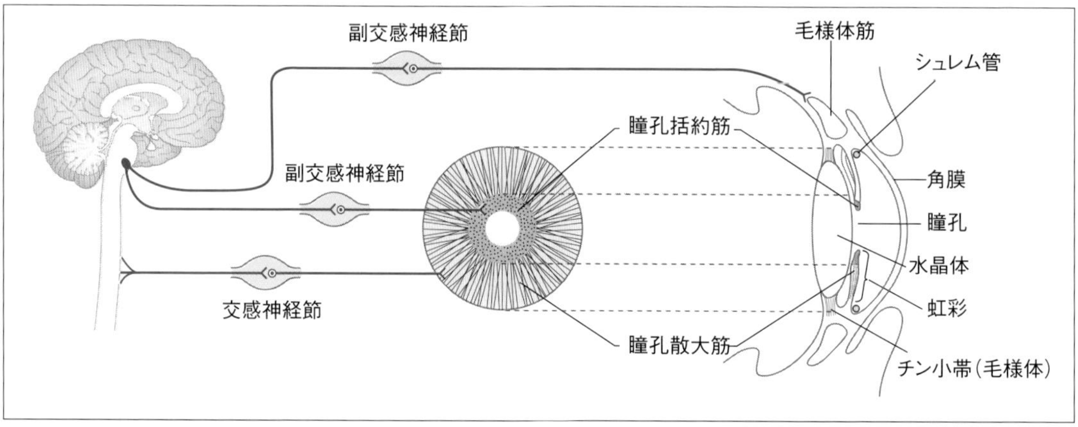

図 2-13　眼内筋の神経支配

（福田英臣：薬理学．現代薬学叢書、朝倉書店より改変）

Nursing Point

①自律神経系作用薬は効果と副作用が強い薬が多いので、
- 用量・用法は正確に指示を守る。
- 薬の性質をよく理解し、副作用や緊急事態発生時に適切に対応できるようにする。

②重症筋無力症に使用する抗コリンエステラーゼ薬は、服用量が多過ぎても少な過ぎても、重症化して呼吸困難や窒息を起こすので注意が必要である。

NO 作動性神経と関連薬物

❶存在部位と作用

①陰茎海綿体の拡張（勃起）、②脳血管拡張、③その他（消化管壁内神経叢、気管平滑筋）

❷一酸化窒素（NO）関連薬物

- **ホスホジエステラーゼ阻害薬：アミノフィリン、オルプリノン、ミルリノン。**サイクリック GMP（cGMP）を分解する酵素の阻害薬。
- **ホスホジエステラーゼ５型阻害薬：**シルデナフィル**（バイアグラ）。**勃起障害（ED）治療薬。
- **NO ドナー：硝酸化合物（**ニトログリセリン**、硝酸イソソルビド）。**体内で化学変化が生じ NO を産生する。狭心症治療薬として使用される。
- **その他：一酸化窒素（NO）ガス。**肺高血圧症治療薬。

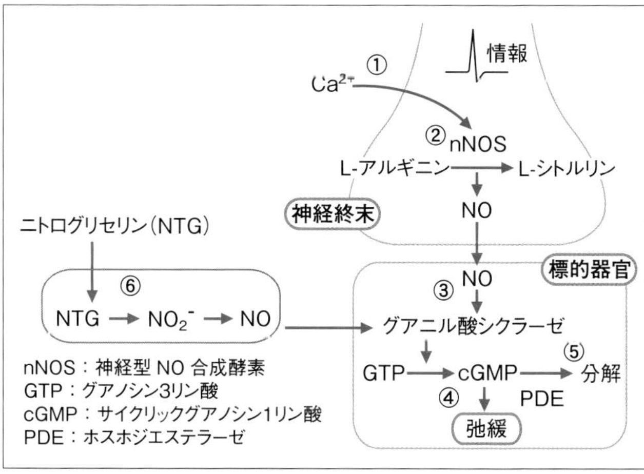

①中枢から情報が伝わり神経終末が脱分極すると、終末内へのCa^{2+}が流入する
②Ca^{2+}によってnNOSが活性化され、L-アルギニンから一酸化窒素(NO)が産生される
③NOは神経終末および効果器の細胞膜を容易に通過し、グアニル酸シクラーゼを活性化する
④グアニル酸シクラーゼによってGTPからcGMPがつくられる
⑤cGMPはPDEによって分解され、作用がなくなる
⑥ニトログリセリンは生体内で分解してNOを生成し、このNOが標的器官のグアニル酸シクラーゼを活性化する

図 2-14　NO 作動性神経終末

NOTE

シルデナフィルと硝酸化合物の併用は禁忌

ホスホジエステラーゼには 11 種類のファミリーがあり、陰茎海綿体にあるのは５型。血管にあるのは主に１型であるが、一部５型も存在する。そのためシルデナフィルと硝酸化合物（ニトログリセリンなど）を併用すると硝酸化合物の血管弛緩作用が増強されて低血圧になる。

一酸化窒素

nitric oxide：NO

勃起障害

Erectile dysfunction：ED

確認問題

ANSWER & ADVICE

Q1　局所麻酔薬に関する以下の記述のうち正しいのはどれか。

1. プロカイン（エステル型）とネオスチグミンを併用するとプロカインの局所麻酔作用が減弱する。
2. 局所麻酔薬にアドレナリンを添加すると局所麻酔作用が速やかに消失する。
3. リドカインは局所麻酔薬としてだけでなく抗不整脈薬としても使用する。
4. 伝達麻酔は浸潤麻酔に比べ麻酔領域が狭い。

A1　　3

1：ネオスチグミンのエステラーゼ阻害作用によりプロカインの作用は増強する。
2：アドレナリンを添加すると作用時間は長くなる。
4：伝達麻酔のほうが麻酔領域が広い。

Q2　交感神経系の興奮により現れる反応はどれか。

1. 気管支収縮
2. 散瞳
3. 消化管運動亢進
4. 徐脈

A2　　2

1：気管支は拡張する。
3：消化管の運動は抑制される。
4：頻脈となる。

Q3　心臓にあるアドレナリン受容体はどれか。

1. α_1
2. α_2
3. β_1
4. β_2
5. ドパミン

A3　　3

アドレナリン受容体は臓器によって種類が異なっているので、整理して理解する必要がある。とくに
α_1：血管―収縮、膀胱括約筋―収縮
β_1：心臓―興奮
β_2：気管支―拡張
上記の３項目は重要。

Q4　ドパミンについて誤っているのはどれか。

1. 神経伝達物質である。
2. カテコラミンの１つである。
3. 強心作用がある。
4. 腎血流量が減少しやすい。

A4　　4

ドパミンは腎血管を拡張する作用があるので、腎血流は増加する。

Q5　正しいのはどれか。

1. 副交感神経節後線維―効果器接合部の後膜にあるのはニコチン受容体である。
2. 骨格筋にあるのは N_M 受容体である。
3. 気管支にあるアドレナリン受容体は β_1 受容体である。
4. 交感神経節後線維終末の α_2 受容体にそのアゴニストが結合するとノルアドレナリンの遊離が増加する。

A5　2

1：ムスカリン受容体である。
3：β_2 受容体である。
4：ノルアドレナリンの遊離は抑制される。

Q6　正しい組み合わせはどれか。

1. 抗コリン作用薬――――交感神経機能興奮
2. 抗アドレナリン作用薬――――交感神経機能抑制
3. コリン作用薬――――副交感神経機能抑制
4. アドレナリン作用薬――――副交感神経機能興奮
5. 神経節遮断薬――――骨格筋収縮

A6　2

抗コリン作用薬は副交感神経機能抑制、コリン作用薬は副交感神経機能興奮、アドレナリン作用薬は交感神経機能興奮させる。また、神経節遮断薬は骨格筋の収縮に影響しない。

Q7　緑内障に禁忌なのはどれか。

1. アトロピン
2. インスリン
3. フロセミド
4. ジゴキシン

A7　1

眼房水は副交感神経の興奮で排出されるため、抗コリン作用薬のアトロピンは眼房水を抑制する。そのため、眼内圧が上昇するため、緑内障には禁忌である。

Q8　正しいのはどれか。

1. ロクロニウムとネオスチグミンの併用によりロクロニウムの作用が増強される。
2. アトロピンはコリン作用薬である。
3. ノルアドレナリンは α 作用のみを有している。
4. アドレナリンのもつ β_1 受容体刺激作用は、心臓の収縮力を増加させる。

A8　4

1：ロクロニウムは競合的筋弛緩薬なので作用は減弱する。
2：アトロピンは抗コリン作用薬。
3：α（α_1、α_2）作用に加えて β_1 作用もある。

Q9　正しいのはどれか。

1. サルブタモールは心臓よりも気管支に対する作用が強力である。
2. β 遮断薬を用いると頻脈になる。
3. アトロピンは気道分泌を促進する。
4. プラゾシンは前立腺肥大症における排尿障害を悪化させる。

A9　1

2：徐脈になる。
3：気道分泌を抑制する。
4：悪化ではなく改善する。

Q10 誤っているのはどれか。

1. 有機リン化合物はコリンエステラーゼと可逆的に結合する。
2. サリンとコリンエステラーゼとの結合は、プラリドキシムによって解放される。
3. アトロピンは緑内障に禁忌である。
4. ネオスチグミンは腸管麻痺に有効である。

Q11 散瞳薬として用いられる点眼薬はどれか。

1. クロモグリク酸
2. ピレノキシン
3. クロラムフェニコール
4. トロピカミド

Q12 誤っているのはどれか。

1. 陰茎海綿体の拡張はアトロピンで遮断できる。
2. シルデナフィルはcGMPの分解を抑制する。
3. ニトログリセリンは生体内でNOに変化する。
4. 神経節遮断薬は血圧を下降させる。

Q13 勃起障害治療薬と併用してはいけないのはどれか。

1. ビタミンB_6
2. 硫酸マグネシウム
3. ニトログリセリン
4. 炭酸水素ナトリウム

ANSWER & ADVICE

A10 1

1：有機リン化合物はコリンエステラーゼと不可逆的に結合する。

A11 4

散瞳薬は、トロピカミドをはじめ、アトロピン、フェニレフリンなど。

A12 1

陰茎海綿体を支配している骨盤神経（副交感神経）の節後線維からはアセチルコリンではなくNO（一酸化窒素）が放出される。そのためアセチルコリンのムスカリン受容体を遮断する抗コリン作用薬であるアトロピンでは遮断できない。

A13 3

シルデナフィルなどの勃起障害治療薬は、NOにより産生されるcGMPの分解を抑制する薬物である。ニトログリセリンは体内でNOに変化する薬物なので、併用するとcGMPの作用が強くなり低血圧が現れる（p.69参照）。

第3章

中枢神経系作用薬

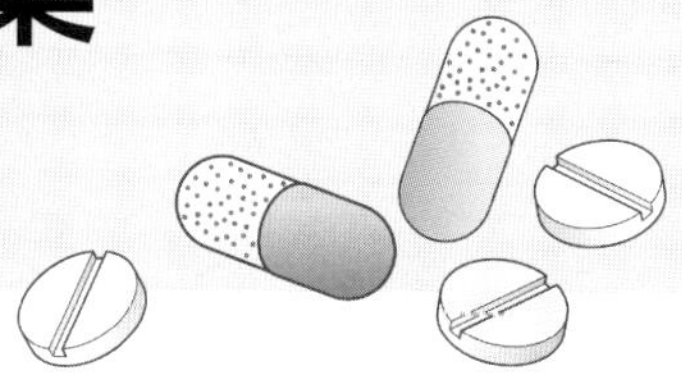

全身麻酔薬 …………………………	全身麻酔の段階 全身麻酔法の種類
催眠薬 ………………………………	睡眠のリズムと不眠の原因 治療薬／作用機序
抗てんかん薬 ………………………	てんかん／治療薬／作用機序
抗パーキンソン病薬 ………………	パーキンソン病／ドパミン作用薬 抗コリン作用薬／その他
麻薬性鎮痛薬 ………………………	麻薬性鎮痛薬 麻薬拮抗薬
向精神薬 ……………………………	抗精神病薬 抗不安薬 抗うつ薬／抗躁薬
中枢神経興奮薬 ……………………	キサンチン誘導体／覚せいアミン 蘇牛薬／抗認知症薬

1　全身麻酔薬
General anesthetics

NOTE

中枢神経系作用薬

中枢神経系に作用して、その機能を抑制したり（麻酔、鎮静、催眠、鎮痛、解熱、抗けいれん、筋弛緩作用として薬効を発揮）、あるいは興奮させたり（覚せい、血管運動、呼吸中枢刺激）する作用をもつ薬物を、中枢神経系作用薬という。薬物として用いられるのは中枢神経抑制薬が圧倒的に多い。

吸入麻酔薬の作用機序

作用機序は確定されていないが、最終的に神経伝達の抑制（活動電位の発生抑制、神経伝達物質の開口分泌の抑制）が生じる。

麻酔前与薬

preanesthetic medication, preme-dication

全身麻酔の段階

全身麻酔は通常、４つの段階に区分される（**図 3-1**）。

①**第Ⅰ期（無痛期）**：痛覚が著しく減弱しているため、短時間の小手術を行うことができる。

②**第Ⅱ期（興奮期）**：高位中枢からの抑制が除かれるため、見かけ上興奮状態が現れる。どのような手術も施行できない。

③**第Ⅲ期（外科的麻酔期）**：第１相～第４相に分けられ、第１相～第３相では反射が抑制され外科的手術を行うことができる。第４相は麻酔が深く、かなり危険な状態である。

④**第Ⅳ期（中毒期）**：麻酔の量が多くなりすぎた状態で、放っておくと死に至る。

全身麻酔法の種類

全身麻酔法には**吸入麻酔法**と**静脈内麻酔法**があり、実施の前には**麻酔前与薬**を用いる。

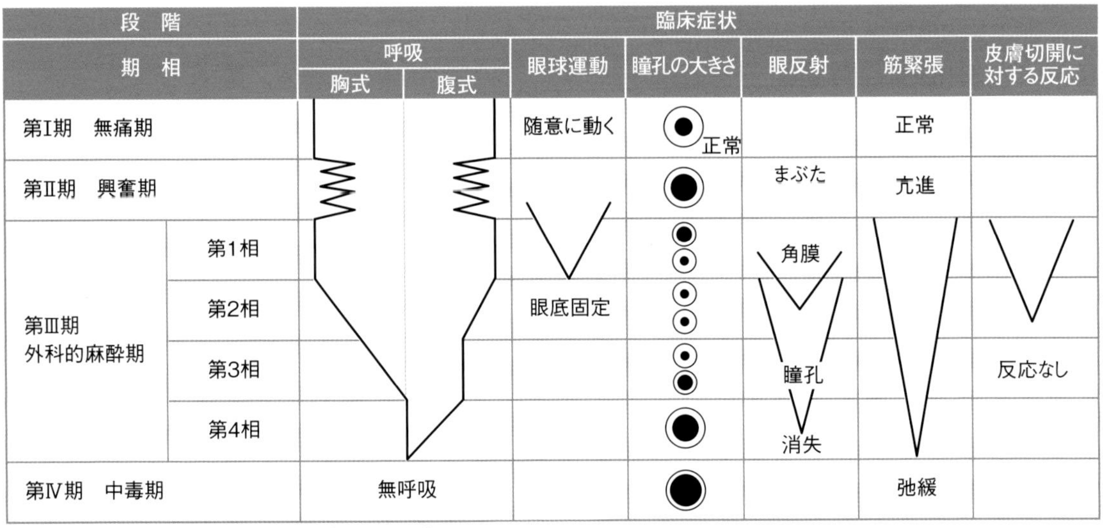

図 3-1　麻酔の段階と臨床徴候（エーテル）

表 3-1　麻酔前与薬とその使用目的

使用される薬物	使用目的 （数字は「❶麻酔前与薬」の［目的］に対応
鎮痛薬（モルヒネ、ペンタゾシン）	①、②
抗コリン薬（アトロピン、スコポラミン）	③、④
抗不安薬（ジアゼパム）	②

❶麻酔前与薬

［使用目的（表 3-1 参照）］

①疼痛閾値《いきち》を上昇させ、麻酔薬の使用量を少なくする。

②手術を受ける患者の不安や恐怖感を除去する。

③唾液および気管支粘膜からの分泌を抑える（窒息の予防と術後肺炎の予防）。

④麻酔薬および手術操作による悪影響（迷走神経の興奮など）を予防する。

❷吸入麻酔薬

亜酸化窒素（笑気）、イソフルラン（フォーレン）、セボフルラン（セボフレン）、デスフルラン（スープレン）

肺から吸入させて中枢に作用させる。

［利点］ 麻酔の深度調節が容易なこと。

❸静脈内麻酔薬

プロポフォール（ディプリバン）、ミダゾラム（ドルミカム）、チオペンタール（ラボナール）、チアミラール（イソゾール）、ケタミン（ケタラール）

吸入麻酔薬の導入、短時間麻酔に用いる。

［利点］ 簡便なこと、作用発現が速やかであること。

NOTE

外科手術に用いられる他の薬物と使用目的

①**神経筋接合部遮断薬**（スキサメトニウム、ベクロニウム）：麻酔中与薬（切開に伴う反射性筋収縮の遮断。同時に呼吸筋麻痺をきたすので人工呼吸が必要）

②**嘔吐抑制薬**（プロメタジン）：麻酔前・麻酔後与薬

③**神経節遮断薬**（トリメタファン、メカミラミン）：低血圧麻酔の目的で麻酔中に与薬する。

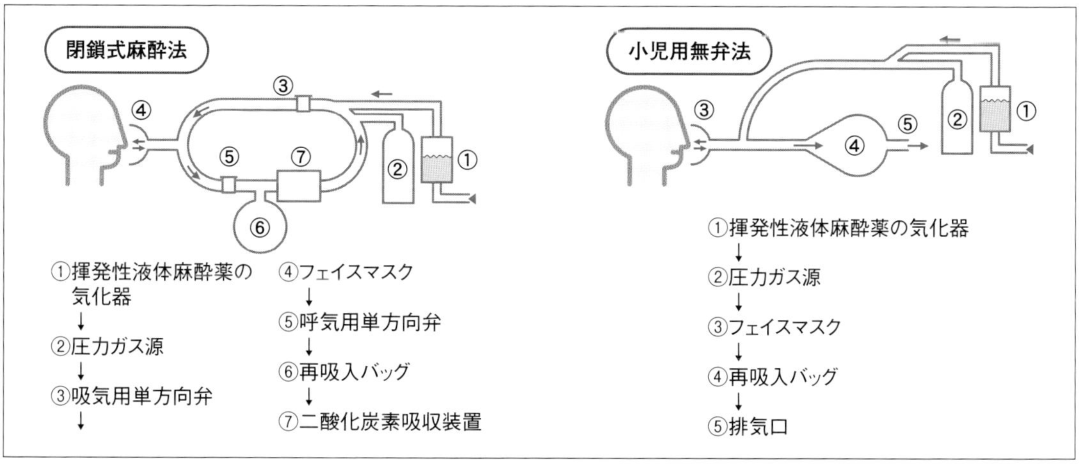

図 3-2　麻酔装置（Goth's Medical Pharmacology, 13th ed.）
麻酔器からのガス・蒸気の投与はフェイスマスクか、気管内チューブを介して行われる。

表 3-2　主な吸入麻酔薬の特徴

薬物名	臨床応用	MAC	λ
亜酸化窒素（笑気）	導入は速いが、麻酔作用が弱いので他の吸入麻酔と併用する。〔G（笑気）＋O（酸素）＋（他の麻酔薬）〕の組み合わせ	>100	0.47
イソフルラン（フォーレン）	エンフルランの異性体。呼吸・循環抑制を起こすがアドレナリンの感受性は変化しない。肝・腎毒性もない	1.15	1.4
セボフルラン（セボフレン）	強力で導入・覚醒の速い麻酔薬。作用はイソフルランに似ている	1.71	0.63
デスフルラン（スープレン）	麻酔の導入・覚醒が非常に速い。気道刺激性が強く、頻脈や高血圧を起こすことがある。麻酔の維持に使用する	6	0.45
エーテル	引火、爆発の危険がある。現在は使用されない	1.9	15

①**プロポフォール（ディプリバン）**：導入（1 分以内）、覚せいが速い（5 分）。また、代謝が速いので体内への蓄積が少ない。投与量の調節だけで麻酔深度調節が可能（全静脈麻酔）。

②**ミダゾラム（ドルミカム）**：ベンゾジアゼピン系薬物。麻酔前与薬としても使用される。バルビツール酸系薬物に比べ循環器系の抑制作用が少ない。

③**チオペンタール（ラボナール）**、**チアミラール（イソゾール）**：バルビツール酸系薬物

④ケタミン（ケタラール）：解離性麻酔薬。麻酔からの回復期に不快な幻覚が現れる。麻薬に指定されている。

❹神経遮断鎮痛薬（NLA）

精神安定薬のドロペリドールと麻薬性鎮痛薬のフェンタニールとの合剤（タラモナール）で、全身麻酔薬の導入および維持に用いられる。また、ジアゼパムとペンタゾシンの組み合わせも用いられている。

Nursing Point

[手術前]

①手術前夜に下剤を与え、当日は絶食とする。

②麻酔前与薬として、抗不安薬を与え患者の不安を取り除く。

③患者の一般状態を記録して医師に報告する。

[手術後]

①麻酔からさめるときは嘔吐しやすいので注意する。

②嘔吐の場合は、頭を低くし、顔を横に向けて吐きやすくする。

NOTE

MAC（最小肺胞濃度）
Minimum alveolar concentration

切開などの痛み刺激を加えても、50％のヒト（動物）が屈曲反射などの逃避反応を起こさない吸入麻酔薬の濃度を、％単位で表したもの。この値は、吸入麻酔薬の効力を表し、値が小さいほど強力な麻酔薬である。通常、手術にはその薬物の 1.5～2.5MAC の濃度で使用する。

血液―ガス分配係数
（λ：Blood-gas partition coefficient）

麻酔薬を一定濃度で持続的に吸入させ平衡状態に達したときの、血液中と肺胞中の麻酔薬の濃度比。値が小さいほど速く等しくなるので作用発現が速い。また、作用消失も速い。

バランス麻酔

神経遮断性鎮痛法が発展したもの。全身麻酔の薬理作用（催眠、鎮痛、筋弛緩、知覚および自律神経反射抑制）をいくつかの薬物を組み合わせて発現させる麻酔法。各薬物の使用量が少なくなり副作用が軽減される。

①**鎮静（意識消失）**：プロポフォール、亜酸化窒素、バルビツール酸系薬物、ベンゾジアゼピン系薬物

②**鎮痛**：麻薬性鎮痛薬（フェンタニル、レミフェンタニル）

③**筋弛緩**：筋弛緩薬（スキサメトニウム、ベクロニウム）

④**自律神経反射抑制**：副交感神経遮断薬（アトロピン）

2 催眠薬 Hypnotics

睡眠のリズムと不眠の原因

睡眠の深さは一様ではなく、90 ～ 120 分のリズムがある。また、睡眠はレム睡眠とノンレム睡眠の 2 種類に分けられ、レム睡眠の割合は年齢によって変化する。新生児：50%、成人：20 ～ 25%、高齢者：13 ～ 15% である。睡眠のリズムを変化させないで自然に近い睡眠を誘発する薬物が、理想的な催眠薬である。この観点から、現在は主としてベンゾジアゼピン系の薬物が使用される。

不眠には種々の原因（**表 3-3**）があり、治療の第 1 はそれら

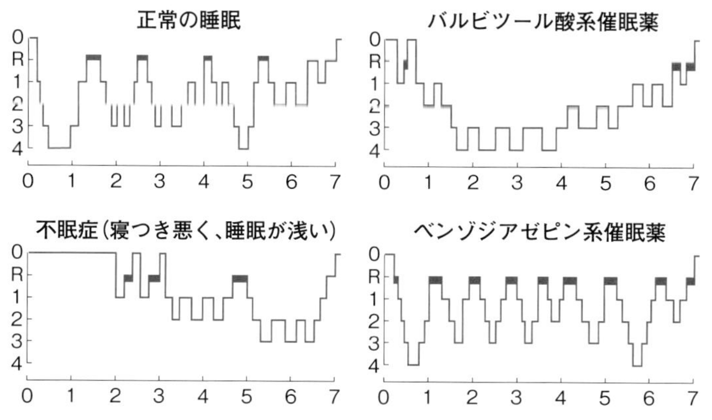

縦軸：睡眠の深さ（0：覚せい、R：レム睡眠、1～4：ノンレム睡眠）
横軸：就床後の時間

図 3-3　睡眠のパターンと催眠薬（模型図）

（田中　潔著：現代の薬理学、金原出版、1988）

表 3-3　不眠の原因

精神生理的要因	離婚、転職、失業などによる情緒的ショック、試験や旅行前の精神的緊張
精神障害	神経症（ノイローゼ）、躁うつ病および統合失調症に伴う不眠
薬物摂取	催眠薬、向精神薬、運用に耐性と、薬部摂取の中断による反跳性不眠。覚せい剤、カフェイン、エフェドリンなどの中枢興奮薬による不眠
身体的疾患	疼痛、発熱、咳、下痢、悪心、頻尿に伴う疾患
睡眠時無呼吸	睡眠時に20～100秒間持続する無呼吸のため頻回に覚せいする
環境条件	騒音、熱帯夜などの不快な音・湿度。海外旅行などによる時差ぼけ

NOTE

ノンレム睡眠（徐波睡眠）

眼球運動がなく、血圧、心拍数および呼吸は安定し、体動がある。

レム睡眠（逆説睡眠）

急速な眼球運動、血圧、心拍数および呼吸の変動がある。筋緊張が低下し、体動がない。この時期に夢をみる。

REM（レム）

Rapid eye movement

不眠症の型および催眠薬

①**入眠障害**：寝つきは悪いが、入眠すれば朝までぐっすり眠れる型の障害→速効性で短時間作用薬（就眠薬）
②**熟眠障害**：夢ばかりみて、すぐ覚せいし、熟眠感がない型の障害→睡眠作用の強い長時間～中間型作用薬（熟眠薬）
③**中断型睡眠障害**：早朝覚せいや夜中に何度も覚せいし、その後入眠できない型の障害。高齢者やうつ病患者に多い→遅効性で持続性の催眠薬（持続催眠薬）

NOTE

を取り除くことである。それでも眠れない場合に催眠薬を使用する。

催眠薬

❶ベンゾジアゼピン系催眠薬

ゾルピデム（マイスリー）、トリアゾラム（ハルシオン）、ブロチゾラム（レンドルミン）、ニトラゼパム（ベンザリン）、エスタゾラム（ユーロジン）、フルニトラゼパム（サイレース）、フルラゼパム（ダルメール）

催眠作用は、大脳辺縁系の抑制に基づく抗不安・抗緊張効果によるもので、睡眠リズムを消失させず自然に近い睡眠を起こす。このため最近、最も一般的に使用されている。

ベンゾジアゼピン系薬物は催眠作用の他に、①抗不安作用、②抗けいれん作用、③筋弛緩作用をもつ。

表 3-4　ベンゾジアゼピン系催眠薬

生物学的半減期（時間）		薬物名	臨床応用
超短時間型	2	ゾルピデム*（マイスリー）	就眠薬
	2～3	トリアゾラム（ハルシオン）	
短時間型	3～6	ブロチゾラム（レンドルミン）	
中間型	18～38	ニトラゼパム（ベンザリン）	就眠薬、熟眠薬
	18～31	エスタゾラム（ユーロジン）	
	7～30	フルニトラゼパム（サイレース）	
長時間型	47～100	フルラゼパム（ダルメール）	熟眠薬

*作用機序はベンゾジアゼピン系に似ているが、化学構造は異なる。鎮静・催眠作用が強く、抗不安作用や筋弛緩作用が弱い

❷バルビツール酸系催眠薬

チオペンタール（ラボナール）、チアミラール（イソゾール）、ヘキソバルビタール（チクロパン）、ペントバルビタール（ネンブタール）、セコバルビタール（アイオナール）、アモバルビタール（イソミタール）、フェノバルビタール（フェノバール）

上行性網様体賦活系の抑制により催眠作用を引き起こす。

[欠点] 薬物依存性が高く、レム睡眠（逆説睡眠）の短縮を起こしやすい。

ベンゾジアゼピン系催眠薬の副作用

安全域が広く、バルビツール酸系催眠薬に比べ薬物依存性も少ない。副作用として**運動失調**があり、長時間型では**持ち越し効果**（hangover）、短時間型では**前向性健忘**、**せん妄**、連用中止後の反跳性不眠を起こすことがある。

向精神薬

ベンゾジアゼピン系およびバルビツール酸系催眠薬は、**麻薬及び向精神薬取締法**において向精神薬として規制されている。

バルビツール酸系睡眠薬の欠点

バルビツール酸系催眠薬は、ベンゾジアゼピン系催眠薬が開発される前は最も頻繁に使用されていたが、右記の欠点のために現在ではあまり使用されていない。

表 3-5　バルビツール酸系催眠薬

作用時間	薬物名	臨床応用
超短時間 （15～30 分）	チオペンタール（ラボナール） チアミラール（イソゾール）	静脈内麻酔
短時間 （1～3時間）	ヘキソバルビタール（チクロパン） ペントバルビタール（ネンブタール） セコバルビタール（アイオナール）	入眠障害
中　間 （3～6時間）	アモバルビタール（イソミタール）	熟眠障害
長時間 （6時間以上）	フェノバルビタール（フェノバール）	熟眠障害 抗けいれん

❸非バルビツール酸系催眠薬

ブロモバレリル尿素（**ブロムワレリル尿素、ブロバリン**）、抱水クロラール（**エスクレ**）、臭化カリウム

作用機序

❶特異的機序（ベンゾジアゼピン系およびバルビツール酸系催眠薬）

$GABA_A$ 受容体 Cl^-チャネル複合体の特定の部位に結合して GABA の抑制作用を増強する（**図 3-4**）。

❷非特異的機序（バルビツール酸系薬物およびその他の催眠薬）

特定の伝達物質や受容体に作用しないで電位依存性 Na^+チャネルを遮断する。

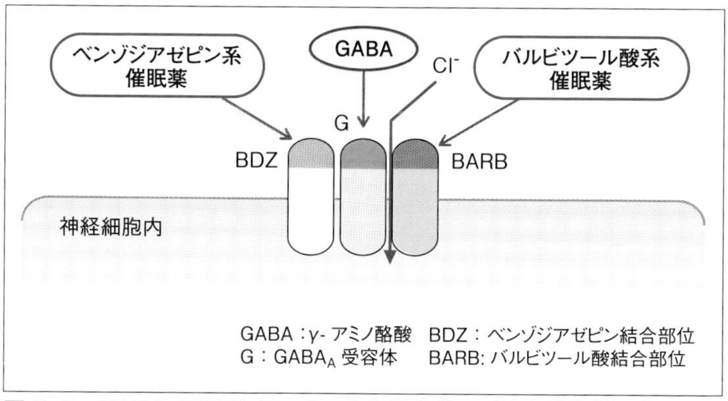

図 3-4　$GABA_A$ 受容体 Cl^-チャネル複合体モデルと催眠薬の作用部位

NOTE

麻酔分析
narcoanalysis

麻酔薬であるアモバルビタールや抗不安薬のジアゼパムを静注して、半睡眠状態に導入する。それによって緊張や抑制を解除しながら面接を行い、心的葛藤、内的体験を把握し、疾患の診断、治療を行うこと。神経症、統合失調症、うつ病の昏迷状態の鑑別に有効で、ヒステリーでは情動発散（カタルシス）効果がある。また被暗示性の亢進もみられ、治療的暗示も行われる。薬物使用に際し、呼吸麻痺、舌根沈下、血圧低下などの副作用に留意しなければならない。

$GABA_A$・Cl^-チャネル複合体

抑制性伝達物質のγ- アミノ酪酸（GABA）の受容体である $GABA_A$ 受容体は、塩素イオン（Cl）を通過させる部分（チャネル）をもっている。この受容体に GABA が結合すると Cl^-チャネルが開いて Cl^-が神経細胞内に入り細胞は過分極し、その興奮が抑制される。この $GABA_A$ 受容体にはバルビツール酸系薬物やベンゾジアゼピン系薬物の結合部位が存在し、それぞれの結合部位に薬物が結合すると GABA の $GABA_A$ 受容体に対する効果が増強される。

その他の催眠薬

❶メラトニン受容体作用薬

ラメルテオン（ロゼレム）

松果体ホルモンであるメラトニンは、睡眠・覚醒の概日リズム調節に関与しており、睡眠前に分泌量が増え、睡眠の導入を容易にする。メラトニン受容体作用薬は睡眠覚醒サイクルを正常化し、生理的な睡眠をもたらす。ジェットラグ（時差ボケ）、シフトワーカーの概日リズム性睡眠障害に有効である。

❷オレキシン受容体拮抗薬

スボレキサント（ベルソムラ）

覚醒を促進するオレキシンの受容体を可逆的に遮断することにより、脳を覚醒状態から睡眠状態へ移行させ，睡眠を誘発する。

❸抗ヒスタミン薬

ジフェンヒドラミン（ドリエル）

アレルギー疾患治療薬のヒスタミン H_1 受容体拮抗薬（抗ヒスタミン薬）は、副作用で鎮静催眠作用が現れる。その作用が強いジフェンヒドラミンが睡眠導入薬と使用されている。もともと市販されている薬なので処方せんが不要である。

Nursing Point

①短時間型では健忘、せん妄、連用中止後の反跳性不眠、長時間型では宿酔感や連用中の蓄積に注意する。
②就寝前にカフェイン飲料などを飲まないように注意する。
③画一的・機械的な与薬をしない。
④夜間の睡眠状態や、朝（起床時）の目覚め方を観察・記録する。

3 抗てんかん薬 Antiepileptic drugs

てんかん

てんかんとは、脳波の異常を伴う発作的な脳の機能異常が反復して起こる慢性の疾患である。発作の症状としては、単なる一時的な身体的変化や意識消失のないものから、意識消失を伴う全身けいれんに至る広い範囲のものがある（**表 3-6**）。疫学的に最も多い神経疾患の１つであり、人口の 0.5 ～ 1％程度の有病率を示す。

表 3-6　てんかんの分類

部分発作（焦点性あるいは局所性ともいう）	a.**単純部分発作**:意識の消失がない、皮質障害部位に限定された運動・知覚・自律神経および精神症状が出現する
	b.**複雑部分発作（精神運動発作）**:“側頭葉てんかん”ともいわれ、意識・認識・情緒の障害、錯覚、幻覚、自動症などが出現する
全般発作	a.**欠神発作（小発作）**:突然的かつ短時間（5～20秒）の意識消失を主徴とし、顔面や四肢の異常運動や無動を伴う
	b.**強直間代性発作（大発作）**:前兆→強直性けいれん→間代性けいれん→けいれん後昏睡の一連の過程を示す
てんかん重積状態	てんかん発作が反復持続的に起こり、意識の回復期がなく、放置すれば致命的となる

抗てんかん薬

プリミドン **（プリミドン）** カルバマゼピン **（テグレトール）**、フェニトイン **（アレビアチン）**、ゾニサミド **（エクセグラン）**、バルプロ酸 **（デパケン）**、エトスクシミド **（ザロンチン）**、フェノバルビタール **（フェノバール）**、ジアゼパム **（セルシン）**

てんかんの治療薬は、発作の型によって有効な薬物が異なる（**表 3-7**）。また、相互作用が問題となることが多いため併用療法は行わず、１種類の薬物で治療するのが基本である。加えて、発作をコントロールするため長期間使用することが多い。

表 3-7　抗てんかん薬の臨床応用

部分発作（精神運動発作）	カルバマゼピン（テグレトール）、フェニトイン（アレビアチン） ゾニサミド（エクセグラン）
欠伸発作（小発作）	バルプロ酸（デパケン）、エトスクシミド（ザロンチン）
強直間代性発作（大発作）	バルプロ酸（デパケン）、プリミドン、フェニトイン（アレビアチン） フェノバルビタール（フェノバール）、ゾニサミド（エクセグラン）
てんかん重積状態	ジアゼパム（セルシン）

作用機序

❶電位依存性ナトリウムチャネルの抑制

フェニトイン、カルバマゼピン、バルプロ酸、ゾニサミド、フェノバルビタール

ニューロンの不応期を延長し、異常な高頻度発射を選択的に抑制する。

❷ GABA 様作用

GABA$_A$ 受容体 Cl^-チャネルの複合体と結合：ジアゼパム、フェノバルビタール、プリミドン

GABA の抑制作用を増強する（p.79 参照）。

GABA 濃度の上昇：バルプロ酸

GABA の分解酵素の阻害によって、脳内GABA 濃度を高める。

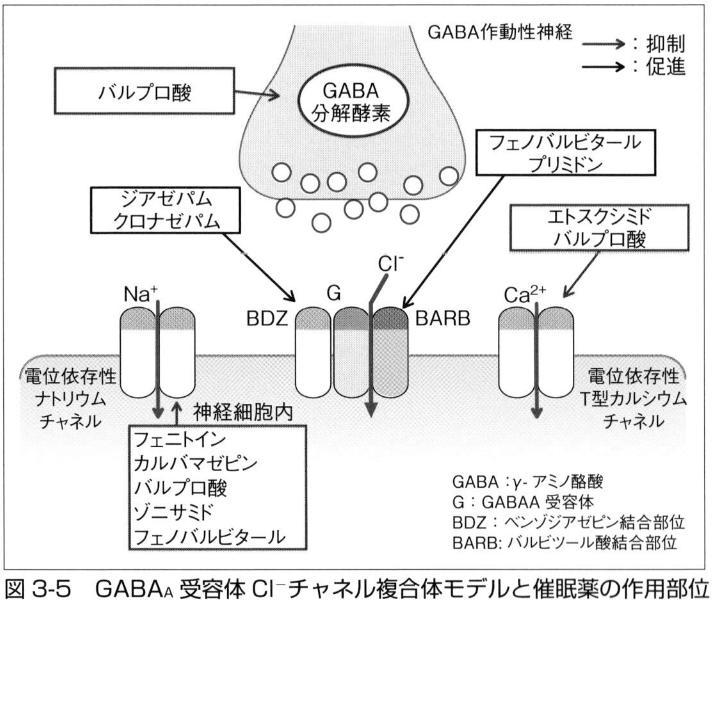

図 3-5　GABA$_A$ 受容体 Cl^-チャネル複合体モデルと催眠薬の作用部位

❸電位依存性Ｔ型カルシウムチャネルの抑制

エトスクシミド、バルプロ酸、ゾニサミド

欠神発作（小発作）の意識消失および３サイクルの異常脳波発生の原因である視床ニューロンのＴ型カルシウムチャネルを抑制する。

第二世代抗てんかん薬（抗てんかん補助薬）

ガバペンチン（ガバペン）、トピラマート（トピナ）、ラモトリギン（ラミクタール）、レベチラセタム（イーケプラ）

従来型の抗てんかん薬で十分効果が得られない発作に対して併用療法として使用される（**表 3-8**）。

表 3-8　第二世代抗てんかん薬

薬物名	特徴
ガバペンチン（ガバペン）	難治性の部分発作に併用。グルタミン酸などの興奮性伝達物質の遊離を抑制。
トピラマート（トピナ）	難治性部分発作に併用。三叉神経痛、片頭痛、神経因性疼痛にも有効。
ラモトリギン（ラミクタール）	部分発作、強直間代発作に併用。
レベチラセタム（イーケプラ）	難治性部分発作に併用

Nursing Point

①タイプ特異的治療薬を単剤で長期間使用し、発作を予防する（**表 3-7** 参照）。
②抗てんかん薬の使用は長期にわたるので副作用に注意する。
③決められた１日量はきちんと服用するように指導する。
④治療薬血中濃度モニタリング（TDM）を行うことにより、中毒を回避をする（p.36 参照）。
⑤患者が独断で薬物の減量や中止を行わないように注意する。長期間発作がなくても服薬を中断すれば再発する。
⑥３年間の発作予防の後、休薬の結果をみて、中止の可否を決める。

4 抗パーキンソン病薬
Antiparkinsonism drugs

パーキンソン病

[病因]

錐体外路系の一部である中脳・黒質の変性疾患で、運動の協調性維持が阻害される。中脳・黒質から大脳基底核の線条体へ投射するドパミン作動系の機能低下と、線条体のコリン作動系の二次的な機能亢進が生じている（**図 3-6**）。有病率は 0.15％で、高齢者ほど高くなる。

[症状]

振戦、筋固縮、無動、姿勢反射障害などがみられる。

[治療原則]

①低下したドパミン作動系の機能を増加させる**ドパミン作用薬**を使用する。

②亢進したコリン作動系の活動を低下させる**抗コリン作用薬**を使用する。

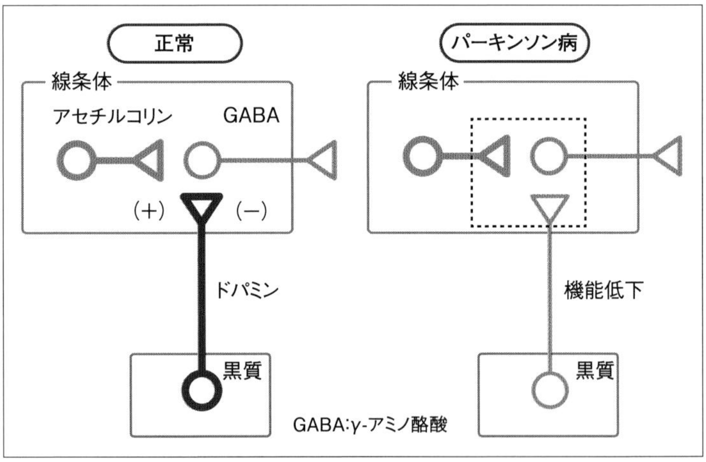

図 3-6　黒質 - 線条体におけるドパミンおよびアセチルコリン作動系の相互関係　点線の四角の部分を図 3-7 に拡大した。

NOTE

パーキンソン病の症状

①**振戦**：安静時に最も強く発現し、随意運動を行うと減弱または消失する。

②**筋固縮**：筋を受動的に伸展したときの抵抗が増大すること。ガクガクと断続的な抵抗を示す歯車固縮が多い。

③**無動**：動作の開始に時間がかかり、遂行もゆっくりしかできない現象。日常生活動作が困難になり、さらに仮面様顔貌、発語・会話・咀嚼障害、歩行障害となる。

④**姿勢反射障害**：外力を受けたとき、姿勢を立て直す反射が障害を受けること。たとえば、患者の後ろに立ち、肩に手をかけ軽く後方へ引くと、姿勢が保持できずトットットと小走りに後方へ走り出す。パーキンソン病の患者でみられる前屈姿勢は、後方へ倒れるのを防ぐための異常姿勢。また、歩行は小刻みとなる。

⑤**その他**：自律神経障害により便秘・脂漏性顔貌（脂肪分泌過多）・多汗（発汗異常）が現れ、自動運動の障害により瞬きの減少・流涎（りゅうぜん）・歩くときの上肢の振りの減少がみられる。

ドパミン作用薬

レボドパ〔L- ドーパ〕（ドパストン）

ドパミンは血液・脳関門を通過しないため、その前駆物質であるレボドパが使用される。レボドパの大部分はドパ脱炭酸酵素により末梢でドパミンに変化するため、線条体のドパミンを補充するためには大量のレボドパを必要とする。末梢におけるこの酵素の阻害薬であるカルビドパやベンセラジドを併用するとレボドパの使用量を少なくできる。

アマンタジン（シンメトレル）

ドパミン作動性ニューロンからドパミンを放出させる。インフルエンザ A 型治療薬としても使用される。

ブロモクリプチン（パーロデル）

ドパミン受容体を興奮させる。

セレギリン（エフピー）

ドパミンを分解するモノアミンオキシダーゼ B の阻害薬。レボドパと併用すると著明な効果がみられる。

エンタカポン（コムタン）

カテコール -O- メチルトランフェラーゼ（COMT）の阻害薬。レボドパの末梢での COMT による分解を抑えてドパミン刺激作用を増強する。レボドオパ製剤と併用する。wearing-off 現象（p.85、NOTE 参照）に有効。

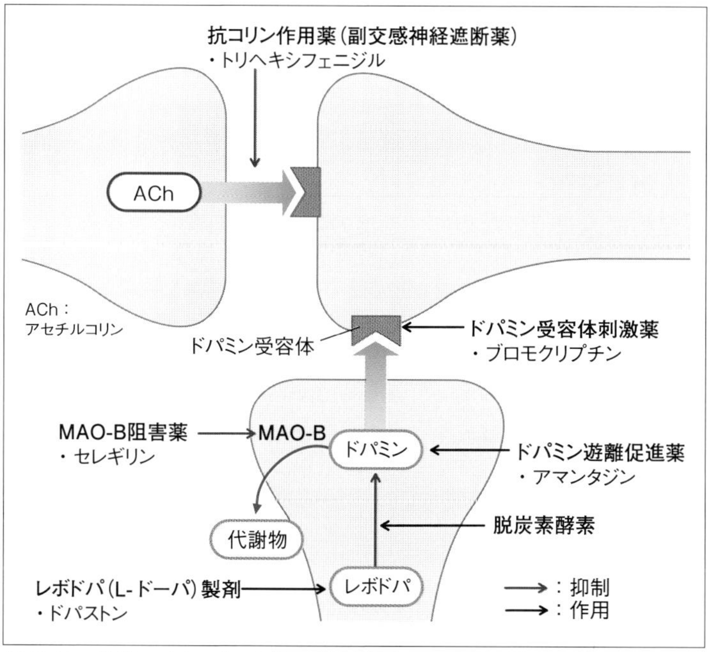

図 3-7　抗パーキンソン病薬の作用機序
図 3-6 の点線の四角の部分を拡大した。

NOTE

パーキンソン症候群

薬物中毒（レセルピン、抗精神病薬）、脳血管障害、ウイルス性脳炎、頭部外傷、マンガンや一酸化炭素中毒、脳腫瘍などに続発してパーキンソン病と類似の症状を示す一群の疾患をパーキンソン症候群という。薬物中毒による場合は、薬物を中止すると症状も消失する。

レボドパとの併用

レボドパ・カルビドパ（ネオドパストン）、レボドパ・ベンセラジド（ネオドパゾール）

レボドパ長期投与で現れる症状

① **on-off 現象**：服薬時間に関係なく、急に症状が悪くなったり（off）、よくなったり（on）する現象。
② **wearing-off 現象**：効力持続時間が次第に短縮すること。
③ **up and down 現象**：症状に日内変動が起きること。
④**精神症状**：幻覚・妄想。
⑤**すくみ足**：広い場所から急に狭い場所（通路など）に入るときに、急に足が動かなくなる現象。
⑥**不随意運動（ジスキネジア）**：口唇や舌、四肢・体幹に不随意運動が現れる。

表 3-9　パーキンソン病の薬物治療

初期症状	レボドパを使用せず*、ブロモクリプチン、アマンタジン、抗コリン作用薬（振戦の強い例）を単独で治療を始める
中期症状	抗コリン作用薬、ドパミン作用薬のアマンタジンを合わせて使用しても症状が改善されないときにはレボドパを使用する
晩期症状	on-off現象やup and down現象が現れやすくなる。このときは、レボドパを減量してブロモクリプチン、アマンタジンまたはセレギリンと併用する。すくみ足が現れた場合はドロキシドパを使用する

*発症年齢が70～75歳以上の場合はレポドパを使用

抗コリン作用薬

トリヘキシフェニジル（アーテン）

コリン作動系を抑制し、ドパミン作動系とのバランスを保つ。とくに振戦に有効である。

その他

ドロキシドパ（ドプス）

パーキンソン病ではアドレナリン作動性神経（青斑核）の機能低下も生じている。体内でノルアドレナリンに変化するドロキシドパが、無動症（とくにすくみ足）に著効を示す。

Nursing Point

①症状の特徴や病期によって、患者ごとに薬の適量や服薬法が異なることを理解して対応する。副作用に注意。
②急に服薬を止めないように指導する。症状が急激に悪化する場合がある。
③重症になると排尿障害、便秘、摂食困難などの介護上の問題も出てくる。
④運動機能維持のために、適度の運動を毎日続けさせる。

NOTE

パーキンソン病原因物質？

合成ヘロインを服用した若者がパーキンソン病を発病したことから、それに含まれていた不純物のMPTP（1-methyl-4phenyl-1,2,5,6-tetrahydorpyridine）がパーキンソン病様症状を起こすことがわかった。パーキンソン病の原因として、脳内で内因性にMPTP様物質が産生されるか、または外因性にMPTP様物質が体内に取り込まれる可能性がある。MPTPはグリア細胞のモノアミンオキシダーゼBにより活性物質に変化し、ドパミン作動性ニューロンに取り込まれ、神経毒性を発生すると考えられている。

5 麻薬性鎮痛薬
Narcotic analgesics

麻薬性鎮痛薬

代表的な薬物としては、アヘンアルカロイドの一種であるモルヒネがあげられる。その他、合成麻薬のペチジン、フェンタニル、非麻薬のペンタゾシンなどがある。麻薬性鎮痛薬は、脳脊髄内のオピオイド受容体に作用して痛覚伝達系を遮断して強力な鎮痛作用を現すので、内臓痛・骨折痛・悪性腫瘍末期の激痛に対して使用される。また、麻酔前与薬としても使用される。鎮痛作用の他に便秘、悪心・嘔吐、鎮静、呼吸抑制、縮瞳、多幸感、薬物依存性を示す。

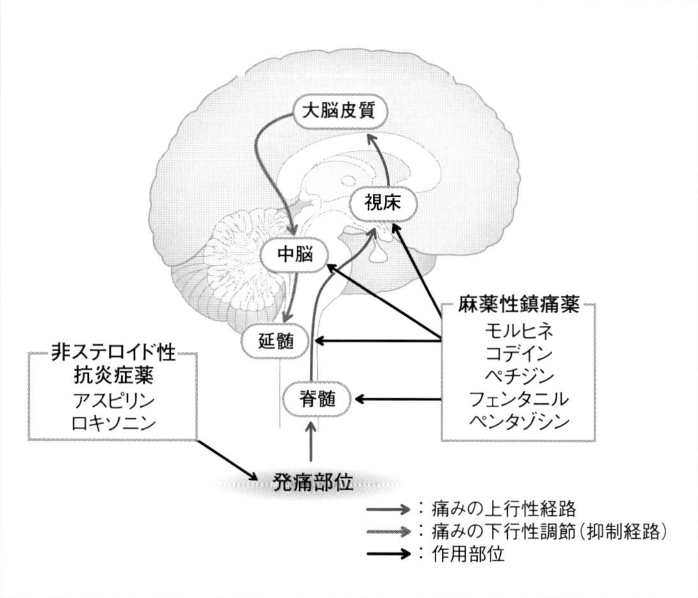

図 3-8　鎮痛薬の作用機序

麻薬拮抗薬

ナロキソン（ナロキソン）

麻薬性鎮痛薬の作用を遮断する薬物。ナロキソンが代表薬。麻薬性鎮痛薬の急性中毒の治療に使用される。

NOTE

アヘン

ケシの未熟果皮に傷をつけると白い乳液が出てくる。それを乾燥させたものをアヘンといい、このアヘンからモルヒネ 10%、コデイン 0.5%など 20 種類以上のアルカロイドが抽出される。

内因性オピオイド

中枢神経内にはモルヒネと同様の作用をするエンケファリン、β - エンドルフィン、ダイノルフィン、エンドモルヒネなどが存在する。これらの物質は内因性オピオイドとよばれ、痛覚、情動運動、神経内分泌などの中枢機能に幅広く関与している。これらの作用する受容体をオピオイド受容体という。

がん末期の疼痛治療

❶**適用順（除痛ラダー）**：①アスピリンなどの非ステロイド性抗炎症薬→②コデイン、ペンタゾシンなどの弱作用麻薬性鎮痛薬→③フェンタニル、モルヒネ、オキシコドンなどの強作用麻薬性鎮痛薬

❷**投与法**：頓服使用ではなく、一定間隔で投与する。鎮痛効果が切れる１時間前が目標。

❸**注意点**：麻薬の部分作用薬であるブプレノルフィンは単独では麻薬性鎮痛薬として作用するが、モルヒネと併用すると、その拮抗薬になってしまう。

NOTE

鎮痛補助薬

鎮痛作用はないが、鎮痛薬と併用すると鎮痛効果を高める薬物のこと。適用順（除痛ラダー、p.87、NOTE参照）の３段階および難治性の神経障害性疼痛に使用される。抗うつ薬、抗けいれん薬、抗不整脈薬、グルタミン酸NMDA受容体拮抗薬など。

表 3-10　麻薬性鎮痛薬の特徴

薬物名	特　徴
モルヒネ	代表的なアヘンアルカロイド
コデイン*	鎮咳薬、鎮痛効果はモルヒネの1/6
ペチジン（オピスタン）	鎮痛効果はモルヒネの1/10
フェンタニル（フェンタネスト）	鎮痛効果はモルヒネの100倍
レミフェンタニル（アルチバ）	鎮痛効果はモルヒネの100倍。超短時間作用型で全身麻酔時に使用
オキシコドン（オキシコンチン）	鎮痛効果はモルヒネの1.5倍
ペンタゾシン（ペンタジン）**	非麻薬で、鎮痛効果はモルヒネの1/3
ブプレノルフィン（レペタン）**	非麻薬で、鎮痛効果はモルヒネの25倍
トラマドール（トラマール）	非麻薬・非向精神薬で、鎮痛効果はモルヒネの1/10

* 含有量１％以下の製剤は家庭麻薬として規制から除外されている
**「麻薬及び向精神薬取締法」において、向精神薬として規制

表 3-11　麻薬性鎮痛薬の製剤の特徴

薬物名	剤形	効果発現時間	最高血中濃度到達時間	作用時間	投与間隔
コデイン（コデイン）	錠剤・散剤	30分	2時間	4～5時間	4～5時間
モルヒネ（モルヒネ末）	散剤	10分以内	30～60分	3～5時間	4時間
（アンペック坐剤）	坐剤	20～30分	1～2時間	6～10時間	8時間
（MS コンチン）	徐放錠	1時間	2～4時間	8～14時間	12時間
（カディアンカプセル）	徐放カプセル	40～60分	6～8時間	24時間以上	24時間
（モルペス）	徐放錠	1時間	2～4時間	8～14時間	12時間
（MS ツワイスロン）	徐放錠	1時間	2～4時間	8～14時間	12時間
（ピーガード）	徐放錠	約2時間	4～6時間	24時間以上	24時間
オキシコドン（オキシコンチン）	徐放錠	1時間以内	2～3時間	12時間	12時間
フェンタニル（デュロテップ）	パッチ（貼付剤）	2時間	45時間	72時間	72時間

Column 痛みからの解放

外科手術の進歩は、麻酔薬の進歩によるところが大きいと言えます。それでは、人類がいつ手術による痛みから解放されたのでしょうか。

1846年10月16日、アメリカのマサチューセッツ総合病院において。歯科医のW. モートンが、大勢の医師、医学生の見守るなか、外科医のJ. ワーレン執刀の患者にエーテルを使用して麻酔をかけ、みごと成功しました。手術後、ワーレンは驚きを隠せない観衆に向かい「Gentlemen, this is no humbug.（みなさん、これはごまかしではありません）」と宣言し、モートンは人類最初の麻酔成功者という栄誉を得たのです。この手術室は現在も「Ether Dome」と名づけられて保存されています。

ちなみに、華岡青洲がチョウセンアサガオの抽出液を内服させて麻酔をかけ、乳がんの摘出に成功したのは1804年10月13日のことです。華岡青洲が麻酔に成功するまでのいきさつは、有吉佐和子著『華岡青洲の妻』に詳しく書かれていますので興味のある方はお読みください。

6 向精神薬
Psychotropic drugs

精神状態に影響を与える薬物を向精神薬という（**図 3-9**）。

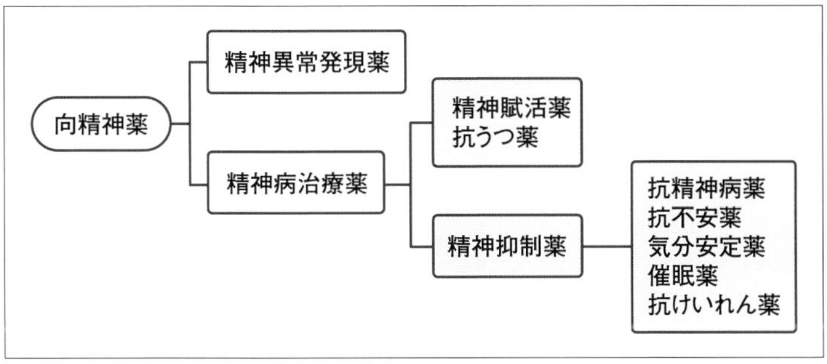

図 3-9　向精神薬の分類

抗精神病薬　Antipsychotic drugs

ハロペリドール（セレネース）、ドロペリドール（ドロレプタン）クロルプロマジン（ウインタミン）、ペルフェナジン（トリラホン）、リスペリドン（リスパダール）、オランザピン（ジプレキサ）、アリピプラゾール（エビリファイ）

統合失調症（精神分裂病）の幻覚・妄想（陽性症状）や自閉・情動鈍麻（陰性症状）に特異的な効果をもつ。作用機序は中枢における抗ドパミン作用（ドパミン受容体遮断作用）、抗セロトニン作用（セロトニン受容体遮断作用）に由来する。

副作用として、錐体外路系障害、悪性症候群、麻痺性イレウス（腸管麻痺、便秘）、過敏症、肝障害などの症状が現れる（**表 3-12、3-13**）。

表 3-12　中枢ドパミン経路の役割と抗精神病薬の影響

経路	役割	抗精神病薬の影響
①中脳－辺縁系	感情・情緒の調整	陽性症状の改善
②中脳－皮質系	意欲・感情の調整	陰性症状の改善
③黒質－線条体系	筋肉運動の協調維持	錐体外路系障害 *
④隆起－漏斗系（下垂体系）	生殖機能の調節	プロラクチン分泌過多 *

* は副作用として現れる

NOTE

錐体外路系障害

①**パーキンソン症候群**：治療数週間後に発症。振戦・固縮・無動が現れる。抗コリン作用薬の併用により予防する。

②**アカシジア（静座不能）**：治療数週間後に発症。絶えず立ったり座ったりする。

③**遅発性ジスキネジア**：治療 1 年ごろに投与量の減少または急激な休薬によって現れる口舌の不随意運動。高齢者や女性に発症しやすい。

悪性症候群

治療数週間後にまれに発現する高熱、昏迷・昏睡、呼吸不全、脱水、循環虚脱、ミオグロビン血症を伴う致命的症候群。

統合失調症の陽性症状と治療薬

陽性症状（Ⅰ型症状）：幻覚や妄想など偏執狂・緊張病型の急性統合失調症に特徴的な症状。知的障害は伴わない。→抗精神病薬（ドパミン受容体遮断薬）が有効。中脳・辺縁系ドパミン経路（**表 3-12**）の興奮が陽性症状発現の原因と考えられており、ドパミン受容体遮断により症状が改善する。

表 3-13　抗精神病薬の特徴

定型抗精神病薬（ドパミン受容体遮断：陽性症状に有効）

種類（系）	薬物名	特徴
ブチロフェノン系	ハロペリドール（セレネース）	急性期治療の第一選択薬。錐体外路系障害が出やすい
	ドロペリドール（ドロレプタン）	神経遮断鎮痛薬（麻酔薬の項参照）
フェノチアジン系	クロルプロマジン（ウインタミン）	原型薬、鎮静作用が強い
	ペルフェナジン（トリラホン）	クロルプロマジンより強力。錐体外路系障害が出やすい

非定型抗精神病薬（陽性症状および陰性症状に有効）

種類（系）	薬物名	特徴
セロトニン・ドパミン拮抗薬	リスペリドン（リスパダール）	統合失調症の第一選択薬。錐体外路系障害が出にくい
多受容体拮抗薬	オランザピンン（ジプレキサ）	ドパミン、セロトニン、アドレナリン（α_1）、ヒスタミン（H_1）の受容体遮断
ドパミン部分作用薬	アリピプラゾール（エビリファイ）	脳内でドパミンが大量に放出されているときには抑制的に、少量のときには促進的に作用。セロトニン受容体遮断作用もある

Nursing Point

①確実に服薬していることの確認を怠らないようにする。

②急性期では精神状態に加え、バイタルサイン、食事・排尿・排便・睡眠・体重などの観察も行う。

③回復期では鎮静過多や抑うつに、慢性期では遅発性ジスキネジアに注意する。

④高齢者は、過鎮静・循環系副作用・錐体外路症状、尿閉・便秘（まれにイレウス）などの副作用が起こりやすいので注意する。

⑤統合失調症の患者のなかには、服薬に対して警戒心が強い者や病名を告知されていない者がいることを念頭に入れる。

抗不安薬　Antianxiety drugs

神経症（ノイローゼ）の不安・緊張・あせり、不安発作（パニック障害）を緩和する。

❶ベンゾジアゼピン系薬物

ジアゼパム（**セルシン**）、クロルジアゼポシキド（**コントール**）、オキサゾラム（**セレナール**）、ロラゼパム（**ワイパックス**）、ブロマゼパム（**レキソタン**）、エチゾラム（**デパス**）、クロチアゼパム（**リーゼ**）

NOTE

統合失調症の陰性症状と治療薬

陰性症状（Ⅱ型症状）：情動鈍麻など破瓜型に特徴的な症状。知的障害を伴うことがある。→非定型抗精神病薬（ドパミンおよびセロトニン受容体遮断薬）が有効。中脳 - 皮質ドパミン系経路（表 3-12）の抑制が、陰性症状発現の原因として考えられている。セロトニン受容体遮断によりこの抑制が弱くなり症状が改善する。

フェノチアジン系

体温下降作用があるため，低体温麻酔に応用される。

非定型抗精神病薬の副作用

定型抗精神病薬と比較して副作用は少ないが、代謝異常（高血糖、高脂質症など）がみられる。

表 3-14　抗不安薬として使用される代表的なベンゾジアゼピン系薬物

生物学的半減期（時間）		薬物名	抗不安作用
長時間型	27〜28	ジアゼパム（セルシン）	++
	6.6〜28	クロルジアゼポシキド（コントール）	+
	50〜62	オキサゾラム（セレナール）	+
中間型	12	ロラゼパム（ワイパックス）	+++
	8〜19	ブロマゼパム（レキソタン）	++
短時間型	6	エチゾラム（デパス）	+++
	6.3	クロチアゼパム（リーゼ）	+

抗不安作用の他に、催眠・筋弛緩・抗けいれん作用ももつ。麻薬及び向精神薬取締法により向精神薬として規制されている。

❷その他

ヒドロキシジン（アタラックス）、パロキセチン（パキシル）

抗アレルギー薬であるヒドロキシジンやパロセキチンなどの抗うつ薬（SSRI）なども使用される。

Nursing Point

①適応症が多いので、どのような目的で処方されたのかを理解しておく。
②連用で身体的依存を生じ、急激な断薬で禁断症状（退薬症状）が現れるので注意する。
③長期連用後に中止する際は、4週ごとに1日量を1/4ずつ減量して断薬するか、長期作用型に変更する。
④単剤の経口頓用とし、連用は4か月間を超えないようにする。
⑤重症筋無力症、緑内障、呼吸機能低下の患者には与薬しない。
⑥高齢者は効果が現れやすく、作用持続時間が長くなるので少量から与薬する。
⑦車の運転や飲酒は控えるように指導する。

NOTE

三環系抗うつ薬の副作用

①抗コリン作用による口渇、眼球調節障害、便秘、尿閉、不整脈。
②α_1遮断作用による起立性低血圧。
③抗ヒスタミン作用による眠気→車の運転は避ける。就寝前に服用。
④躁症状の出現（とくに躁うつ病の患者）→躁病治療薬の炭酸リチウムを併用。

抗うつ薬　Antidepressants drugs

うつ病では、辺縁系から視床下部においてノルアドレナリンおよびセロトニン作動性神経機構の機能低下が生じていると考えられている。抗うつ薬は、この機能低下を改善する。しかしながら、うつ病の病態生理については、不明な点も多い。

❶三環系抗うつ薬

アミトリプチン（トリプタノール）、デシプラミン（パートフラン）、イミプラン（トフラニール）

ノルアドレナリンおよびセロトニンの神経終末への取り込みを抑制する。その結果、受容体に作用する伝達物質量が増加し機能低下が改善される（**表3-15**）。

❷非三環系抗うつ薬

マプロチリン（ルジオミール）

ノルアドレナリン取り込み阻害作用をもつ。不安、焦燥感の強いときに使用する。抗コリン作用は少ない。

ミアンセリン（テトラミド）

ノルアドレナリンやセロトニンの取り込み阻害作用はない。α_2受容体遮断により抗うつ効果を生ずると考えられている。抗コリン作用、心血管作用は少ない。

❸選択的セロトニン再取り込み阻害薬（Selective serotonin reuptake inhibitor：SSRI）

フルボキサミン（デプロメール）、パロキセチン（パキシル）

うつ病治療の第一選択薬。抗うつ作用に関係のあるセロトニン取り込み阻害作用だけをもっている薬物。三環系抗うつ薬の副作用の原因となっている抗コリン作用、抗α_1作用、抗ヒスタミン作用はない。強迫神経症、パニック障害にも有効。

表3-15　三環系抗うつ薬の特徴

薬物名	脳内アミンの活性上昇作用		副作用			適　応
	ノルアドレナリン	セロトニン	鎮静	抗コリン作用	不整脈	
アミトリプチリン（トリプタノール）	++	+	強	強	強	不安・焦燥・心気症状の強い患者、夜尿症
デシプラミン（パートフラン）	+++	+++	弱	弱	弱	意欲減退や精神運動抑制のある患者
イミプラミン（トフラニール）	++	+	中	中	強	悲哀・抑うつが主訴の患者、遺尿症（夜、昼）

❹セロトニン・ノルアドレナリン再取り込み阻害薬 (Serotonin-noradrenaline reuptake inhibitor：SNRI)
デュロキセチン（サインバルタ）、ミルナシプラン（トレドミン）

うつ病治療の第一選択薬。セロトニンとノルアドレナリンの再取り込みを阻害するが、抗コリン作用、抗ヒスタミン作用などはない。慢性疼痛にも有効。

Nursing Point

①起立性低血圧により失神や昏倒する場合があるので注意する。
②便秘・尿閉が現れやすいので排便・排尿に注意する。
③原則として、単独・経口、漸増法で与薬する。
④多くの抗うつ薬は、効果が現れるまでに1～2週間を要する。
⑤回復後も約４か月は与薬する。再発予防にはさらに６か月以上継続与薬する。
⑥うつ病以外に、神経症性障害・夜尿症・慢性疼痛にも用いられることを知っておく。
⑦飲酒や車の運転はしないように指導する。

気分安定薬　Mood stabilizer

躁うつ病の躁期および躁病では、過度の気分高揚、誇大妄想、病的意欲亢進などがみられる。治療には気分安定薬を使用する。

炭酸リチウム（リーマス）
①１週間以上かけて与薬し、有効濃度を超えないように治療薬血中濃度を維持する（**表 3-16**）。
②炭酸リチウムの効果が得られるまでは**抗精神病薬**（クロルプロマジン、ハロペリドール）で治療する。

表 3-16　炭酸リチウムの血中濃度と中毒症状

リチウム濃度（ミリ当量/L）	中毒の重症度	中毒症状
0.4～1.0	有効	―
1.5～2.4	初期症状	手指振戦、失調、悪心、嘔吐、鎮静、眠気、めまい、多尿、多飲
2.5～3.5	中等度～重度	耳鳴り、反射亢進、振戦の悪化、言語障害、筋緊張亢進、けいれん、舞踏病、アテトーゼ様運動、意識障害、不穏、虚脱、眼振
3.5 以上	重度～生命の危険	昏迷、昏睡、血圧低下、腎障害、尿閉、死

③炭酸リチウムに反応しない症例のなかに、抗てんかん薬のカルバマゼピン、バルプロ酸ナトリウムが有効な例がある。
④躁病に著効を示すだけでなく、6～12か月の治療により気分調整薬として新たな躁期とうつ期の両方の再発を予防できる。作用機序は明らかでない。安全域が狭く中毒の危険性があるので、治療薬血中濃度モニタリング（TDM）が必要となる（p.36参照）。

Nursing Point

炭酸リチウムは安全域が狭いので、中毒症状に対して以下の注意をする。
①頻繁な嘔吐や下痢、発熱・発汗、粗大な振戦がみられたら、与薬を中止し、医師に連絡する。
②定期的な血中濃度の測定が必要な薬であることを頭に入れておく。
③服薬初期に手のふるえや食欲不振が起こりうることを患者に伝える。
④車の運転には注意するように患者に伝える。

7　中枢神経興奮薬
Central nervous system stimulants

キサンチン誘導体

カフェイン（安息香酸ナトリウムカフェイン［アンナカ］）

大脳皮質に作用し、精神機能を興奮させる。思考・判断力がよくなり、眠気・疲労感がとれる。カフェインはその構造からキサンチン誘導体とよばれ、テオフィリン、テオブロミンもその仲間である。キサンチン誘導体には４つの薬理作用があり、中枢神経興奮作用が最も強力なのがカフェインである（**表3-17**）。この中枢神経興奮作用は、脳機能を抑制しているアデノシンの受容体を遮断することにより現れる。

表 3-17　キサンチン誘導体の薬理作用の比較

薬理作用	カフェイン	テオフィリン	テオブロミン
中枢作用	3	2	1
心血管系作用	2	3	1
気管支拡張作用	1	3	2
利尿作用	2	3	1

覚せいアミン

アンフェタミン、メタンフェタミン（ヒロポン）

精神運動興奮、幻覚・妄想、せん妄が現れる。中枢内のドパミン作動性ニューロンの終末においてドパミンの取り込みを抑えて、そのニューロンの活動性を高める。覚せい剤取締法により使用が規制されている。

蘇生薬

ジモルホラミン（テラプチク）、ドキサプラム（ドプラム）

延髄の呼吸中枢・血管運動中枢を刺激する薬物。呼吸麻痺、循環器不全、ショック、薬物中毒、ガス中毒、全身麻酔薬の過量による中毒症状、催眠薬中毒に用いられる。

抗認知症薬

❶抗コリンエステラーゼ薬

ドネペジル（アリセプト）、ガランタミン（レミニール）、リバスチグミン（イクセロン）

アセチルコリンエステラーゼ阻害作用によって脳内アセチルコリン量を増加させ、コリン作動性神経系を賦活する。軽度および中等度のアルツハイマー型認知症患者に与薬すると、認知障害、記憶障害、言語障害などの知的機能が改善し、病状の進行が抑制される。ただし、投薬を中止すると症状はもとへ戻る。アセチルコリン神経の変性が進行した重症例には効果がない。

❷ NMDA グルタミン酸受容体拮抗薬

メマチン（メマリー）

アルツハイマー病を進行させるグルタミン酸の NMDA 受容体を遮断する。中等度から高度アルツハイマー患者の認知障害の進行を抑制する。

Column　日本人はお酒が弱い？

お酒の成分、エタノールの作用は全身麻酔薬とよく似ていますが、麻酔薬としては効率が悪く、量を増しても酩酊状態（第Ⅰ期から第Ⅱ期）が長く続き、さらに量が多くなると一足飛びに第Ⅳ期へ移行します。この酩酊状態を楽しむものがお酒といえます。このお酒も長期にわたって多量に飲用すると精神的および身体的依存が形成され、脳障害・記憶減退・不眠・精神疾患・心筋症などが現れてきます。

さて、このエタノールは胃から吸収され、**図 3-10** に示すように肝臓でアルコール・デヒドロゲナーゼ（ADH）という酵素によってアセトアルデヒドに分解され、その後アセトアルデヒド・デヒドロゲナーゼ（ALDH）という酵素で酢酸となり、その後、水と炭酸ガスとなって排出されます。この途中の段階のアセトアルデヒドが二日酔い（頭痛・顔面紅潮・呼吸困難・嘔吐など）の原因となるものです。

この ADH および ALDH にはそれぞれ分解能力の違う異型があり、その存在は人種によってかなり差があります。分解能力の強い ADH は、ヨーロッパ人の約 10%、日本人の約 90%がもっています。また、分解能力の強い ALDH をもつヨーロッパ人は約 100%、日本人では約 56%です。ということは、日本人の約 90%は二日酔いの原因となるアセトアルデヒドが産生されやすく、約 44%はアセトアルデヒドが分解されにくいということになります。ちなみに、同量のエタノールを飲んでも分解能力の強い ALDH をもたない人は、もつ人の 50 ～ 100 倍の血漿アセトアルデヒド濃度になります。

このことから、日本人はお酒が弱い人種ということができるでしょう。ですから、むりやり飲ませたり、飲んだりしないようにしたいものです。

さて、アルコール依存症の治療に使用するジスルフィラム（ノックビン）という薬物がありますが、これは ALDH の阻害薬で、アセトアルデヒドが分解されず、少量のお酒を飲んでも血漿アセトアルデヒド濃度が高値となり二日酔い症状が現れます。つまりお酒がおいしくなくなってしまう薬で、嫌酒薬ともよばれます。

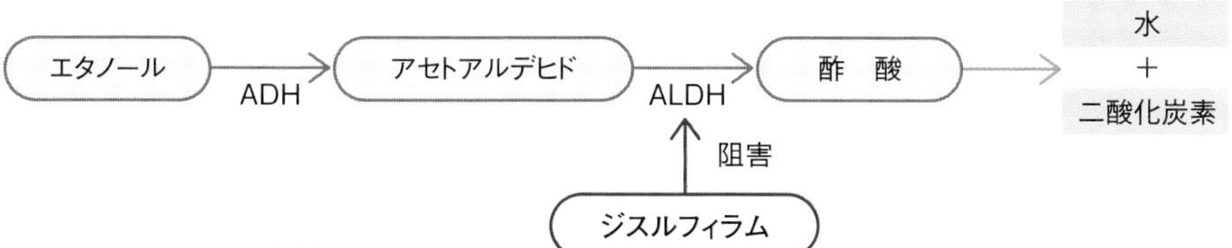

ADH：アルコール・デヒドロゲナーゼ
ALDH：アセトアルデヒド・デヒドロゲナーゼ

図 3-10　エタノールのおもな代謝経路

第３章　中枢神経系作用薬

確認問題

ANSWER & ADVICE

Q1　正しいのはどれか。

1. 吸入麻酔薬は静脈内麻酔薬に比べ、麻酔深度を調節しやすい。
2. 気道分泌を抑制する目的で使用する麻酔前与薬はモルヒネである。
3. セボフルランは引火性があるので取り扱いに注意が必要である。
4. 亜酸化窒素は麻酔の導入が遅い。

A1　1

2：この目的で使用するのは抗コリン薬のアトロピン。
3：セボフルランをはじめとして現在使用されている吸入麻酔薬は、引火性ではない。
4：亜酸化窒素は導入が速い。

Q2　誤っているのはどれか。

1. 最小肺胞濃度（MAC）が大きいほど強力な麻酔薬である。
2. 血液―ガス分配係数が小さいほど麻酔の導入が速い。
3. 神経遮断鎮痛薬とはドロペリドールとフェンタニルの合剤のことである。
4. プロポフォールは投与量の調節だけで麻酔深度調節が可能である。

A2　1

MACは50％のヒト（動物）に効果を現す吸入麻酔薬の肺胞濃度のことなので、値が小さいほど少ない量で効果を現すことになる。すなわち、値が小さいほど強力な麻酔薬ということになる。

Q3　麻酔前与薬で気管支粘膜からの分泌抑制を目的に使用するのはどれか。

1. モルヒネ
2. アトロピン
3. ジアゼパム
4. ペンタゾシン

A3　2

抗コリン作用薬のアトロピンは気道分泌を抑制する。モルヒネおよびペンタゾシンは痛みの抑制、ジアゼパムは不安の除去の目的で使用する。

Q4　誤っているのはどれか。

1. ベンゾジアゼピン系薬物は催眠作用のほかに抗不安作用も有する。
2. バルビツール酸系催眠薬は睡眠のリズムを変化させない。
3. トリアゾラムは短時間作用型のベンゾジアゼピン系催眠薬であり、寝つきの悪い場合に使用する。
4. 多くの催眠薬は、麻薬及び向精神薬取締法によりその使用が規制されている。

A4　2

バルビツール酸系催眠薬は睡眠のリズムを消失させる。リズムがなくならないのはベンゾジアゼピン系催眠薬。

Q5　ニトラゼパム（ベンゾジアゼピン系催眠薬）の内服が開始された患者への説明で正しいのはどれか。

1. 長時間作用型の睡眠薬と説明する。
2. 尿閉に注意する。
3. ふらつきによる転倒や転落に注意する。
4. 納豆の摂取を禁止する。

A5　3

1：長時間型ではなく中間型の催眠薬。
2：尿閉ではなく頻尿が現れる。
3：副作用として運動失調が現れるので、ふらつきによる転倒に注意する。
4：納豆と相互作用のあるのは経口抗凝血薬のワルファリン。

Q6　抗パーキンソン病薬でないのはどれか。

1. アマンタジン
2. ブロモクリプチン
3. ドパミン
4. トリヘキシフェニジル

A6　3

ドパミンを与薬しても血液脳関門を通らないので効果が現れない。

Q7　鎮痛薬について誤っているのはどれか。2つ選べ。

1. モルヒネは経口与薬すると効果が現れない。
2. モルヒネの副作用として、呼吸抑制、悪心、嘔吐および便秘がみられる。
3. ペチジンの鎮痛作用はモルヒネと同等である。
4. ペンタゾシンは非麻薬性鎮痛薬であるが、麻薬に準じて管理することとされている。

A7　1、3

1：モルヒネは肝臓で代謝されやすいので、経口与薬では初回通過効果が大きくなり薬効は減弱する。しかし、経口薬で治療効果を出すことはできる。
3：ペチジンの鎮痛作用はモルヒネの約 1/10。

Q8　誤っている組み合わせはどれか。

1. 統合失調症――――滅裂思考――――クロルプロマジン
2. 躁病――――観念奔逸――――炭酸リチウム
3. 神経症――――不安――――ジアゼパム
4. てんかん――――強迫思考――――アミトリプチリン

A8　4

4：アミトリプチリンはうつ病の治療薬。

Q9　がん性疼痛に対するフェンタニルパッチについて適切なのはどれか。

1. 冷蔵保存する。
2. 毎回貼付部位を変える。
3. 用量調節が容易である。
4. 頓用でも使用が可能である。

A9　2

1：室温保存する。
2：肌荒れが起きるので毎回貼る位置を変える。
4：皮膚からゆっくり吸収されるので用量調節は難しい。
4：作用発現までに時間がかかるので、頓用には適さない。

ANSWER & ADVICE

Q10　がん性疼痛でモルヒネ硫酸塩徐放薬を内服している患者が、内服予定時刻の２時間前に疼痛を訴えた。このとき、最も適している薬剤とその与薬方法はどれか。

1. モルヒネ水の内服
2. フェンタニルの皮膚貼用
3. ペンタゾシンの筋肉内注射
4. 抗ヒスタミン薬の内服

A10　1

この例のように臨時で追加投与する場合は、吸収がいちばん速いモルヒネ水を使用する。また、すでにモルヒネ硫酸塩で治療しているので、それより作用の弱いペンタゾシンでは十分な鎮痛効果が期待できない。

Q11　モルヒネの副作用はどれか。

1. 骨髄抑制
2. 聴力低下
3. 呼吸抑制
4. 満月様顔貌

A11　3

モルヒネは呼吸中枢を抑制する作用があり、過剰投与で呼吸停止を起こすことがあるので注意が必要である。

Q12　抗精神病薬を服用中の患者から「足がムズムズして座っていられない」との訴えがあった。考えられる副作用はどれか。

1. アカシジア
2. ジストニア
3. パーキンソン症候群
4. 遅発性ジスキネジア

A12　1

1：アカシジアとは、治療数週間後に発症し、絶えず立ったり座ったりする状態のことである（静座不能）。

Q13　クロルプロマジン（抗精神病薬）を長期服用している患者で注意すべき副作用はどれか。

1. 薬疹
2. 腸管麻痺
3. 脱毛
4. 薬物依存

A13　2

2：副作用として麻痺性イレウス（腸管麻痺）が現れるほか、錐体外路系障害、悪性症候群、過敏症、肝障害などが出現する。

Q14　抗精神病薬服用時の錐体外路症状に関与するのはどれか。

1. ドパミン
2. リチウム
3. グルタミン
4. マグネシウム

A14　1

黒質から線条体へ投射するドパミン作動性ニューロンが遮断されて錐体外路系症状が現れる。

Q15　選択的セロトニン再取り込み阻害薬（SSRI）の投与を始めてから、効果が現れるまでどれくらいかかるか。

1. 3 ～ 6 時間
2. 12 ～ 24 時間
3. 1 ～ 2 週間
4. 1 ～ 2 か月

A15　3

SSRI などの抗うつ薬は、投与を始めてから 1 ～ 2 週間しないと効果が現れない。

Q16　ジアゼパム服用患者で注意するのはどれか。

1. 便秘
2. アカシジア
3. 遅発性ジスキネジア
4. 転倒

A16　4

ジアゼパムのようなベンゾジアゼピン系薬物は運動失調を起こすので、転倒することがある。便秘、アカシジア（静座不能）、遅発性ジスキネジアは抗精神病薬の副作用。

Q17　精神疾患と治療薬の組み合わせで正しいのはどれか。

ⓐ神経症――――炭酸リチウム
ⓑうつ病――――選択的セロトニン再取り込み阻害薬
ⓒ統合失調症――――非定型抗精神病薬
ⓓ躁病――――中枢神経刺激薬

1. ⓐ、ⓑ　2. ⓐ、ⓓ　3. ⓑ、ⓒ　4. ⓒ、ⓓ

A17　3

神経症にはジアゼパムを代表とするベンゾジアゼピン系薬物、躁病には炭酸リチウムを使用する。

Q18　精神疾患と神経伝達物質の組み合わせで関係が深いのはどれか。

1. 統合失調症――――ドパミン
2. アルツハイマー型認知症――――セロトニン
3. 神経症――――アドレナリン
4. うつ病――――アセチルコリン

A18　1

アルツハイマー型認知症にはアセチルコリン、神経症にはGABA、うつ病にはセロトニンとノルアドレナリンの機能低下が関与すると考えられている。

第4章

オータコイド・アレルギー用薬

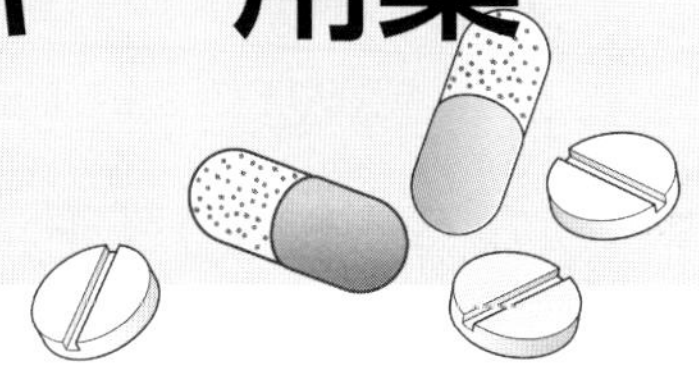

オータコイド ……………………… 抗ヒスタミン薬

プロスタグランジン

アンジオテンシン

非ステロイド性抗炎症薬（解熱鎮痛薬）

痛風治療薬

関節リウマチ治療薬

骨粗鬆症治療薬

片頭痛治療薬

1 オータコイド Autacoids

抗ヒスタミン薬　Antihistamines

ヒスタミンは、結合組織や粘膜にある肥満細胞（マスト細胞）の顆粒中にヘパリンまたはコンドロイチン硫酸とともに存在している。ヒスタミンは、ショックやアレルギー、炎症反応時に肥満細胞から脱顆粒して、毛細血管、気管支平滑筋、胃に強く作用する。その受容体は H_1 および H_2 受容体に区分され、H_1 受容体はアレルギー反応、H_2 受容体は胃酸分泌に関与する。

❶ヒスタミン H_1 受容体拮抗薬（第一世代抗ヒスタミン薬）

ジフェンヒドラミン（レスタミン）、クロルフェニラミン（アレルギン）、プロメタジン（ヒベルナ）

［臨床応用］ 蕁麻疹などのアレルギー疾患、乗物酔い。

［副作用］ 眠気、口渇、頭痛など。

❷ヒスタミン H_2 受容体拮抗薬

シメチジン（タガメット）、ラニチジン（ザンタック）、ファモチジン（ガスター）

胃酸分泌抑制作用がある。

［臨床応用］ 胃・十二指腸潰瘍。

❸脱顆粒抑制薬

クロモグリク酸（インタール）、トラニラスト（リザベン）

アレルギー反応によって生じる肥満細胞からの化学物質（ヒスタミン、ロイコトリエンなど）の脱顆粒を抑制する薬物（気管支喘息治療薬）（p.151 参照）。

［臨床応用］ 気管支喘息の発作の発生予防に用いる。

NOTE

オータコイド

オータコイドとは“自身を調節する物質”という意味である。生体内で生成し、ごく微量で強い生理活性を示す点はホルモンとよく似ているが、ホルモンがある特定臓器でのみ生成され、血液で全身に運ばれ生理活性を示すのに対し、オータコイドは多くの組織で生成し、その部位で生理活性を示し、その部位で失活していく。

抗ヒスタミン薬

通常「抗ヒスタミン薬」というと、ヒスタミン H_1 受容体拮抗薬（遮断薬）のことを指す。これらの薬物は、抗アレルギー作用の他に、①鎮静・催眠作用、②制吐作用、③抗コリン作用、④局所麻酔作用ももっている。②の作用があるため乗物酔い（加速度病）の予防に使用される。

表 4-1　ヒスタミンの作用と治療薬

ヒスタミンの作用	受容体	反応	治療薬
毛細血管の透過性亢進作用	H_1	蕁麻疹、アレルギー性皮膚炎	H_1受容体拮抗薬
毛細血管の拡張作用	H_1	低血圧によるショック	エピネフリン
気管支平滑筋の収縮作用	H_1	気管支喘息	気管支拡張薬
胃酸分泌促進	H_2	消化性潰瘍性	H_2受容体拮抗薬

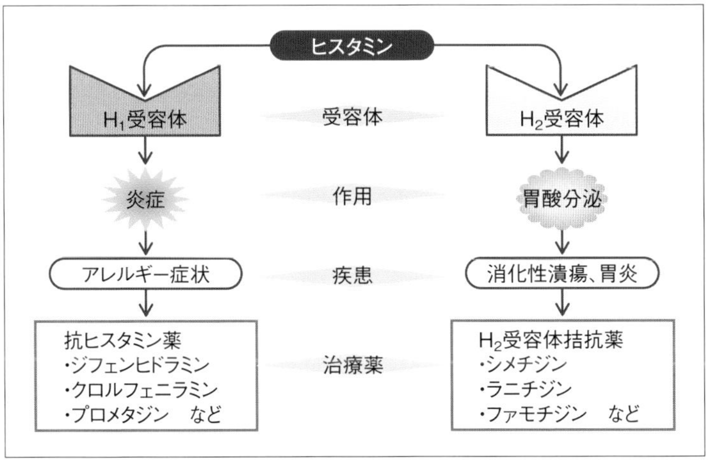

図 4-1　ヒスタミン受容体の分類と薬物

❹第二世代抗ヒスタミン薬

ケトチフェン（ザジテン）、アゼラスチン（アゼプチン）、エピナスチン（アレジオン）、フェキソフェナジン（アレグラ）

第1世代抗ヒスタミン薬の副作用である鎮静・催眠作用、抗コリン作用が少い。ヒスタミン H_1 受容体拮抗（遮断）作用に加え、脱顆粒抑制作用、ロイコトリエンやPAF（血小板活性化因子）拮抗作用をもつものがある。このタイプが抗アレルギー薬の主流となっている。

NOTE

エピナスチン

抗ヒスタミン作用だけでなく、アレルギー反応に関与するロイコトリエン、セロトニン、PAF（血小板活性化因子）の作用にも拮抗する。

炎症とは

有害な刺激に対する生体の防御反応である。この刺激は、物理的因子（外傷、火傷、寒冷、放射線など）、化学的因子（酸、アルカリなど）、細菌感染、アレルギー反応などさまざまであるが、生体の反応は一定の様式をとる。すなわち、局所症状として、発赤・腫脹・灼熱・疼痛・機能障害、全身症状として、発熱・食欲不振・倦怠感などが現れる。刺激によって破壊された細胞、肥満細胞、好塩基球から炎症物質（プロスタグランジン、ロイコトリエン、PAF［血小板活性化因子］、ヒスタミン、セロトニン、ブラジキニンなど）が遊離し、上記の症状を引き起こす。そのなかでもプロスタグラジンは重要な役割を果たす。

Column　アスピリンを最初に使ったのはお釈迦様？

アスピリンは1853年に初めて合成され、1899年にバイエル社より発売された薬です。

今から2500年前に生きていたお釈迦様がそれを使っていたなんておかしな話ですが、実はアスピリンそのものではありません。類似した化学構造と鎮痛作用をもつサリシンという物質を含む柳の枝を噛んで、歯茎や歯にこすりつけ、歯痛を止めていたということが中国の『仏国記』に記載されているそうです。

19世紀に入って、柳からサリシンが抽出され、そのサリシンからサリチル酸が合成され、さらにサリチル酸からアセチルサリチル酸、すなわちアスピリンが合成されました。ちなみに、アスピリンはバイエル社の登録商標だったもので、第二次世界大戦以降にアメリカ、日本などで一般名として使用されるようになりました。

Nursing Point

①抗ヒスタミン薬全般に副作用として、眠気、全身倦怠感が現れるので注意する。
②アレルギー疾患の患者には、アレルゲンの除去法を指導する。

プロスタグランジン Prostaglandins

外傷、感染、アレルギー反応などによって細胞膜が傷害を受けると、細胞膜のリン脂質から、アラキドン酸が遊離する。続いて生成されたアラキドン酸にシクロオキシゲナーゼが作用してプロスタグランジンが、リポキシゲナーゼが作用してロイコトリエンが産生される（**図 4-2**）。これらをまとめて、プロスタグランジン類またはエイコサノイドという。

プロスタグランジン類には多くの種類があるが、1つの細胞ですべてが産生されるのではなく、組織によって特定のプロスタグランジンが産生され、細胞機能の微妙な調節にかかわっている。

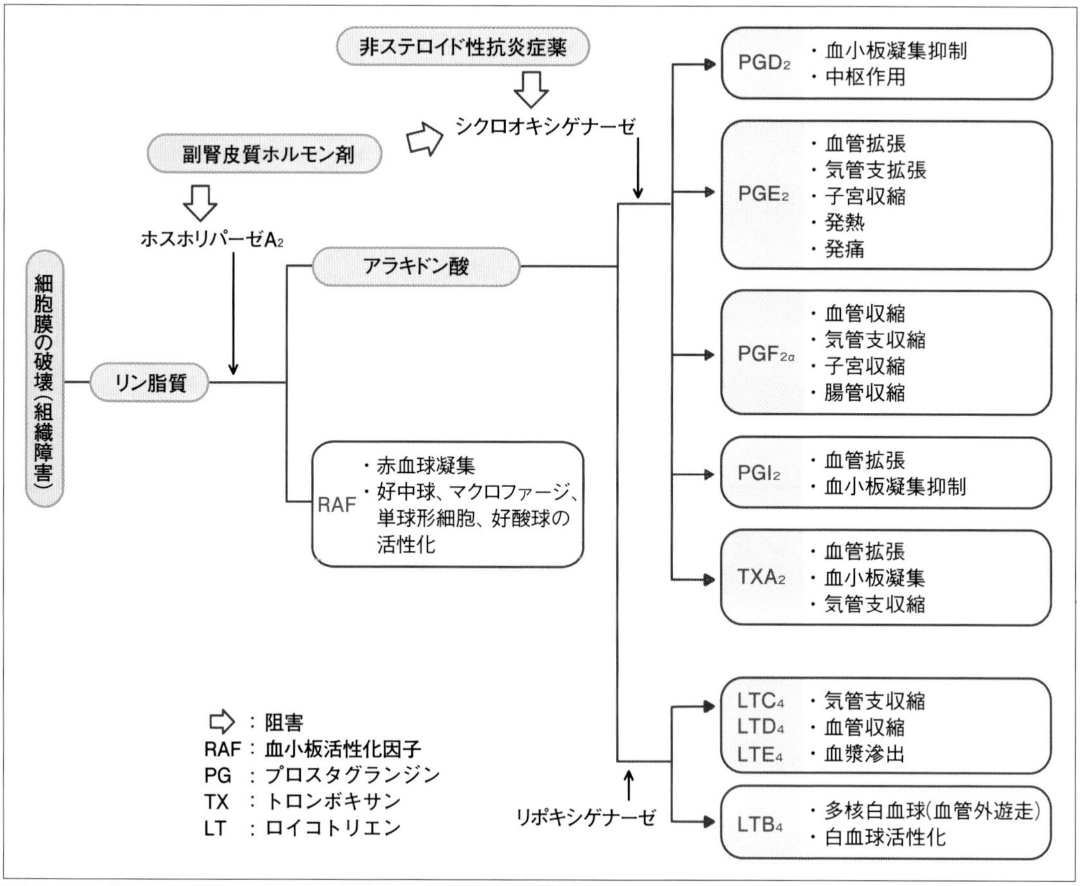

図 4-2　プロスタグランジン類の生合成と抗炎症薬の作用点

❶非ステロイド性抗炎症薬

アスピリン、インドメタシン（インダシン）など

プロスタグランジンの生合成を阻害する（非ステロイド性抗炎症薬）。

［臨床応用］ 解熱、鎮痛、抗炎症、血小板凝集抑制

❷プロスタグランジン（PG）類似薬

［臨床応用］ 分娩誘発薬（PGE_2、$PGF_2\alpha$）、抗血栓薬（PGE_1、PGI_2）、血管拡張薬（PGE_1）、腸管麻痺治療薬（$PGF_2\alpha$）、抗潰瘍薬（PGE_1・PGE_2）、緑内障治療薬（$PGF_2\alpha$）

アンジオテンシン　Angiotensin

血圧が低下し腎血流が減少すると、腎臓からレニンという酵素が分泌される。このレニンは血漿中のアンジオテンシノーゲンに作用してアンジオテンシンⅠを生成する。これが肺などの血管内皮細胞壁上にあるアンジオテンシン変換酵素（ACE）の作用により、血管収縮作用の強いアンジオテンシンⅡが生成され血圧上昇をもたらす。また、アンジオテンシンⅡは副腎皮質に作用してアルドステロンの分泌も促進する。アルドステロンは腎臓の遠位尿細管および集合管に作用してナトリウムを貯留し、血液量の増大の結果、血圧上昇を起こす（**図 4-3**）。

また、アンジオテンシンⅡは、心肥大、動脈硬化、腎機能障害にも関係していることがわかってきた。

NOTE

シクロオキシゲナーゼ

アラキドン酸からプロスタグランジンを合成する酵素であるシクロオキシゲナーゼ（cyclo-oxygenase：COX）に 2 種類あることがわかってきた。COX-1 はさまざまな細胞で常に発現しており、COX-2 は炎症細胞で炎症時にのみ発現する。COX-1 から生成されるプロスタグランジンは、胃粘膜の防御作用で重要な役割を果たしており、非ステロイド性抗炎症薬は、COX-1 と COX-2 をほぼ同じように阻害するために副作用として、胃腸障害が必ず現れる。

睫毛貧毛症治療薬？

緑内障治療薬のビマトプロスト（$PGF_2\alpha$ 製剤）に睫毛を成長させる作用があるとがわかり、現在、睫毛貧毛症治療薬としても使用されている。なお、緑内障治療薬としては「ルミガン」、睫毛貧毛症治療としては「グラッシュビスタ」という商品名で販売さている。

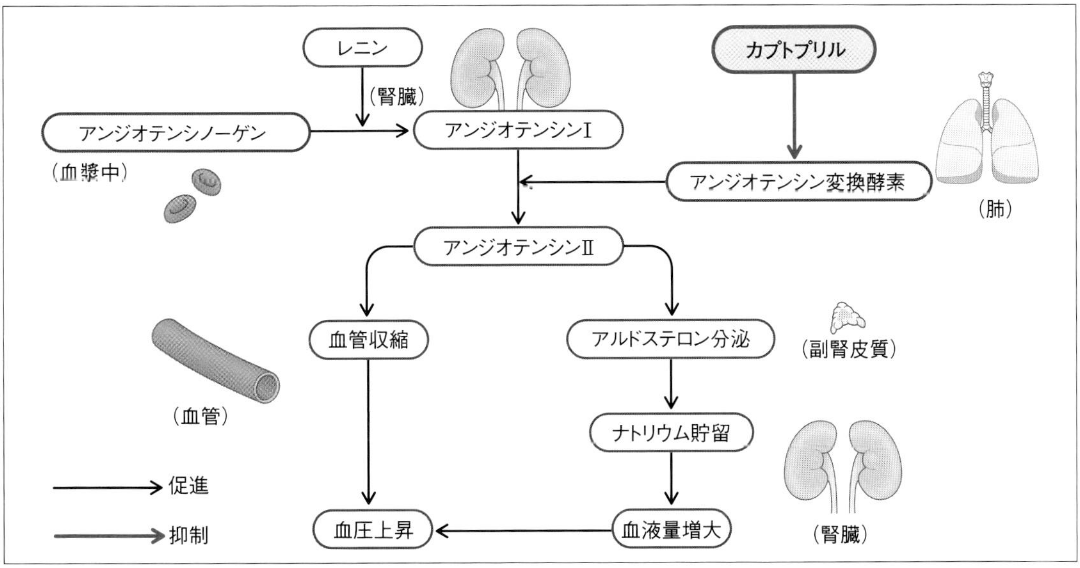

図 4-3　アンジオテンシンⅡの生成とその作用

❶アンジオテンシン変換酵素阻害薬

カプトプリル（カプトリル）、イミダプリル（タナトリル）、エナラプリル（レニベース）、など

アンジオテンシンⅠからアンジオテンシンⅡの生成を抑制し血圧を下げる作用があり、高血圧症や慢性心不全に用いられる。副作用として空咳がある。

❷アンジオテンシンⅡ受容体拮抗薬

ロサルタン（ニューロタン）、カンデサルタン（ブロプレス）

アンジオテンシンⅡの作用する受容体を遮断する薬物。高血圧症や慢性心不全に用いられる。ACE 阻害薬にみられる副作用の空咳が現れない。

非ステロイド性抗炎症薬（解熱鎮痛薬）
Non-steroidal anti-inflammatory drugs (NSAIDs:Antipyretic analgesics)

非ステロイド性抗炎症薬は、シクロオキシゲナーゼを阻害することによりプロスタグランジンの生合成を抑制し、**解熱・鎮痛・抗炎症・抗血小板凝集作用**を示す（**図 4-1** 参照）。また、非ステロイド性抗炎症薬は種類により効果が異なるので、抗炎症作用のタイプ、効果の持続性、患者の副作用などの既往歴を考慮して薬剤を選択する。

アスピリン

抗炎症作用（急性・慢性リウマチ性炎症）、鎮痛作用（関節痛・頭痛・筋肉痛）、解熱作用（発熱時）、抗血小板凝集作用（心筋梗塞の再発防止）がある。

インドメタシン（インダシン）

抗炎症作用が強く、変形性関節症、腰痛、上気道炎など多くの症状の消炎、鎮痛、解熱に用いられる。また、白血球の遊走を抑えることから痛風発作の治療にも用いられる。

ロキソプロフェン（ロキソニン）

生体内で代謝されて薬理作用が現れるプロドラッグ。強力な抗炎症・鎮痛・解熱作用があり、胃腸障害などの副作用は少ない。

メフェナム酸（ポンタール）

鎮痛作用がとくに強く、頭痛、歯痛、神経痛などに用いる。類似体にジクロフェナクナトリウム（ボルタレン）があるが、これは抗炎症薬として使用される。

アセトアミノフェン（カロナール）

解熱作用と鎮痛作用は強いが抗炎症作用は弱い。アスピリン

NOTE

アンジオテンシンの局所産生系

本文に記載した全身性のアンジオテンシン産生系の他に以下の2種類の局所産生系がある。

①心臓、血管壁、脳、副腎などにレニン・アンジオテンシン系があり局所的にアンギオテンシンⅡが産生される。

②肥満細胞が合成分泌するキマーゼが ACE と同様にアンジオテンシンⅠからⅡを局所的に産生する。

アンジオテンシン変換酵素

ACE：Angiotensin converting enzyme

副作用

非ステロイド性抗炎症薬は共通して胃腸障害をきたしやすい。また、まれに喘息発作などの呼吸障害が現れることがある。

ピリン系ではない

アスピリンはピリン系ではなく、サリチル酸系である。

アスピリンとライ症候群

アスピリンとライ症候群の因果関係は明らかでないが、関連性を疑わせる疫学調査報告がある。15 歳未満の水痘、インフルエンザの患者にやむをえず使用する場合は、慎重に投与し、投与後の患者の状態を十分に観察する。

ライ症候群

小児において、きわめてまれに現れる、高死亡率の病態。水痘、インフルエンザなどのウイルス性疾患の後、激しい嘔吐、意識障害、けいれんと肝臓などの脂肪沈着、ミトコンドリアの変形、AST(GOT)・ALT(GPT)・LDH・CPK の急上昇、高アンモニア血症、低プロトロンビン血症、低血糖症などの症状が短期間に発現する。

が使えない場合や小児（アスピリンではライ症候群の可能性あり）にも使用する。

スルピリン

いわゆるピリン系の薬物で、ピリン疹を起こしやすいことや、現在、他のすぐれた抗炎症薬が開発されたため、あまり使用されなくなった。

[非ステロイド性抗炎症薬で、なぜ体温が下がるのか]

実は、体温を下げるのではなく、異常に高くなった体温を正常に戻すのである。種々の疾患により体内に内因性発熱物質（インターロイキン 1）が産生されると、脳内でプロスタグランジンの生成を促す。プロスタグランジンは視床下部の体温中枢に作用してセットポイントを高値に変更するため体温が上昇する。これが発熱の仕組みである。非ステロイド性抗炎症薬はシクロオキシゲナーゼ阻害作用によりプロスタグランジンの生成を抑制するため、セットポイントが正常に戻り、それに伴い体温も正常値に下がる（**図 4-4**）。

Nursing Point

①対症療法であり、副作用（胃腸障害）があることを説明する。
②胃腸障害への対策としては食直後に服用する。
③十分量の水で確実に内服するように指導する。
④高齢者の場合は、投与後の血圧や体温低下などの状態変化に注意する。

NOTE

ステロイド性抗炎症薬

副腎皮質ホルモンの化学構造がステロイド骨格をもっているために、この製剤を副腎皮質ステロイド剤やステロイド性抗炎症薬とよぶことがある。アスピリンを代表とする非ステロイド性抗炎症薬は、ステロイド骨格をもたず、抗炎症作用以外の副腎皮質ホルモン様の作用をもたないので、このようによぶ。

体温調節

視床下部の体温中枢はセットポイントという体温基準値をもっており、常に身体の各部位の温度センサーからの情報を受け、セットポイントと照合している。もし、セットポイントと異なっていると熱の産生また放散の司令を出し、体温をセットポイントに一致するように調節する。

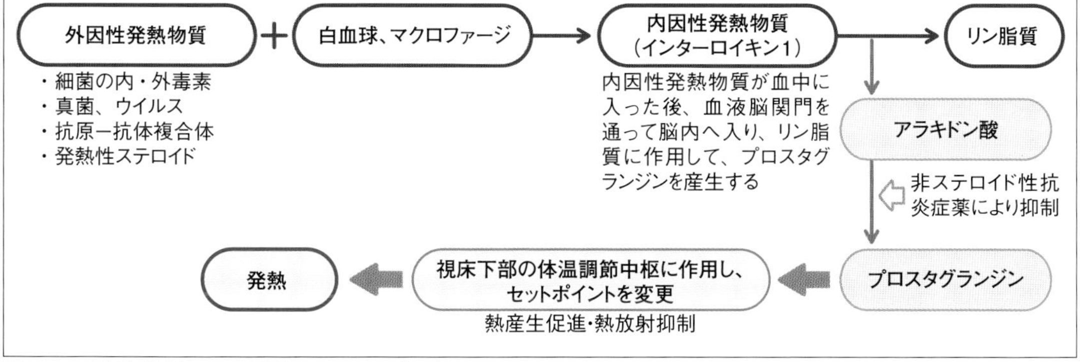

図 4-4　発熱物質による発熱のメカニズム

痛風治療薬　Drugs used in gout

痛風は、体内で過剰生成された尿酸が、手足の関節腔やその周辺に結晶として析出し、激痛を伴った関節の炎症を起こしたもの。尿酸が患部に蓄積すると、白血球が遊走してきてこれを食べようとするが、白血球の活動がさかんになると白血球から乳酸が遊離する。このため患部の pH が低下し、尿酸の析出がさらに増加するという悪循環が起こる（**図 4-5**）。

❶痛風発作治療薬

コルヒチン（**コルヒチン**）

白血球に働いて遊走を抑制し、上記の悪循環を阻止する。

インドメタシン（**インダシン**）

コルヒチンと同様に白血球の遊走を抑える働きがある。また、抗炎症・鎮痛作用により症状を軽減する。

❷尿酸排泄促進薬

プロベネシド（**ベネシッド**）、ベンズブロマロン（**ユリノーム**）

腎臓に働き尿酸の再吸収を抑制して、排泄を促進する。

❸尿酸生成抑制薬

アロプリノール（**ザイロリック**）、フェブキソスタット（**フェブリク**）

尿酸を生成するキサンチンオキシダーゼを阻害し、尿酸の生成を抑制する。

NOTE

熱中症と解熱薬

熱中症は、高温環境下での体温上昇に体温調節機構による発汗などの体温下降作用が追いつかずに発生する熱性障害で、体温は 40℃以上になる。この体温上昇に解熱薬は効果がない。解熱薬の作用は、炎症や感染症によって上昇した体温調節機構のセットポイントを正常に戻すことにより発汗が起きて体温が下がる。しかし、熱中症ではセットポイントは変わっていないので効果が現れない。体温を下げるためには、涼しい場所に移したり、皮膚を水で濡らしたり、冷却ブランケットを掛けたりする。

コルヒチンの使用目的

コルヒチンは、①発作の初期、②発作の前兆を自覚するとき、③尿酸降下薬開始前に発作誘発予防を目的として少量を短期間使用する。

Column　アトロピン

むかし、西洋人は、ベラドンナ（ナス科植物）の液汁を点眼すると、瞳孔がしだいに大きくなり、ベラ（美）ドンナ（女）の状態になることを経験的に知っていました。より美しくありたいと願う女性が、液汁を過量に用いたため、失明・精神錯乱、なかには中毒死をきたす者まで現れました。

アトロピンには、かなりの中枢興奮作用があるため、量を誤ると幻覚・錯乱状態が現れます。ギリシャ神話の 3 大女神の 1 人、アトロポスが生命の糸を断ち切る役目をもっていたことから、毒性のきわめて強いこの薬はアトロポスの名にちなんでつけられたといわれています。

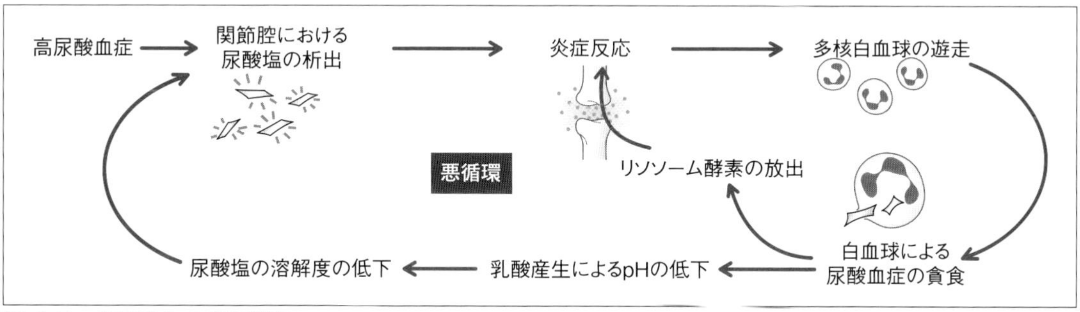

図 4-5　痛風発作の発現機序

Nursing Point

①**カロリー制限を中心とした食事療法**：肥満の是正、とくに高エネルギー食およびアルコール多飲の是正が基本。また、プリン体を多く含む食物（肉エキス、もつ煮など）を制限する。

②**薬物による血清尿酸値のコントロール**：常に 6.0mg/dL 以下に下げておくことが望ましい。血清尿酸値を正常範囲に保つために、生涯にわたって尿酸排泄促進薬や尿酸生成抑制薬を服用させる。

③**尿路管理**：尿酸排泄促進薬を使用する場合は、腎結石が多発する。尿のアルカリ化剤併用や一定の尿量を確保するために、水分摂取を十分にさせることなど、尿路管理が必要となる。

NOTE

痛風治療に使用される非ステロイド性抗炎症薬（NSAID）

すべての NSAID が痛風治療に使用されるわけではない。使用されるのは、インドメタシン、ナプロキセン、プラノプロフェン、オキサプロジンの 4 種類である。NSAID の代表薬であるアスピリンは痛風を悪化させるので使用できない。

関節リウマチ治療薬　Drugs used in rheumatoid arthritis（RA）

関節リウマチは、膠原病の 1 つで自己免疫機序のよって現れる慢性多発関節炎を特徴とする疾患である。炎症の中心は関節滑膜で、増殖した滑膜が周囲の軟骨や骨に侵食して、関節の変形、硬直、離断が生じ、生活動作に障害をきたす。30 ～ 40 歳代の女性に好発する。治療には、理学療法、薬物療法、手術療法が行われる。

❶非ステロイド性抗炎症薬（NSAIDs）

鎮痛、抗炎症作用はあるが、関節リウマチの進行を防止する作用はない。消化管出血や腎障害の副作用に注意する。

❷疾患修飾性抗リウマチ薬（DMARDs）

サラゾスルファピリジン（アザルフィジン）、ブシラミン（リマチル）、メトトレキサート（リウマトレックス）など

免疫異常を改善して関節リウマチの進行を抑え、骨の破壊や運動障害を予防する。遅効性なので患者が服薬を中断しないように注意する。腎障害、タンパク尿、間質性肺炎、骨髄抑制、肝障害などの重篤な副作用が現れることがある。

❸抗 TNF-α抗体

インフリキシマブ（レミケード、点滴注射）、エタネルセプト（エンブレル、皮下注射）

関節リウマチの炎症を引き起こすサイトカインのなかで主要な役割を果たしている TNF－αに結合して、その作用を中和する。強力な抗炎症作用を示すが、感染症誘発、間質性肺炎など重篤な副作用が現れることがある。

骨粗鬆症治療薬　Drugs used in osteporosis

骨粗鬆症は骨強度の低下を特徴とし、骨折が増大しやすく加齢に伴って発症頻度が上昇する。高齢者の骨強度の低下を抑制して、転倒・転落を防ぎ、介護状態にならないようにする。

❶ビスホスホネート製剤

エチドロネート（ダイドロネル）、アレンドロネート（フォサマック）、リセドロネート（アクトネル）

骨中のハイドロキシアパイタイトに結合して強力な骨吸収抑制作用を示す。骨粗鬆症治療の第 1 選択薬。朝食 30 分前に十分な水で服用し、その後 30 分間は横にならない。

❷選択的エストロゲン受容体モジュレーター

ラロキシフェン（エビスタ）

エストロゲン受容体に結合し、骨吸収を抑制する。閉経後骨粗鬆症の骨密度を増加し、脊椎椎体骨折を抑制する。

❸カルシウム製剤

L-アスパラギン酸カルシウム（アスパラ -CA）、リン酸水素カルシウム

カルシウムの補給により血中カルシウム濃度が上昇すると、パラソルモン（副甲状腺ホルモン）の分泌が抑制され、骨の吸収が抑えられる。骨量減少予防の目的でカルシウム摂取の少ない患者に使用する。カルシウムが腸管から吸収されるためにはビタミン D が必要である。

❹女性ホルモン製剤

エストリオール（ホーリン）、エストラジオール〔エストラーナ（貼付剤）〕

閉経後のエストロゲン低下による骨吸収の亢進を抑制するためにホルモン補充療法が行われる。

❺活性型ビタミン D_3 製剤

ビタミンDは腸管からカルシウムの吸収を促進する作用があり、血清カルシウム濃度を上昇させる。作用が確実な活性型ビタミン D_3 剤であるアルファカルシドール（アルファロール）、カルシトリオール（ロカルトロール）を使用する。

❻カルシトニン製剤

エルカトニン（エルシトニン）、サケカルシトニン（サーモトニン）

カルシトニンは骨吸収抑制作用があるホルモンで、中枢性の鎮痛作用もあるため、骨粗鬆症による腰背部痛にも効果がある。

片頭痛治療薬　Drugs used in migraine

片頭痛では、数時間から 3 日間続く片側性、拍動性の強い頭痛と、悪心・嘔吐、光・音過敏が繰り返して現れる。20 ～ 40 歳代の有病率が高い。脳内伝達物質であるセロトニンの活性が低下して頭蓋内血管が拡張し、血管周囲の感覚神経を刺激することが原因と考えられている。

❶急性期治療薬

- **特異的治療薬**：セロトニン作用薬のトリプタン系薬〔スマトリプタン（イミグラン）〕は、頭蓋内血管を特異的に収縮させる。
- **非特異的治療薬**：非ステロイド性抗炎症薬（NSAIDs）、鎮吐薬、抗うつ薬，抗不安薬などを軽症の場合に使用する。

❷予防的治療薬

カルシウム拮抗薬〔**ロメリジン**（テラナス）〕やバルプロ酸、β遮断薬、抗うつ薬などの薬物療法と、誘発精神的ストレスや飲酒、睡眠不足、騒音、人込みなどからの隔離などの生活療法が行われる。

第４章　オータコイド・アレルギー用薬

確認問題

Q1　誤っているのはどれか。

1. 非ステロイド性抗炎症薬共通の副作用として胃腸障害がある。
2. 非ステロイド性抗炎症薬は、視床下部においてプロスタグランジンの産生を抑制して解熱作用を発現する。
3. コルヒチンにより尿酸生成が抑制される。
4. 尿酸排泄促進薬は尿細管での尿酸の再吸収を抑制する。

Q2　正しいのはどれか。

1. ヒスタミン H_2 受容体拮抗薬は、胃酸分泌を抑制する。
2. アンジオテンシン変換酵素阻害薬はアンジオテンシノゲンからアンジオテンシンⅠの変化を抑える。
3. アンジオテンシンⅠには血圧上昇作用がある。
4. アスピリンには鎮痛作用の他に血栓溶解作用もある。

Q3　非ステロイド性抗炎症薬で注意すべき有害作用はどれか。

1. 薬物依存
2. 無月経
3. 糖尿病
4. 消化性潰瘍

ANSWER & ADVICE

A1　3

1：胃腸障害を防ぐためにプロスタグランジン製剤を併用する。

3：コルヒチンは痛風による炎症部位への白血球の遊走を抑制するが、尿酸生成には影響を与えない。

A2　1

2：アンジオテンシン変換酵素阻害薬はアンジオテンシンⅠからアンジオテンシンⅡへの変換を抑制する。

3：アンジオテンシンⅡが血圧上昇作用をもっている。

4：血栓溶解作用ではなく、抗血小板凝集作用がある。

A3　4

非ステロイド性抗炎症薬はプロスタグランジンの合成を抑制するが、このプロスタグランジンは胃粘液の産生に必要な物質である。これがなくなると胃酸から胃粘膜、粘膜下組織を防御することができなくなり、炎症（潰瘍）が起きる。

Q4 次のうち誤っているのはどれか。

1. アスピリンはピリン禁忌の患者に用いてはならない。
2. 抗ヒスタミン薬（H_1 受容体拮抗薬）は、催眠作用や制吐作用も有する。
3. アレルギー反応に関係するのはヒスタミンの H_1 受容体である。
4. 非ステロイド性抗炎症薬は、末梢発痛部位でプロスタグランジンの産生を抑制することにより鎮痛作用を発現する。

A4 1

1：アスピリンはピリン系ではなく、サリチル酸系である。

Q5 非ステロイド性抗炎症薬でないのはどれか。

1. アスピリン
2. インドメタシン
3. ロキソプロフェン
4. デキサメタゾン

A5 4

デキサメタゾンは副腎皮質ホルモン剤（ステロイド性抗炎症薬）である。

Q6 炎症および抗炎症薬について正しい組み合わせはどれか。1～4から選びなさい。

ⓐプロスタグランジンは炎症の介在物質である。
ⓑヒスタミン H_1 受容体拮抗薬には抗アレルギー作用がある。
ⓒアスピリンには血液凝固因子阻害作用がある。
ⓓ副腎皮質ホルモン剤によって副腎皮質が肥大する。

1. ⓐ、ⓑ　2. ⓐ、ⓓ　3. ⓑ、ⓒ　4. ⓒ、ⓓ

A6 1

ⓒアスピリンは血小板凝集阻害作用を有するが、血液凝固因子に対する作用はない。
ⓓ副腎皮質は萎縮する。

Q7 アスピリンの薬理作用でないのはどれか。

1. 鎮痛作用
2. 抗凝血作用
3. 解熱作用
4. 抗炎症作用

A7 2

アスピリンを代表とする非ステロイド性抗炎症薬は、鎮痛作用、解熱作用、抗炎症作用、抗血小板凝集作用の4つの薬理作用をもっているが、抗凝血作用はない。

Q8 痛風患者の指導で正しいのはどれか。

1. 尿酸の排泄促進薬は痛風発作が消失したら服用を中止する。
2. 水分摂取を少なくして尿酸の腎臓からの排泄を促す。
3. 血清尿酸値をコントロールの指標とする。
4. プリン体を含む食品を制限する必要はない。

A8 3

1：自覚症状が改善しても、血清尿酸値を正常範囲に保つために長期にわたって使用する。
2：水分摂取を多くして尿中の尿酸濃度を下げ、尿酸が尿路で結石をつくらないようにする。
4：もつ煮、肉エキスなどのプリン体を多く含む食物の制限する。

強くなろう！　薬理の計算 1

（解答は 186 ページ）

問 1　5％濃度の薬液を 100mL を用いて 0.2％濃度の希釈液をつくるとき、必要な水分量は何 mL になるか。

1．1,400　　2．2,000　　3．2,400　　4．2,500

問 2　5％のグルコン酸クロルヘキシジンを用いて 0.5％希釈液 1000mL をつくるのに必要な原液量は何 mL になるか（第 95 回看護師国家試験）

問 3　5％ヒビテン溶液を用いて、0.05％ヒビテン希釈液 2L をつくるのに必要なヒビテン溶液量は何 mL となるか。

問 4　0.25g/10mL と表記された注射液を 0.2g 投与するために必要な薬液量は何 mL となるか。

問 5　点滴静脈内注射 1800mL/ 日を行う。一般用輸液セット（20 滴≒ 1mL）を使用した場合、1 分間の滴下数はどれか（第 102 回看護師国家試験）。

1．19 滴　　2．25 滴　　3．50 滴　　4．75 滴

第5章 心臓血管系作用薬

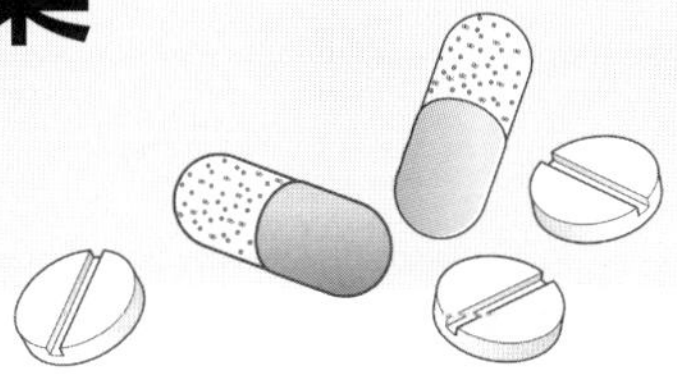

心不全治療薬 ………………………… 慢性心不全治療薬
ジギリタス製剤
アドレナリンβ_1作用薬
ホスホジエステラーゼ阻害薬

抗不整脈薬

抗狭心症薬 ………………………… 硝酸化合物
カルシウム(Ca)拮抗薬
β遮断薬
血管拡張薬

抗高血圧薬 ………………………… 高血圧治療の目的
高血圧の病態と降圧治療方針

抗脂質異常症薬

利尿薬

1　心不全治療薬
Drug for cardiac failure

心不全とは、種々の疾患の下で心臓の機能が低下して全身組織の需要を満たすだけの送血ができないか、ないしは心室充満圧（心室拡張末期圧）が上昇しなければ送血できない病態生理学的状態をいう。

なかでも種々の心疾患を基礎として、心機能が低下したときに起こる症候群をうっ血性心不全という。心不全のうちで最も多い型で、通常、慢性の経過をとる。

病態生理学的には、心臓のポンプ作用の低下により心拍出量が低下し（前方障害）、静脈還流量が減少し、静脈側にうっ血を生じる（後方障害）ために全身臓器の機能障害が起こり、多彩な症状を呈する。心拡大、呼吸困難、浮腫、運動耐容量低下、乏尿、などが重要な徴候である。

心不全治療薬

①アンジオテンシン変換酵素（ACE）阻害薬、アンジオテンシンⅡ受容体拮抗薬（ARB）、β遮断薬、利尿薬、強心薬が使用される。

②β遮断薬やACE阻害薬、ARBが生命予後を改善する。

・β遮断薬は、慢性うっ血性心不全の病態が進行し、重症化する過程で生じるカテコールアミン（β_1作用）による情報伝達系の過剰な促進性調節を抑制する。

・ACE阻害薬やARBは、血管拡張作用により後負荷を減少し、心筋組織のレニン・アンジオテンシン系を抑制して心肥大を抑える。

③β_1作用薬やホスホジエステラーゼ阻害薬は急性期には有効であるが、長期間使用すると予後を悪化させる。

④ジギタリス製剤の有効性に関しては議論が多い。

以下におもな強心薬について述べる。利尿薬（p.132）、アンジオテンシン変換酵素阻害薬およびアンジオテンシンⅡ受容体拮抗薬（p.108）の項を参照のこと。

NOTE

ジギタリス製剤

ジゴキシン（ジゴシン）、デスラノシド（ジギラノゲン）

強心薬とは、心筋の収縮力を強めて心拍出量を増加し、全身循環を改善する薬物のこと。ジギタリス製剤は、強心薬の代表的な薬物である。

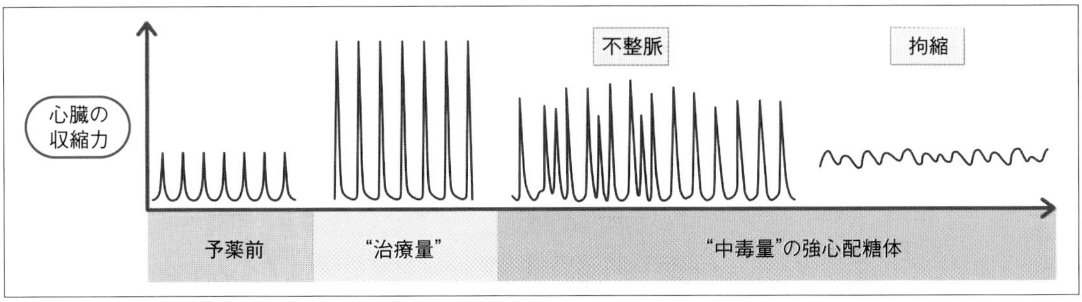

図 5-1　ジギタリス製剤の心臓収縮力に対する作用

表 5-1　ジギタリス製剤の特徴

薬理作用	心臓に対する次の直接作用により強心作用を示す ①収縮力を強める（陽性変力作用） ②心拍数減少（陰性変時作用） ③興奮伝導系における興奮の伝導を遅くする（陰性変伝導作用）
	直接作用の結果生じる間接作用 利尿作用：直接作用により全身循環および腎循環が改善し、尿量が増加。それにより浮腫が減少する
臨床応用	①うっ血性心不全 ②心房細動・粗動 ③発作性上室性頻拍
副作用	①心臓症状：徐脈や心室性期外収縮、房室ブロックなどの不整脈 ②消化器症状：食欲不振、悪心、嘔吐 ③神経症状：頭痛、めまい
相互作用	低カリウム血症を起こすような利尿薬（チアジド系利尿薬、フロセミド）との併用は毒性が増強されるので注意を要する
注意事項	安全域が狭く、また蓄積作用もあるので治療薬血中濃度をモニタリングし、中毒に注意（p.36 参照）

表 5-2　主なジギタリス製剤の性質の違い

薬物名	消化管からの吸収	投与法	作用発現時間（分）	最大効果（時間）	作用持続日数
ジゴキシン	75％	経口、静注	5～30	1.5～3	2～6日
デスラノシド	0％	静注のみ	10～30	1～2	3～6日

ジギタリス中毒

ジギタリス製剤の代表薬であるジゴキシンの場合、0.8ng/mL 以上の血中濃度で治療効果を現すが、2ng/mL を超えると中毒が現れる。ジギタリス服用患者の 20％以上が中毒をきたしたという報告があるほど、**ジギタリス中毒**の発生率は高い。中毒症状として表 5-1 の副作用が現れる。

アドレナリンβ_1作用薬

ドブタミン（ドブトレックス）、ドパミン（イノバン）、デノパミン（カルグート）

心筋のβ_1受容体に作用し、心筋内のcAMPを増加させる（図5-2）。

ホスホジエステラーゼ阻害薬

心筋内のcAMPを分解するホスホジエステラーゼを阻害すると、cAMPが増加し、β_1作用薬と同様に心機能が亢進する（図5-2）。この酵素には11のアイソザイムがあり、心筋に存在するのは3型で、その特異的阻害薬も開発されている。

非特異的阻害薬：アミノフィリン（ネオフィリン）

強力な強心利尿作用、気管支拡張作用がある。安全域が狭いので治療薬血中濃度モニタリング（TDM）対象薬（p.36参照）。

Ⅲ型特異的阻害薬：オルプリノン（コアテック）、ミルリノン（ミルリーラ）

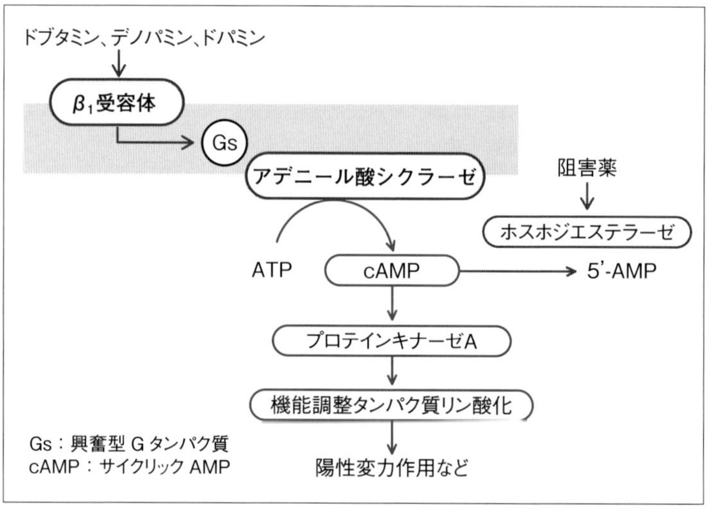

図5-2　β_1作用薬とホスホジエステラーゼ阻害薬の作用部位

NOTE

アミノフィリンの副作用

アミノフィリン（ネオフィリン）はテオフィリンにエチレンジアミンを結合させて水溶性を増したもの。治療効果が現れるためには10μg/mL以上の血中濃度が必要であるが、20μg/mLを超えると不安・不眠・胃腸障害・頻脈・けいれんなどの副作用が現れる。

Nursing Point

①強心薬は安全域が狭く効力が強いので、服薬量を厳重に守るようにする。
②カテコールアミン製剤の静脈内注射は緊急時に行われるので、日頃から使用法・与薬量・副作用を知っておく。与薬は心電図モニタリング下に行い、致死性不整脈の出現に注意する。
③ドパミンやドブタミンは血管外に漏れると壊死を生じることがあるので、中心静脈から与薬する。
④ショックで急激に病態が変化することがあるので、バイタルサインに十分注意する。

Column ジギリタスの発見

18世紀のイギリスでは、浮腫を取り除くための民間療法として、20種類以上の薬草を混ぜたものを使用していました。この混合薬は確かに浮腫を取り除くのですが、激しい嘔吐と下痢を伴うものでした。

エジンバラ大学で医学を学び、1775年からバーミンガムの病院で医師として勤務していたW.ウィンザリングは、植物学の知識ももっていたので、この話を聞き、20種類以上の薬草のなかで実際の効果があるのはジギタリス（和名：キツネノテブクロ）の葉ではないかと推論しました。

そこで、ジギタリスの葉でつくったお茶を浮腫患者に飲ませたところ尿量が著しく増加し、むくみがなくなったのです。

ウィンザリングはこの薬物の利尿作用から、ジギタリスは腎臓に作用するのではないかと考えていました。ジギタリスの薬理作用の本質が心臓に対する直接作用であることが明らかにされたのは、1930年代に入ってからです。

ウィンザリングはこの植物について10年間、研究し続け、花の満開時に採取した葉が最も薬効があること、また、葉脈や葉柄の部分を除くべきであることなども発見しました。

現在では、ジギタリス葉そのものではなく、その成分であるジギトキシン、ジゴキシンを治療に使用しています。また、その他の植物（キョウチクトウなど）や動物（ガマの油：センソ）からもジギタリス類似の作用をもつ物質が発見され、臨床応用されています。

2 抗不整脈薬 Antiarrhythmic drugs

NOTE

リドカインの与薬

リドカインは静脈内注射または点滴静脈内注射で適用する。

不整脈とは、興奮伝導系の刺激生成と興奮の伝導異常によって心拍のリズムが乱れることをいう（**図 5-3**）。臨床的立場から、頻脈性不整脈と徐脈性不整脈に分類される（**表 5-3**）。頻脈性不整脈の治療には抗不整脈薬（**表 5-4**）、徐脈性不整脈には人工ペースメーカーを使用する。

表 5-3　不整脈の分類

頻脈性不整脈	徐脈性不整脈
A. 上室性頻脈性不整脈	①洞性徐脈
①洞性不整脈	②洞停止
②発作性上室性頻拍	③洞房ブロック（洞房伝導障害）
③心房粗動	④洞不全症候群
④心房細動	⑤房室ブロック（房室伝導障害）
⑤上室性期外収縮	⑥脚ブロック（心房内伝導障害）
B. 心室性頻脈性不整脈	⑦ペースメーカの下方移動
①心室性頻拍	⑧非伝導の心房期外収縮
②心室細（粗）動	⑨発作性上室性頻拍の後の徐脈性不整脈
③心室性期外収縮	

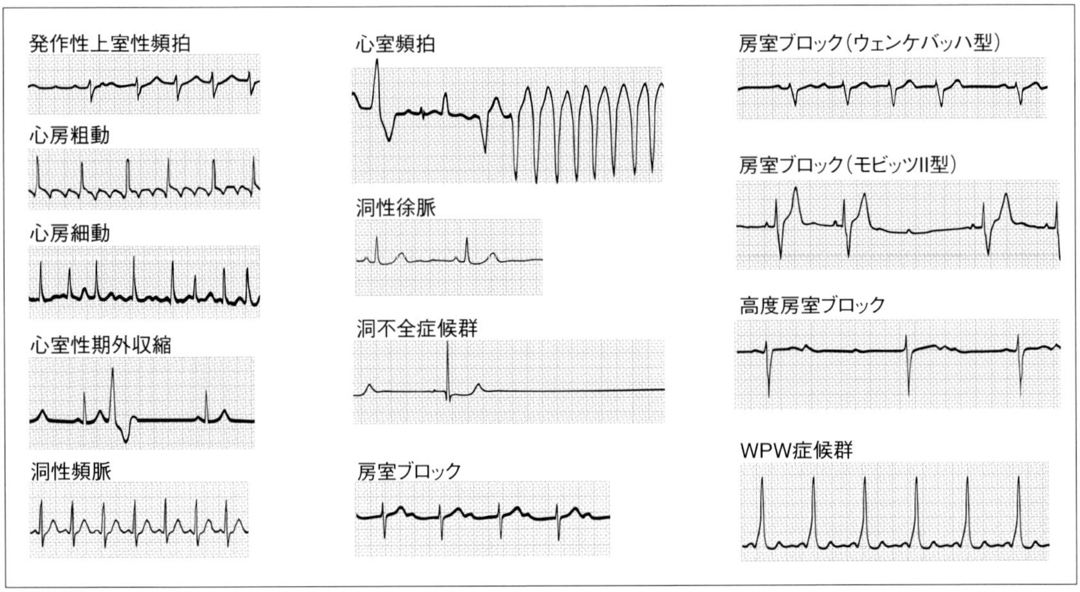

図 5-3　おもな不整脈の波形

表 5-4　おもな抗不整脈薬の応用

<table>
<tr><th colspan="2">分　類</th><th>薬物名</th><th>心房粗動・心房細動</th><th>上室性頻拍</th><th>心室性期外収縮</th><th>心室頻拍</th></tr>
<tr><td rowspan="5">Ⅰ</td><td rowspan="5">Na^+ チャネル拮抗薬</td><td>プロカインアミド（アミサリン）</td><td rowspan="3">○</td><td rowspan="3">○</td><td rowspan="3">○</td><td rowspan="3">○</td></tr>
<tr><td>ジソピラミド（リスモダン）</td></tr>
<tr><td>キニジン（キニジン）</td></tr>
<tr><td>リドカイン（キシロカイン）</td><td>−</td><td>−</td><td>○</td><td>○</td></tr>
<tr><td>ピルシカイニド（サンリズム）</td><td>○</td><td>○</td><td>○</td><td>○</td></tr>
<tr><td>Ⅱ</td><td>β受容体遮断薬</td><td>プロプラノロール（インデラル）</td><td>○</td><td>○</td><td>−</td><td>−</td></tr>
<tr><td>Ⅲ</td><td>K^+ チャネル拮抗薬</td><td>アミオダロン *（アンカロン）</td><td>○</td><td>○</td><td>○</td><td>○</td></tr>
<tr><td>Ⅳ</td><td>Ca^{2+} チャネル拮抗薬</td><td>ベラパミル（ワソラン）</td><td>○</td><td>○</td><td>−</td><td>○</td></tr>
</table>

*他剤で効果がみられない難治性不整脈に使用される

Nursing Point

①薬の副作用について説明し、服用量を守るように指導する。

②期外収縮は数が多くても基本的には生命の危険のない良性のものであり、心配ないことを十分に説明し、患者の不安を取り除くように努める。

③発作的に不整脈が出現した場合の対応を説明しておく。たとえば発作性上室性頻拍であれば、息ごらえ、嘔吐反射などを利用することを教えておく。

④頻脈性の心房細動では心拍数と脈拍数に差を生じる（脈拍欠損）ことがあるので注意する。

3　抗狭心症薬
Antianginal drugs

NOTE

心筋の酸素消費量

心筋は酸素依存度が高く、血液中に含まれる酸素の約 70％を摂取する。これは他の臓器が 15 〜 20％であるのに比べると著しく多い。

狭心症とは、冠動脈の障害（動脈硬化・血管けいれんなど）により、一過性の心筋虚血が生じ、酸素不足のために胸痛が発作性に起きることをいう。

狭心症はその成因により、労作狭心症（器質性狭心症）と安静狭心症〔冠れん縮性狭心症（異型狭心症）〕に分けられる（**図 5-4、表 5-5**）。

狭心症治療薬は心筋への酸素供給量を増加させるか、または心筋の酸素消費量を減少させる。

硝酸化合物

ニトログリセリン（ニトロペン）、硝酸イソソルビド（ニトロール）

次の２つの作用により、狭心症発作時および発作の予防に使用される。

①冠動脈を拡張し、虚血部への酸素供給量を増加する作用
②静脈から心臓への血液還流を少なくして心臓の負荷を減少させ、心筋の酸素消費量を減少させる作用

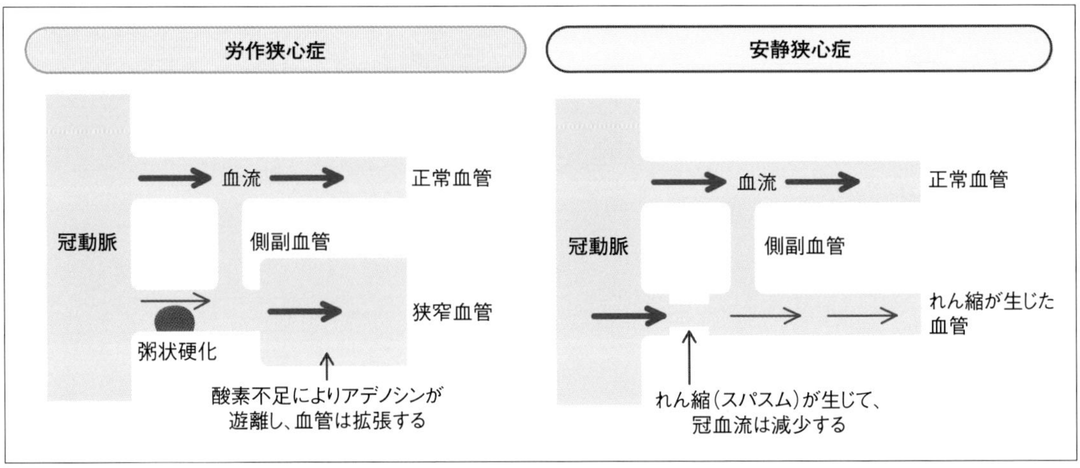

図 5-4　狭心症の成因

表 5-5　狭心症の特徴と治療薬

	労作狭心症	安静狭心症
成　因	冠動脈に動脈硬化などによる器質的狭窄が存在し、運動負荷（労作）によって生じる酸素需要増加に供給が追いつかず、発現する	安静時に冠動脈が一過性にれん縮（スパスム）して血流が障害され、酸素供給が減少するために発現する
症状発現の時期	日常の労作中	夜間から早朝にかけて発現する。胸痛発作で覚せいすることが多い
発作治療	①安静 ②ニトログリセリン（舌下錠、エアゾール） ③硝酸イソソルビド（舌下錠、エアゾール）	①ニトログリセリン（舌下錠、エアゾール） ②硝酸イソソルビド（舌下錠、エアゾール）
発作予防	①β遮断薬 ②ニトログリセリン（軟膏、テープ） ③硝酸イソソルビド（テープ、徐放錠）	①カルシウム拮抗薬 ②ニトログリセリン（軟膏、テープ） ③硝酸イソソルビド（テープ、徐放錠）

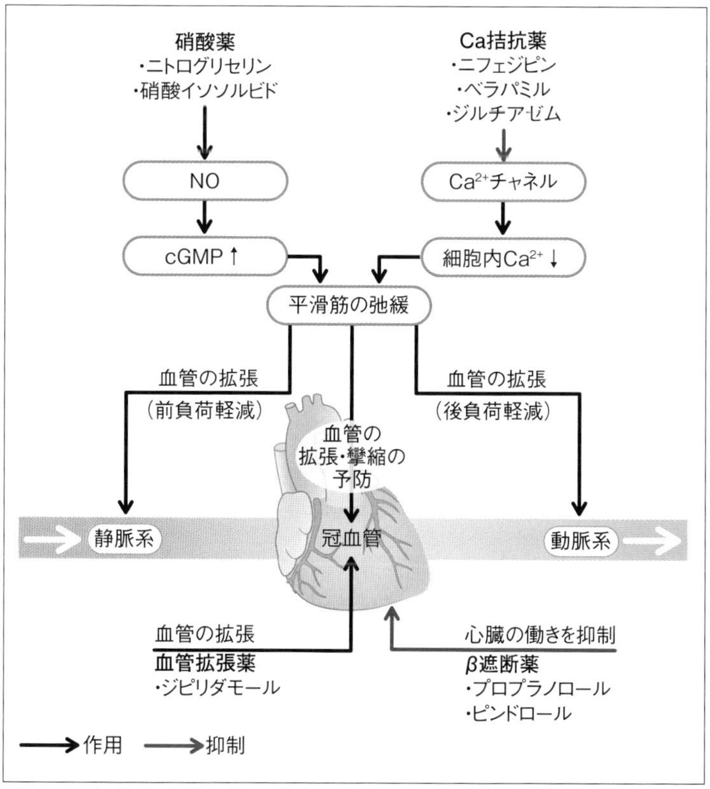

図 5-5　抗狭心症薬の作用機序

（中原保宏裕：やさしい薬理のメカニズム．p23、学習研究社、2005 より改変）

NOTE

狭心症の特徴

狭心痛の部位：通常、左前胸部、時折、背部または心窩部。右胸部の痛みは比較的少ない。

狭心痛の強さ：心筋虚血の範囲と必ずしも相関しない。

狭心痛の持続：労作狭心症…2～3 分間で軽快、安静狭心症…10 分間以内、30 分間以上続く場合は、心筋梗塞を疑う。

狭心発作の頻度：労作狭心症…1～2 回 / 日、安静狭心症…1～2 回 / 週。

ニトログリセリン：舌下錠やスプレー式口腔内噴霧剤（エアゾール）により 1～2 分間で軽快。効かない場合は、急性心筋梗塞、重症不安定狭心症もしくは心性以外の疾患を疑う。

心電図所見：非発作時には心電図に変化を認めない。虚血時に変化。

ニトログリセリン

経口適用されると、そのほとんどが肝臓で分解されて全身血流へ入らない（初回通過効果 100％）。そのため舌下錠やエアゾールとして適用し、口腔粘膜から吸収させる。その他、静脈内適用や軟膏にしてテープに伸ばし、腕や胸にも貼付し、皮膚から吸収させる経皮適用なども行う。経皮吸収を目的としたテープも製造されている（ニトロダーム TTS50 など）。

副作用：低血圧、頻脈、頭痛。

硝酸イソソルビド

経口与薬可能。その他、舌下適用、エアゾール適用、経皮適用（フランドルテープ）も行われる。

NOTE

骨格筋は影響なし

カルシウム拮抗薬によって平滑筋および心筋の収縮は抑制されるが、骨格筋はほとんど影響を受けない。

表 5-6　おもなカルシウム拮抗薬の作用

薬物名	冠血管拡張	末梢血管拡張	心筋収縮減少	房室伝導減少	臨床応用
ベラパミル（ワソラン）	+++	++	+	++	狭心症、不整脈
ニフェジピン（アダラート）	+++	+++	−	−	狭心症、高血圧症
ジルチアゼム（ヘルベッサー）	+++	+	±	+	狭心症、不整脈、高血圧症

カルシウム（Ca）拮抗薬

カルシウムイオンの細胞内流入を抑制する薬物で、細胞内カルシウムイオン濃度が減少し、心筋や冠血管および末梢血管平滑筋の収縮が抑制される。そのため狭心症だけでなく、不整脈、高血圧の治療薬としても使用される（**表 5-6**）。

β遮断薬

プロプラノロール（インデラル）、ピンドロール（カルビスケン）

心臓機能を抑制し、心筋の酸素消費量を減少させる。内服または注射で適用。高度徐脈・気管支喘息の患者には禁忌。

血管拡張薬

ジピリダモール（ペルサンチン）

冠血管拡張作用があり、狭心症の予防や心筋梗塞の再発防止に用いられるが、狭心症発作時には無効。内服で用いる。

Nursing Point

①抗狭心症薬の使用目的、たとえば発作の寛解か予防かなどをはっきり理解させる。

②ニトログリセリンは起立性低血圧によるめまい、失神が現れることがある。いすに腰かけるか、座って服用させる。

③ニトログリセリンは揮発性なので、瓶から出すと効力がなくなっていく。常温で保存した場合は3か月ごとに新しいものに交換する。

④狭心症発作時の対処法を指導する。

⑤狭心症から心筋梗塞に進展することがあるので、その際の対処法をよく指導する。

4 抗高血圧薬
Antihypertensive drugs

高血圧症は、原因疾患の明らかな二次性高血圧症と、原因の明らかでない本態性高血圧症に大きく分けられる。高血圧患者の約 90％は本態性高血圧症である。

表 5-7　血圧の分類

分　類	収縮期血圧（mmHg）		拡張期血圧（mmHg）
正常血圧	＜120	かつ	＜80
正常高値血圧	120～129	かつ	＜80
高値血圧	130～139	かつ / または	80～89
Ⅰ度高血圧	140～159	かつ / または	90～99
Ⅱ度高血圧	160～179	かつ / または	100～109
Ⅲ度高血圧	≧180	かつ / または	≧110
（孤立性）収縮期高血圧	≧140	かつ	＜90

＊収縮期血圧と拡張期血圧が異なる分類に該当する場合は、より高いほうの分類を採用する
（日本高血圧学会：高血圧治療ガイドライン、2019）

表 5-8　おもな抗高血圧薬の分類

降圧利尿薬	チアジド系利尿薬：利尿薬のほかに血管拡張作用もある ループ利尿薬：腎機能低下の強い高血圧症に用いられる カリウム保持性利尿薬：低レニン性高血圧症に用いられる	
交感神経抑制薬	中枢性降圧薬	メチルドパ（アルドメット） クロニジン（カタプレス） グアナベンズ（ワイテンス）
	アドレナリン作動ニューロン遮断薬	レセルピン（アポプロン）
	受容体遮断薬	α_1 遮断薬：プラゾシン（ミニプレス） ブナゾシン（デタントール） β遮断薬：プロプラノロール（インデラル） ピンドロール（カルビスケン） α、β遮断薬：ラベタロール（トランデート） アロチノロール（アロチノロール）
	神経節遮断薬	トリメタファン（アルフォナード） ヘキサメトニウム（メトブロミン）
末梢血管拡張薬	血管拡張薬	ヒドララジン（アプレゾリン）
	カルシウム拮抗薬	ニフェジピン（アダラート） ジルチアゼム（ヘルベッサー）
	アンジオテンシン変換酵素（ACE）阻害薬	カプトプリル（カプトリル） イミダプリル（タナトリル）
	アンジオテンシンⅡ（AⅡ）受容体拮抗薬	ロサルタン（ニューロタン） カンデサルタン（ブロプレス）

NOTE

二次性高血圧の原因疾患

二次性高血圧症には、腎性高血圧、原発性アルドステロン症、クッシング症候群、褐色細胞腫、レニン産生腫瘍および大動脈縮窄症などがある。

高血圧症治療の第一選択薬

軽症時に使用する**カルシウム拮抗薬、アンジオテンシン変換酵素（ACE）阻害薬、アンジオテンシンⅡ（AⅡ）受容体拮抗薬、降圧利尿薬**は、高血圧症に対する第一選択薬である。高血圧症治療薬としてこの４種類を記憶しておくこと。

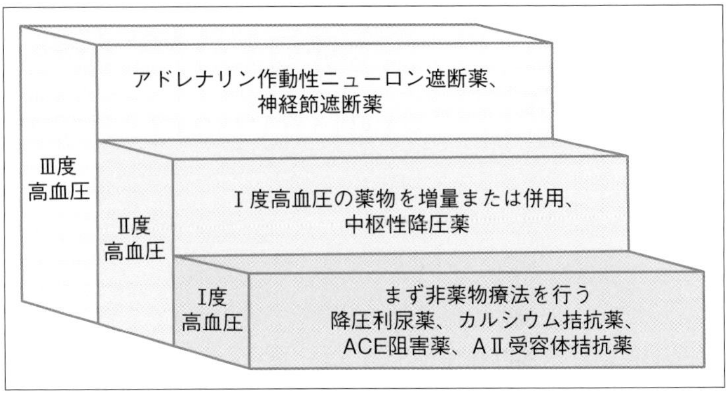

図 5-6　高血圧の各段階に用いられる抗高血圧薬

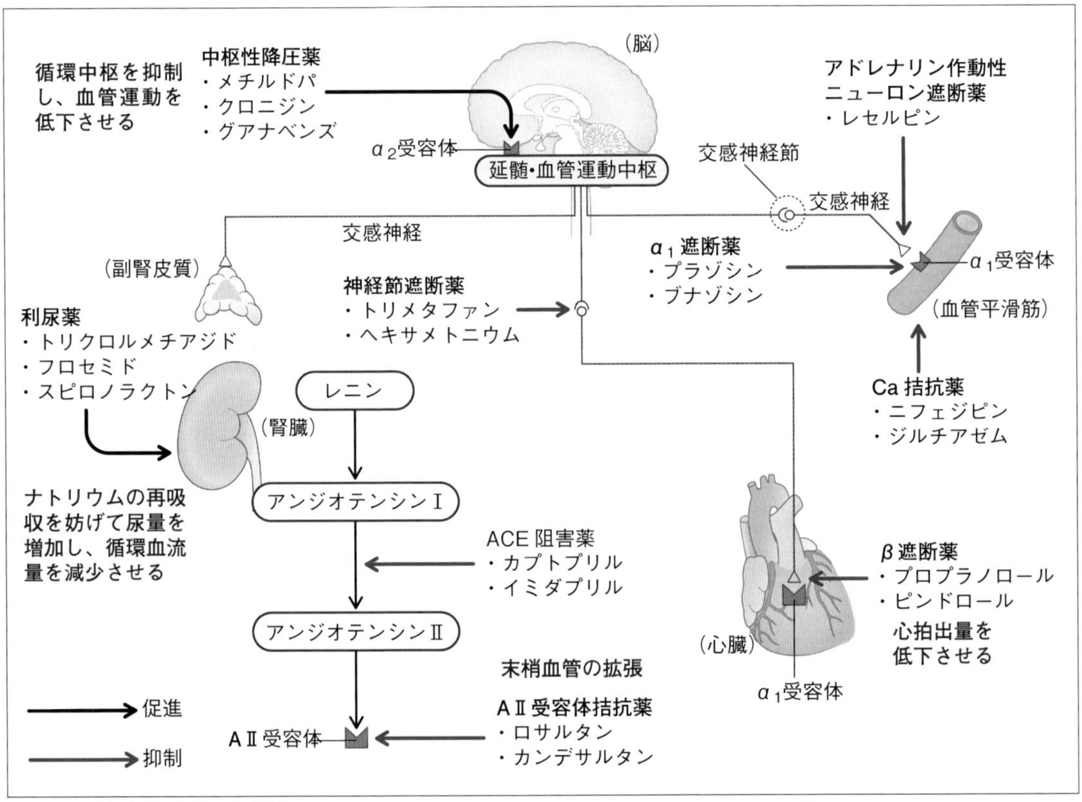

図 5-7　抗高血圧薬の作用点（田中正敏：超図解薬はなぜ効くか、p.133、講談社、1998 より改変）

高血圧治療の目的

①高血圧持続による臓器障害（心肥大、血管肥厚、軽度の尿タンパク、血清クレアチン上昇）を防ぐ。

②高血圧関連合併症（脳血管障害、心不全、狭心症・心筋梗塞、腎不全、大動脈解離、閉塞性動脈硬化）を防ぐ。

高血圧の病態と降圧治療方針

血圧がさほど高くなくても、合併症がある場合には薬物治療を開始する。

［薬物治療開始の条件］

①高値血圧で心不全、腎不全、糖尿病を合併する場合。
②Ⅰ度高血圧で標的臓器障害、高血圧関連性合併症、糖尿病のいずれかを合併する場合。
③Ⅱ度高血圧以上の場合。
④Ⅱ度高血圧未満で標的臓器障害、高血圧関連性合併症、糖尿病の合併がない場合は、まず生活習慣の改善を指導する。

Nursing Point

①長期間の治療継続が必要であり、コンプライアンス（服薬率）を良好維持することや、副作用の発現に注意する。
②治療の目的が合併症の予防と、予後の改善にあることを理解させる。
③生活習慣の修正が重要であることを理解させる。
④薬により悪化する可能性のある疾患の症状に注意する（とくにβ遮断薬：心不全、不整脈、気管支喘息など）。

5 抗脂質異常症薬
Antilipemic drugs

NOTE

LDL と HDL

LDL は組成の約 50％がコレステロールで、肝臓で TG などから合成されたコレステロールを末梢組織へ運搬する役目をもつ。HDL は組成の 50％がタンパク質で、ついでリン脂質とコレステロールを含み、組織からコレステロールを除去して、肝臓へ運ぶ役目をもつと考えられる。肝臓へ運ばれたコレステロールは胆汁酸に分解されて胆汁中に排泄されるが、一部は小腸から再吸収される。

LDL は動脈硬化に促進的に、HDL は抑制的に働くとみなされ、俗に LDL は悪玉コレステロール、HDL は善玉コレステロールとよばれる。

アテローム性動脈硬化症の原因の１つとして脂質異常症（高脂血症）があり、血液脂質のうちコレステロールとトリグリセリド（triglyceride：TG）の増加が動脈硬化症の原因と考えられている。これらの脂質はリポタンパクとして血液中を輸送される。コレステロールは低比重リポタンパク（low density lipoprotein：LDL）に、TG は超低比重リポタンパク（very low density lipoprotein：VLDL）に多く含まれる。また、高比重リポタンパク（high density lipoprotein：HDL）にはリン脂質が多い。

LDL が高く、HDL が低い場合に動脈硬化が進展し、脳梗塞や虚血性心疾患・動脈瘤などを起こしやすくなる。

表 5-9　脂質異常症診断基準（空腹時採血*）

LDLコレステロール	140mg/dL以上	高LDLコレステロール血症
	120～139mg/dL	境界域高LDLコレステロール血症**
HDLコレステロール	40mg/dL未満	低HDLコレステロール血症
トリグリセライド	150mg/dL以上	高トリグリセライド血症
Non-HDLコレステロール	170mg/dL以上	高non-HDLコレステロール血症
	150～169mg/dL	境界域高non-HDLコレステロール血症**

* 10時間以上の絶食を「空腹時」とする。ただし水やお茶などカロリーのない水分の摂取は可とする。
**スクリーニングで境界域高LDL-C血症、境界域高non-HDL-C血症を示した場合は、高リスク病態がないか検討し治療の必要性を考慮する。
（日本動脈硬化学会編：動脈硬化性疾患予防ガイドライン 2017 より）

表 5-10　おもな抗脂質異常症薬

薬物名		作　用
コレステロール合成阻害薬（スタチン系）	プラバスタチン（メバロチン） シンバスタチン(リポバス) アトルバスタチン(リピトール)	コレステロール生合成の律速段階の酵素を阻害する。強力に血中コレステロールを低下させる。第1選択薬として使用する 副作用：横紋筋融解症、肝障害、催奇性(胎児の先天性奇形の危険性があるため、妊婦には禁忌である)
フィブラート系薬剤	クロフィブラート(ビノグラック)	超低比重リポタンパク(VLDL)の異化亢進、合成阻害により、おもにトリグリセリド(TG)が低下。総コレステロールもわずかに低下する 副作用：肝障害、横紋筋融解症
ニコチン酸誘導体	ニコモール(コレキサミン)	VLDL 産生低下により、低比重リポタンパク(LDL)と TG はともに低下し、高比重リポタンパク(HDL)は上昇する
陰イオン交換樹脂	コレスチラミン(クエストラン)	胆汁酸の再吸収を阻害して、コレステロールの代謝・排泄を促進する。LDL が低下する。TG は上昇することが多い
抗酸化薬	プロブコール(シンレスタール)	コレステロールの胆汁排泄促進。LDL が低下する。HDL も低下することが多い
その他	エイコサペンタエン酸製剤（EPA 製剤：イコサペント酸エチル)	脂質の生合成、分泌を阻害する。TG が低下する

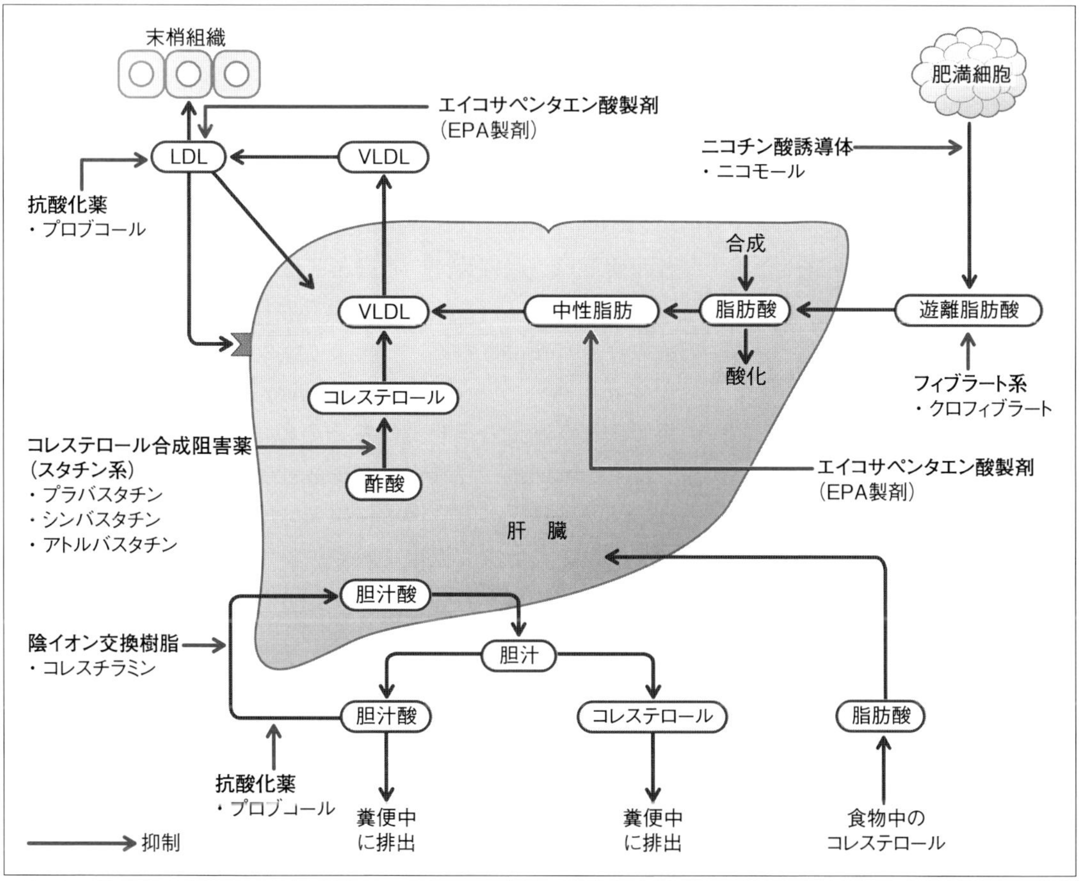

図 5-8　抗脂質異常症薬の作用機序　（日本臨床薬理学会編：臨床薬理学．第 2 版、p.372、医学書院、2003 より改変）

脂質異常症の治療

・食事療法

①動物性脂質を控え、不飽和脂肪酸を多く含む植物性脂肪を摂る。

② TG を減少させるため糖質の摂取を制限する。

・薬物療法

表 5-10 の抗脂質異常症治療薬を使用し、血液中のコレステロールや TG の減少をはかる。

Nursing Point

①動脈硬化性疾患（冠動脈疾患）の予防のために、食事療法（コレステロール摂取制限、脂肪酸の適正化など）、体重減少、アルコール摂取制限、減塩、禁煙、運動なども重要であることを理解させる。

②副作用、とくに筋症状（横紋筋融解症）に注意する。

6 利尿薬
Diuretics

NOTE

利尿薬使用の注意点

過度の利尿作用は血液濃縮、血栓形成、塞栓症、低電解質症や脱水症状などを起こしたり、薬物や薬物代謝物の排出や再吸収に影響を与え、薬効の増強や副作用を発生させたりすることもあるので注意が必要である。

利尿薬とは、尿細管での水の再吸収を抑制して尿量を増加させる薬物である。いろいろな原因で生じる浮腫の除去、高血圧の治療などに使用される。

現在利用されている利尿薬の大部分は、ネフロンでの Na^+ の再吸収を抑制する薬物である。その結果、Na^+ の尿中への排泄が促進され、水が浸透圧差によって受動的に排泄される。

利尿薬は副作用の懸念から使用頻度は減少の一途をたどっていたが、最近の臨床大規模試験で少量でも十分な血圧低下効果と脳卒中予防効果をもつことが確認され、加えて薬価単価が安いことから再び注目を浴びている。

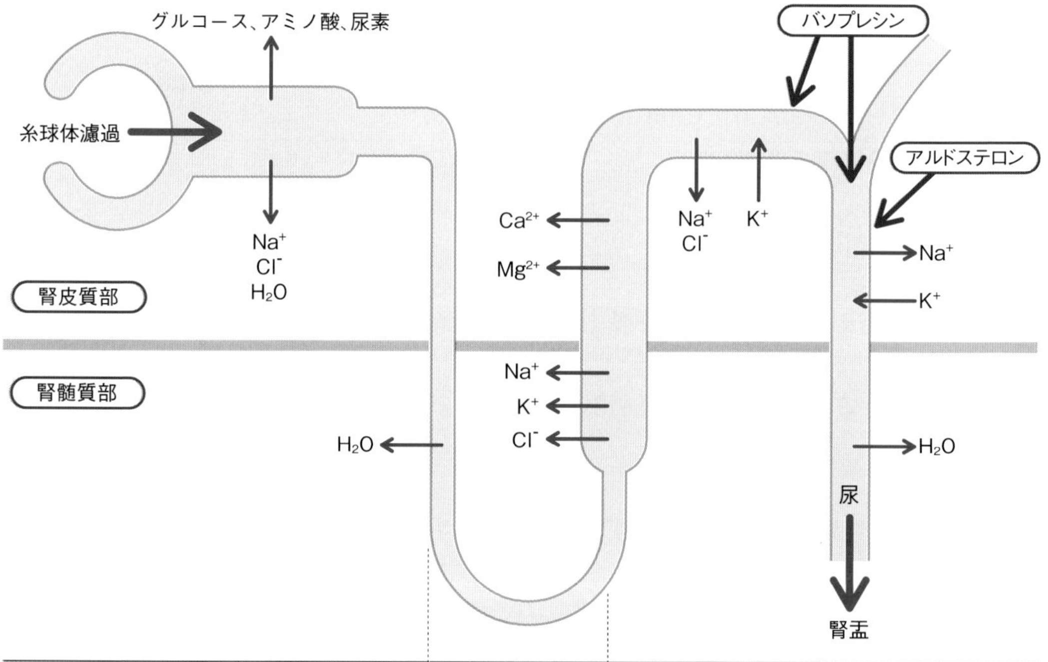

部　位	近位尿細管	ループ	遠位尿細管	集合管
正常時の水再吸収率	75%	5%	15%	5%弱
利尿薬	・D-マンニトール ・アセタゾラミド	・フロセミド ・ブメタニド ・アゾセミド	・サイアザイド（チアジド）系利尿薬 （ループ皮質部）	・D-マンニトール ・スピロノラクトン ・トリアムテレン

図 5-9　ネフロン（腎単位）での水および電解質の移動と利尿薬の作用部位

表 5-11　おもな利尿薬の特徴

薬物名		作　用
サイアザイド（チアジド）系利尿薬	ヒドロクロロチアジド（ニュートライド）	遠位尿細管におけるナトリウム（Na^+）、クロライド（Cl^-）の再吸収を抑える。抗高血圧薬としてよる用いられる。低カリウム血症を生じる
	トリクロルメチアジド（フルイトラン）	
ループ利尿薬	フロセミド（ラシックス） ブメタニド（ルネトロン） アゾセミド（ダイアート）	ループ（ヘンレ係蹄）における Na^+、カリウム（K^+）、Cl^-の再吸収を抑える。心不全・腎不全に伴った浮腫の治療に用いられる。低カリウム血症を生じる
カリウム保持性利尿薬	スピロノラクトン（アルダクトン A）	低カリウム血症を生じない。逆に高カリウム血症になることがある。アルドステロンの作用に拮抗して利尿作用を示す
	トリアムテレン（トリテレン）	アルドステロンとは、無関係に集合管での K^+ の分泌と Na^+ の再吸収を減少させる
炭酸脱水酵素阻害薬	アセタゾラミド（ダイアモックス）	水素イオン（H^+）と Na^+ イオンの交換に関与する炭酸脱水酵素を阻害することにより Na^+ の再吸収を抑制する。緑内障の治療薬、抗けいれん薬としても使用される
浸透圧利尿薬	D- マンニトール（マンニットール）	非電解質で糸球体にて自由にろ過され、腎尿細管において再吸収を受けにくいもので、組織から水を奪いながら尿中に排泄される。腎不全の予防、脳浮腫の治療に用いる

*注意事項：重要な副作用および相互作用がある

Nursing Point

①服薬の目的、とくに利尿か降圧かをよく理解させる。

②副作用、とくに代謝面への影響を説明し、定期的な検査の必要性を理解させる。

第５章　心臓血管系作用薬

確認問題

ANSWER & ADVICE

Q1　ジギタリス製剤に関する記述のうち正しいのはどれか。

1. ジギタリス製剤は心収縮力を低下させる。
2. ジギタリス製剤は心拍数を減少させる。
3. チアジド系利尿薬との併用によりジギタリス中毒が軽減される。
4. ジギタリス製剤はおもに心室性不整脈の治療に使用される。

A1　2

1：心収縮力を増強。

3：チアジド系利尿薬やループ利尿薬のように、低カリウム血症を起こす利尿薬との併用は、毒性を増強する。

4：心房細動・粗動、発作性上室性頻拍、うっ血性心不全に使用。

Q2　徐脈のある患者に使用が望ましくない薬物の組み合わせはどれか。１～４から選びなさい。

ⓐアトロピン

ⓑジギタリス

ⓒプロプラノロール

ⓓイソプロテレノール

1. ⓐ、ⓑ　　2. ⓐ、ⓓ　　3. ⓑ、ⓒ　　4. ⓒ、ⓓ

A2　3

ⓑ副作用に徐脈作用がある。

ⓒβ遮断薬なので、高度徐脈、気管支喘息の患者に禁忌。

Q3　ジギタリス服用時の説明で正しいのはどれか。

ⓐ生野菜の摂取を控える。

ⓑ薬物血中濃度をモニタリングする。

ⓒ腎機能を指標として与薬する。

ⓓ飲み忘れた場合は次回に増量する。

1. ⓐ、ⓑ　　2. ⓐ、ⓓ　　3. ⓑ、ⓒ　　4. ⓒ、ⓓ

A3　3

a：低カリウム血症でジギタリス中毒が増強されるので、カリウムを多く含む生野菜を摂取することは有用である。

b：ジギタリス製剤は有効血中濃度と中毒血中濃度の差が小さいので、薬物血中濃度をモニタリングして中毒の発現を抑える。

c：腎機能が低下すると中毒が発現しやすいので注意が必要である。

d：飲み忘れた場合でも次回に増量してはいけない。血中濃度が上がりすぎて中毒になる可能性がある。

Q4　ジギタリス製剤の作用はどれか？

1. 鎮痛作用
2. 強心作用
3. 抗菌作用
4. 造血作用

A4　2

ジギタリス製剤は強心作用をもっており、それにより全身循環を改善し、尿量も増加させる。

Q5　正しいのはどれか。

1. ニトログリセリンは心筋の酸素需要を増加させる。
2. 狭心症発作に対してニトログリセリンの舌下錠を使用する。
3. リドカインはおもに上室性頻拍に用いられる。
4. β遮断薬は心室性不整脈に使用される。

A5　2

1：ニトログリセリンにより静脈還流量が低下して心筋の負荷が減少するので酸素需要も減少する。
3：心室性不整脈に用いられる。
4：上室性（心房性）不整脈に使用される。

Q6　心筋梗塞が発生する危険性が高いタイプの狭心症の特徴はどれか。

1. 労作によって痛みが起こる。
2. 締めつけられるような痛みである。
3. 左頚部にも痛みを感じる。
4. ニトログリセリンを用いても痛みが消えにくい。

A6　4

心筋梗塞なるとその痛みをニトログリセリンで取ることができない。

Q7　ニトログリセリンの作用はどれか。

1. 血管拡張
2. 造血
3. 昇圧
4. 免疫抑制

A7　1

ニトログリセリンはすべての平滑筋を弛緩する作用があるため、動脈と静脈の両方が拡張する。

Q8　誤っているのはどれか。

1. 利尿薬は各種浮腫の治療に使用される。
2. アンジオテンシンⅡ受容体拮抗薬は高血圧症治療の第1選択薬である。
3. 不整脈は興奮伝導系の刺激生成異常がおもな原因であり、興奮の伝導異常はほとんどみられない。
4. 浸透圧利尿薬であるマンニトールは、腎不全の予防、脳浮腫の治療に使用される。

A8　3

3：不整脈とは興奮伝導系の刺激生成と興奮の伝導異常により心拍のリズムが乱れることをいう。

ANSWER & ADVICE

Q9 カルシウム拮抗薬に関する記述のうち正しいものはどれか。

1. 細胞外液の遊離カルシウムと結合する薬物のことである。
2. 骨格筋の収縮を顕著に抑制する。
3. 安静狭心症の予防に使用される。
4. 不整脈および狭心症の治療に使用されるが、高血圧症には使用されない。

A9 3

1：カルシウムイオンの細胞内流入を抑制する薬物。
2：心筋や平滑筋の収縮を抑制。骨格筋はほとんど影響を受けない。
4：不整脈、狭心症、高血圧症に使用。

Q10 誤っているのはどれか。

1. リドカインは心室性期外収縮の多発の際に使用される。
2. ニトログリセリンは梗塞を起こした心筋の循環改善薬として用いられる。
3. 再生不良性貧血にタンパク同化ホルモンが与薬される。
4. 出血傾向に対してビタミンKを内服する。

A10 2

2：ニトログリセリンは心筋梗塞に対して効果がない。

Q11 降圧薬の作用機序で正しいのはどれか。

ⓐアンジオテンシン変換酵素阻害薬：昇圧物質合成阻害
ⓑ利尿薬：循環血漿量減少
ⓒβ受容体遮断薬：末梢血管拡張
ⓓカルシウム拮抗薬：心拍出量減少

1. ⓐ、ⓑ　2. ⓐ、ⓓ　3. ⓑ、ⓒ　4. ⓒ、ⓓ

A11 1

β遮断薬は心拍出量減少、カルシウム拮抗薬は末梢血管拡張が降圧機序である。

第6章
血液造血系作用薬

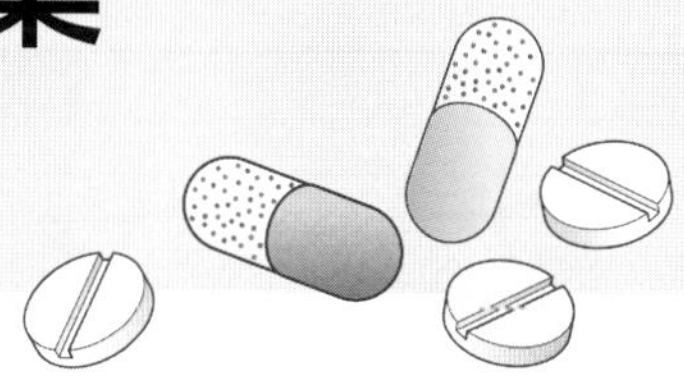

1　貧血治療薬/白血球減少症治療薬
Antianemic drugs/antileukopenic drugs

貧血治療薬　Antianemic drugs

貧血は、赤血球の産生がその過程で種々の障害を受けることによって現れる（**図 6-1**）。貧血に対しては原因を明らかにしたうえで、適切な治療法を選ぶ必要がある。

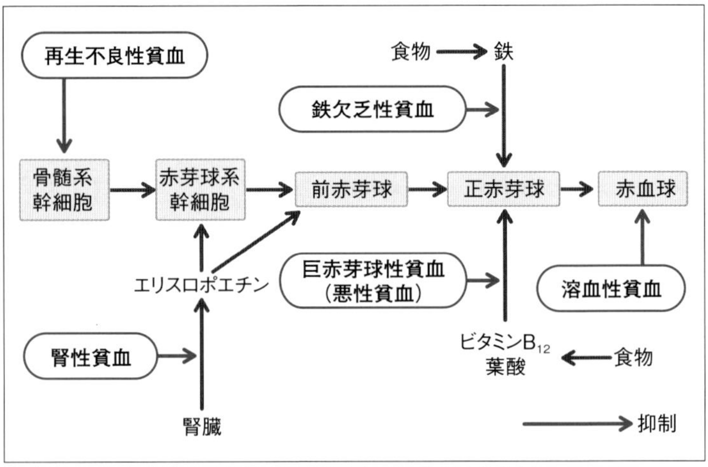

図 6-1　赤血球産生過程と各種貧血における障害部位

表 6-1　貧血の症状

貧血全般に共通の症状	
全身症状	微熱
皮膚および粘膜	蒼白
呼吸・循環器	動悸、息切れ、頻脈、静脈雑音（こま音）、収縮期雑音
精神・神経系	頭痛、易疲労性、全身倦怠感、耳鳴、めまい、嗜眠、失神、筋力低下
消化器	食欲不振、悪心・嘔吐、便秘、下痢、腹部不快感、放屁
泌尿器・生殖器	無月経、インポテンツ
各貧血に固有の症状	
鉄欠乏性貧血	スプーン爪（さじ状爪）、嚥下困難、口内炎
溶血性貧血	黄疸、脾腫
悪性貧血	舌乳頭萎縮、脊髄後索側索症状（亜急性脊髄連合変性症）

＊ただし、これらの症状は軽度貧血では認められない

NOTE

巨赤芽球性貧血（悪性貧血）の内因子

巨赤芽球性貧血はビタミンB_{12}欠乏によって現れるが、ビタミンB_{12}の１日の必要量は１μg/日程度であり、食物中に含まれる量で足りる。しかし、ビタミンが腸から吸収されるためには、胃の壁細胞から分泌される糖タンパク質の内因子が必要で、ビタミンB_{12}欠乏の原因は、この内因子欠乏（萎縮性胃炎、胃亜全摘など）による吸収障害が原因であることが多い。

NOTE

表 6-2　各種貧血とその治療薬

貧　血	薬物名･治療法
鉄欠乏性貧血	硫酸鉄（徐放錠）、含糖酸化鉄（注射）
巨赤芽球性貧血（悪性貧血）	ビタミン B_{12}（注射）、葉酸（注射、内服）
溶血性貧血	副腎皮質ホルモン剤、脾臓摘出
再生不良性貧血	タンパク同化ホルモン、免疫抑制薬（副腎皮質ホルモン剤、シクロスポリン）、輸血、骨髄移植
腎性貧血	エリスロポエチン（エポエチンベータ）

Nursing Point

鉄剤は、お茶や食事と一緒に服用しても効果に影響はない。鉄剤服用に際しては、以下の項目に注意する。

①鉄を大量に投与すると粘膜細胞のフェリチン量が数時間で飽和され、鉄吸収が制限される（粘膜ブロック機構）。そのため、鉄剤は間隔をおいて投与する必要がある。

②空腹時のほうが吸収がよいが胃腸障害を起こすので、通常、食事直後に服用する。

③ビタミン C との服用で、吸収が促進される。

④タンニン酸、制酸薬（カルシウム、マグネシウムを含む）との併用で、吸収が抑制される。

⑤鉄剤の服用により、便が黒くなる。

⑥鉄剤の服用により、貧血は 6 週で改善されるが、貯蔵鉄を十分に蓄積させるためには 4 ～ 6 か月間服用を続ける。

⑦鉄剤の静脈内注射でショック、アナフィラキシー様症状を起こすことがあるので注意する。エリスロポエチンの皮下注射でも同様の症状を起こすことがある。

白血球減少症治療薬　Antileukopenic drugs

G-CSF（レノグラスチム、フィルグラスチム）、M-CSF（ミリモスチム）

骨髄移植後、悪性腫瘍治療薬投与後、X 線照射後の他、再生不良性貧血などによって白血球の減少がみられる。それらの治療には、サイトカインの G-CSF や M-CSF が使用される。G-CSF は好中球、M-CSF は単球の産生および機能を促進する。

Nursing Point

G-CSF の投与でショック、アナフィラキシー様症状を起こすことがあるので注意する。

G-CSF、M-CSF

G-CSF（Granulocyte colony stimulating factor）：顆粒球コロニー刺激因子
M-CSF（Macrophage colony stimulating factor）：マクロファージコロニー刺激因子

2　血液凝固阻止薬/抗血小板薬
Anticoagulants/Antiplatelet drugs

血液凝固阻止薬（抗凝固薬）　Anticoagulants

ヘパリン、経口抗凝固薬（ワルファリンなど）、クエン酸ナトリウム（チトラミン）

血液凝固系に作用して血液凝固を阻止する薬物である（**図6-2**）。

クエン酸ナトリウムは、血漿中のカルシウムイオンと結合することにより血液凝固を阻止する。輸血用（10％）、および血沈用（3.8％）として使用する。

表 6-3　ヘパリンとワルファリンの違い

	ヘパリン	ワルファリン
抗凝固作用	試験管内、生体内	生体内のみ
作用機序	アンチトロンビンⅢの作用を増強（約 1000 倍）	プロトロンビンおよび凝固因子Ⅶ、Ⅸ、Ⅹ産生阻害（肝臓においてビタミン K に競合的に拮抗）
資　源	天然	合成品
与薬方法	静脈内・筋肉内注射	経口与薬
作用発現	すぐに現れる	12～２４時間
作用持続	２～３時間（静脈内注射） ６～８時間（筋肉内注射）	２～７日
拮抗薬	プロタミン	ビタミンK
応　用	DIC、血管カテーテル挿入、輸血および血液検査、血栓塞栓症	血栓塞栓症、人工弁や人工血管置換手術の血栓予防

NOTE

播種性血管内凝固症候群
disseminated intravascular coagulation syndrome：DIC

悪性腫瘍、白血病、感染症、手術、外傷、産科的疾患などの際に血液凝固系の活性化により起こる。全身性に微小血栓が多発、臓器障害をきたすとともに、その結果、凝固因子や血小板が消費されて減少し、加えて線溶系が活性化されて顕著な出血傾向をきたす。治療には血液凝固を阻止するヘパリン点滴静脈内注射が行われる。

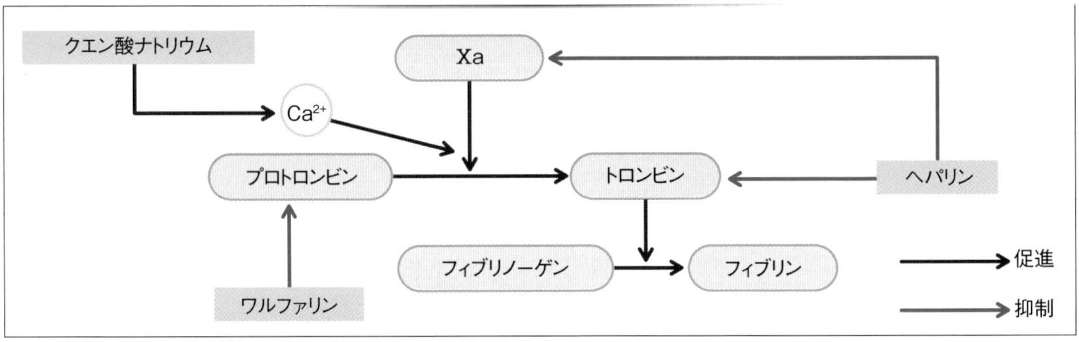

図 6-2　血液凝固系と各種凝固阻止薬の作用する部位

ワルファリンは他の薬物との相互作用がとくに問題となる薬物である。「薬物相互作用」を参照すること（p.24 参照）。

Nursing Point

①ワルファリンは妊婦には禁忌である。
②ヘパリン製剤は点滴が漏れないよう、途切れないよう注意する。

抗血小板薬　Antiplatelet drugs

血小板凝集を抑制して血栓を予防する薬物。主として動脈性血栓症（心筋梗塞、脳梗塞、一過性脳虚血発作など）に使用される（**図 6-3**）。

❶シクロオキシゲナーゼ（COX）阻害薬

非ステロイド性抗炎症薬（アスピリンなど）。血小板内にあって血小板凝集促進作用のあるトロンボキサン A_2 の産生を抑制する。ただし、高用量では血管内皮細胞で合成され血小板凝集抑制作用のあるプロスタグランジン I_2 産生を抑制する（アスピリンジレンマ）。

❷トロンボキサン A_2 合成酵素阻害薬

オザグレル（ドメナン）

抗血小板作用はさほど強く現れない。

NOTE

ワルファリンと食物の相互作用

ワルファリンは食物との相互作用もある。ビタミンＫを多量に含む緑葉野菜（ほうれん草、ブロッコリーなど）、クロレラや、腸内でビタミンＫを産生する納豆などを食べるとワルファリンの効果が減弱する。

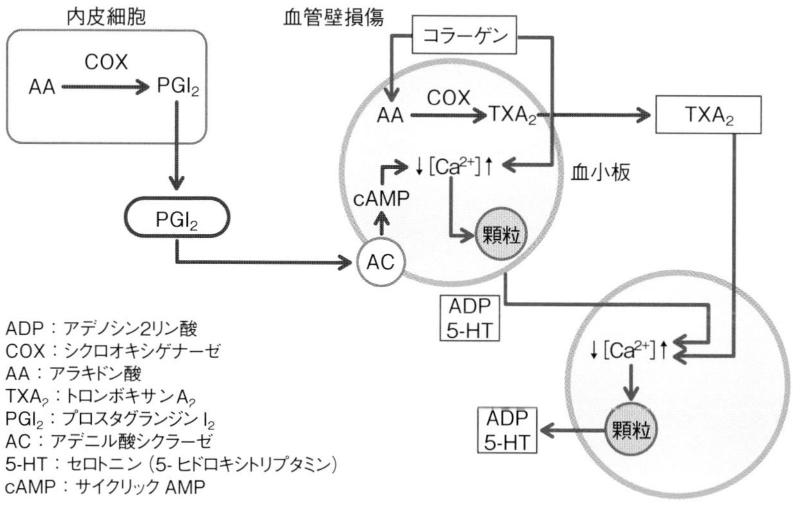

血管壁が損傷し内皮下組織のコラーゲン線維に血小板が粘着すると血小板が活性化し、①細胞内 Ca^{2+} 濃度が上昇して、顆粒からADP、5-HTが放出、②TXA_2 が産生・放出される。これらが周囲の血小板の Ca^{2+} 濃度を上昇し次々に活性化する。活性化した血小板は凝集し血漿タンパク質のフィブリノゲンにより連結される。

内皮細胞膜のアラキドン酸よりつくられた PGI_2 は血小板に作用し、アデニル酸シクラーゼを活性化してcAMPを増加させる。cAMPは細胞内 Ca^{2+} 濃度を減少させ、ADPや5-HTの遊離を抑制する。

図 6-3　血小板凝集の機序

❸血小板サイクリック AMP 増加薬

アデニレートシクラーゼ活性化：チクロピジン（パナルジン）

ホスホジエステラーゼ阻害：ジピリダモール（ペルサンチン）、シロスタゾール（プレタール）

血小板内のサイクリック AMP（cAMP）を増加させ、血小板凝集因子である ADP などの放出を抑制する。

❹セロトニン（5-HT）受容体遮断薬

サルポグレラート（アンプラーグ）

血小板にあるセロトニン受容体を遮断して、血小板凝集因子であるセロトニンの作用を抑制する。

❺プロスタグランジン I_2 誘導体

ベラプロスト（ドルナー）

血小板凝集抑制作用のあるプロスタグランジン I_2 の誘導体。

3 血栓溶解薬/止血薬
Thrombolytic drugs/Hemostatic drugs

血栓溶解薬　Thrombolytic drugs

生体には線維素溶解系（線溶系）という生理機構があり、プラスミンという酵素によってフィブリン（線維素）が溶解される。血栓溶解薬はプラスミノーゲンを賦活化してプラスミンの産生を促進する（**図 6-4**）。

脳血栓、急性心筋梗塞、末梢性動静脈閉塞などに使用する。

❶ウロキナーゼ

フィブリン親和性がなく、液相のプラスミノーゲンを活性化する。プラスミンは産生されるとすぐに不活性化される性質があるので、ウロキナーゼの効果を出すためには大量に与薬する必要がある。その際に、多量のプラスミンが産生されることになるので、出血傾向になることがある。

❷組織プラスミノーゲンアクチベータ（t-PA）

アルテプラーゼ（アクチバシン）、モンテプラーゼ（クリアクター）

フィブリンに結合したプラスミノーゲンのみを活性化する。ウロキナーゼのような欠点が少ない。

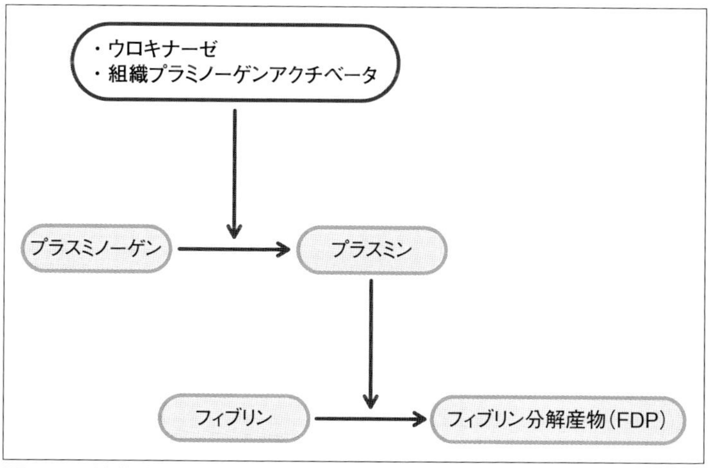

図 6-4　線維素溶解系と血栓溶解薬

F. 止血薬 Hemostatic drugs

❶全身性止血薬

フィトナジオン（**ビタミンK_1**）、カルバゾクロム（**アドナ**）、トラネキサム酸（**トランサミン**）

❷局所性止血薬

アドレナリン（**ボスミン**）、吸収性ゼラチンスポンジ（**ゼルフォーム**）、酸化セルロース（**サージセル**）

アドレナリンの出血局所への塗布、吸収性ゼラチンスポンジ、酸化セルロースの創傷面への直接貼布。

NOTE

トラネキサム酸（抗プラスミン薬）

プラスミノーゲンとフィブリンの結合を阻止する。

第６章　血液造血系作用薬

確認問題

Q1　貧血と治療薬の組み合わせで正しいのはどれか。

1. 再生不良性貧血――――――――葉酸
2. 巨赤芽球性貧血――――――――副腎皮質ホルモン剤
3. 腎性貧血―――――――――――エリスロポエチン
4. 溶血性貧血――――――――――タンパク同化ホルモン

Q2　悪性腫瘍の化学療法による白血球減少症で用いるのはどれか。

1. エリスロポエチン
2. コロニー刺激因子
3. インターフェロン
4. インターロイキン

Q3　人工血管置換術を受けた患者が退院に向け、ワルファリンと降圧薬（β遮断薬）の服薬指導を受けた。正しいのはどれか。

1. ワルファリンは再解離予防のためである。
2. 降圧薬は決められた時間に飲む。
3. 納豆はワルファリンの作用を増強する。
4. 柑橘類の摂取は避ける。

Q4　鉄欠乏性貧血で鉄剤を服用している患者の指導で誤っているのはどれか。

1. 食事は規則正しく摂り１日の全タンパク質摂取量の50％は動物性タンパク質から摂るよう勧めた。
2. ビタミンＣは鉄の吸収を促進させるので果物を十分摂取するよう勧めた。
3. 鉄剤を服用していると胃腸障害が現れたり便が黒くなることを説明した。
4. 鉄剤は自覚症状が改善されたら服用を中止してよいと説明した。

ANSWER & ADVICE

A1　3

再生不良性貧血にはタンパク同化ホルモンや免疫抑制薬、巨赤芽球性貧血にはビタミンB_{12}や葉酸、溶血性貧血には副腎皮質ホルモン剤を使用する。

A2　2

悪性腫瘍の化学療法による白血球減少症には、顆粒コロニー刺激因子（G-CSF）やマクロファージコロニー刺激因子（M-CSF）を使用する。前者は好中球、後者は単球の産生および機能を促進する。

A3　2

1：ワルファリンは血栓阻止の目的で使用。
3：逆に減弱させるのでワルファリン使用時は納豆を食べてはいけない。
4：とくに問題とはならない。

A4　4

4：自覚症状が改善されても貯蔵鉄を蓄積させるために、４～６か月は服用を続けなければならない。

Q5 貧血について誤っているのはどれか。

1. 溶血性貧血ではさじ状爪を認める。
2. 胃切除後の巨赤芽球性貧血にはビタミン B_{12} が有効である。
3. 運動は心悸亢進を起こさない程度に留める。
4. 全身倦怠感に対して足浴やマッサージを行う。

Q6 血液の凝固過程でビタミンKによって促進されるのはどれか。

1. 血小板凝集
2. 血清カルシウムのイオン化
3. プロトンビンの生成
4. フィブリンの生成

Q7 正しいのはどれか。

1. アスピリンは血小板凝集阻害作用を有する。
2. チアジド系利尿薬により高カリウム血症をきたすことがある。
3. β遮断薬を用いると頻脈になる。
4. ウロキナーゼは主として播種性血管内凝固症候群（DIC）の治療に用いられる。

Q8 正しいのはどれか。

1. ワルファリンの作用は感冒薬と併用すると弱まると説明する。
2. ヘパリンはビタミンKに拮抗して抗凝血作用を現す。
3. ヘパリンは試験管内の血液の凝固は阻止できない。
4. ウロキナーゼはプラスミノーゲンを活性化して血栓を溶解する。

Q9 少量投与によって血小板機能を抑制し血栓形成を防ぐのはどれか。

1. アスピリン
2. クエン酸ナトリウム
3. ヘパリン
4. ウロキナーゼ

ANSWER & ADVICE

A5 1

1：さじ状爪（スプーン爪）が現れるのは鉄欠乏性貧血。

A6 3

凝固因子のプロトロンビンは肝臓で合成されるが、ビタミンKはその合成を促進する補酵素として作用する。

A7 1

2：低カリウム血症をきたすことがある。
3：徐脈になる。
4：DICの治療に使用されるのはヘパリンの点滴静脈内注射。

A8 4

1：感冒薬に含まれている非ステロイド性抗炎症が、アルブミンと結合しているワルファリンを遊離型に変えるため、ワルファリンの作用が増強される。
2：ビタミンKに拮抗するはワルファリン。
3：ヘパリンは試験管内の血液の凝固も阻止できる。

A9 1

1：少量のアスピリンで血小板凝集を抑制する。
2：クエン酸はカルシウムと結合して抗凝固作用を現す。
3：ヘパリンはアンチトロンビンⅢの作用を増強して抗凝固作用を現す。
4：ウロキナーゼはプラスミノーゲンを活性化してプラスミンを産生し、血栓溶解作用を現す。

第 7 章

呼吸器系作用薬

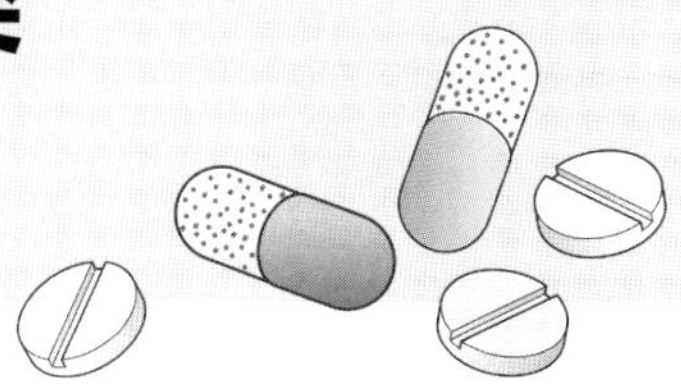

呼吸促進薬	呼吸促進薬
鎮咳薬	中枢性鎮咳薬
	末梢性鎮咳薬
去痰薬	気道分泌促進薬
	気道粘膜溶解薬
	粘膜潤滑薬
気管支喘息治療薬	交感神経作用薬（β_2 作用薬）
	キサンチン誘導体
	脱顆粒抑制薬
	副腎皮質ホルモン剤
	ロイコトリエン拮抗薬

1　呼吸促進薬/鎮咳薬/去痰薬
Respiratory stimulants/Antitussive drugs/Expectorants

呼吸促進薬　Respiratory stimulants

ジモルホラミン（テラプチク）、ドキサプラム（ドプラム）、ジメフリン（レメフリン）、ロベリン（アトムラチン）

呼吸促進薬とは、麻酔薬や催眠薬による呼吸抑制や新生児仮死の場合に用いられる薬物である。呼吸中枢を直接興奮させる薬物と、頚動脈小体の化学受容器を刺激して呼吸中枢を興奮させる薬物の２種類がある（**図 7-1**）。

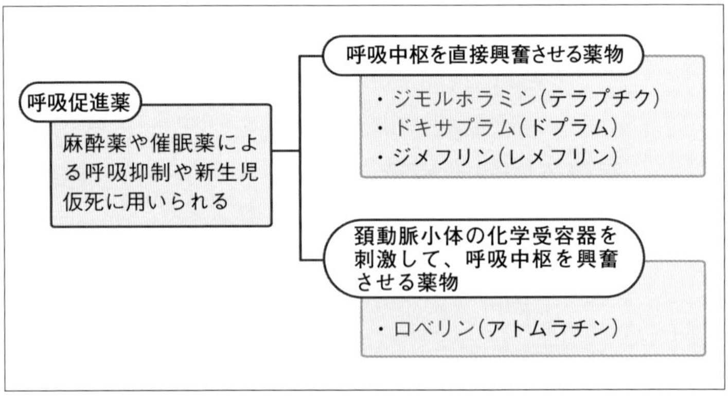

図 7-1　呼吸促進薬

Nursing Point

①呼吸促進薬は、あくまでも一時的な使用であることに注意する。

②呼吸促進薬で根本的に改善されないので、病状の悪化がないか見守る必要がある。

鎮咳薬　Antitussive drugs

コデイン、ノスカピン（ナルコチン）、デキストロメトルファン（メジコン）

鎮咳薬とは、延髄の咳中枢に作用して咳反射を抑制する中枢性鎮咳薬（麻薬性と非麻薬性の２種類）と、気道粘膜に作用して咳を抑える末梢性鎮咳薬がある（**図 7-2**）。

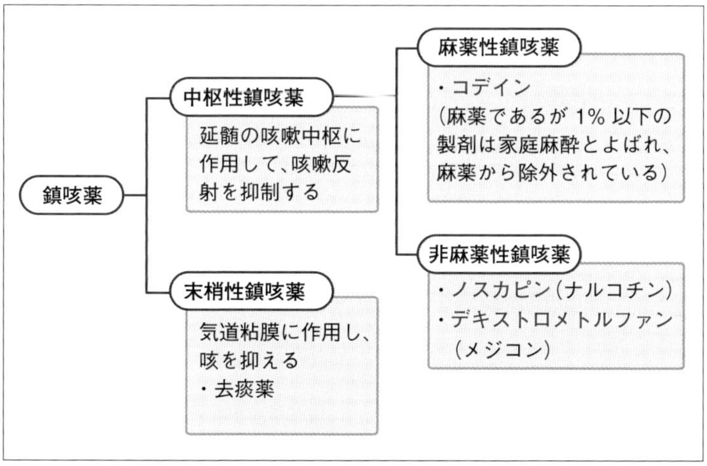

図 7-2　鎮咳薬

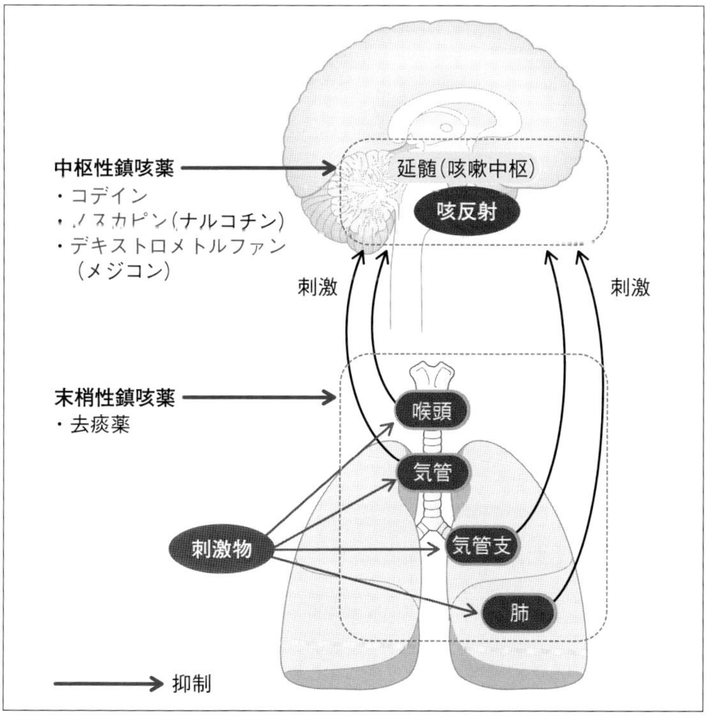

図 7-3　咳反射と鎮咳薬の作用点
（橋本信也：ナースのための薬の知識．p.70、照林社、1988 より改変）

Nursing Point

鎮咳薬のコデインには、便秘・悪心などの副作用があるので注意する。

去痰薬　Expectorants

サポニン生薬（セネガ、オンジ、キキョウ）、重曹水、アセチルシステイン（ムコフィリン）、塩化アルミニウム、メチルシステイン（ペクタイト）、ブロムヘキシン（ビソルボン）、アンブロキソール（ムコソルバン）

去痰薬とは、気道にたまった痰を取り除く薬物のことである。気道分泌促進薬や気道粘液溶解薬、肺胞界面活性物質の分泌を促進し、気道壁を潤滑にする粘膜潤滑薬がある。

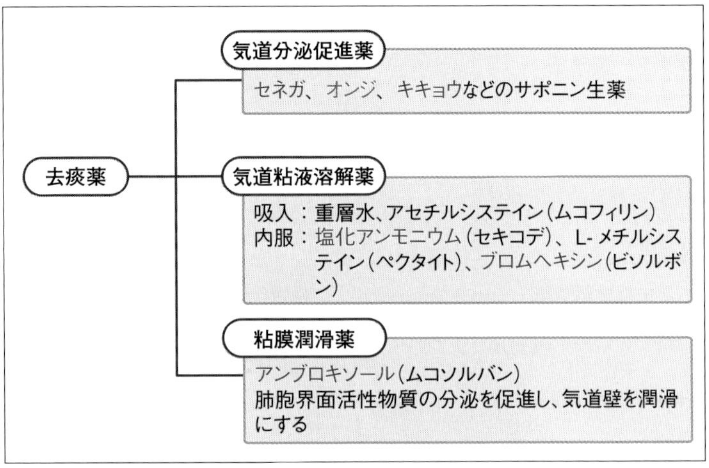

図 7-4　去痰薬

Nursing Point

人工呼吸管理を行っている場合、喀痰の貯留が窒息の原因となるので注意する。その処置として、去痰薬のアセチルシステインやブロムヘキシンの吸入を行う。

2 気管支喘息治療薬
Antiasthmatic drugs

気管支喘息は、広範な気道の狭窄により呼吸困難を起こし、喘鳴やせきを伴うⅠ型アレルギー疾患である。気道の慢性炎症、過敏状態が起きている。

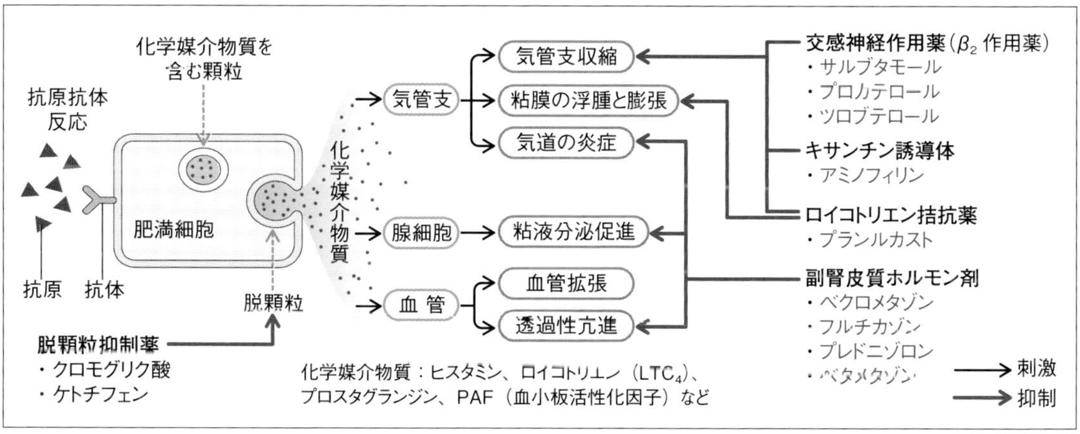

図 7-5　気管支喘息の発現機序と各種気管支喘息治療薬の作用部位

表 7-1　代表的な気管支喘息治療薬

薬物名		特　徴	投与法
交感神経作用薬 （β_2 作用薬）	サルブタモール（ベネトリン） プロカテロール（メプチン） ツロブテロール（ホクナリン）*	交感神経の興奮による気管支平滑筋の拡張作用は β_2 受容体を介するため、β_2 作用薬が喘息発作時に用いられる	吸入または皮下注射 *貼付剤
キサンチン誘導体 （テオフィリン剤）	アミノフィリン（ネオフィリン） テオフィリン（テオドール）	優れた気管支拡張作用がある。安全域が狭い。β_2 作用薬と類似の作用を示す	静脈注射または経口
脱顆粒抑制薬	クロモグリク酸（インタール） ケトチフェン（ザジテン）	直接的な気管支拡張作用はないが、肥満細胞から脱顆粒および化学媒介物質の遊離を阻止し、発作の発生予防に有効。ケトチフェンは抗ヒスタミン作用も有する	吸入：クロモグリク酸 経口：ケトチフェン
副腎皮質ホルモン剤	ベクロメタゾン（キュバール） フルチカゾン（フルタイド） プレドニゾロン（プレドニン） ベタメタゾン（リンデロン）	気管支喘息で生じている気道の炎症を抑制する目的で使用。吸入で適用する方法（副腎皮質ホルモン剤：吸入ステロイド薬）が喘息治療の第１選択となっている。口腔内カンジダの発生を防ぐために使用後にうがいをして薬液を洗い出す 他の薬物が無効な急性発作や慢性症状には全身適用する	吸入：ベクロメタゾン フルチカゾン 経口または静注： プレドニゾロン ベタメタゾン
ロイコトリエン拮抗薬	プランルカスト（オノン）	ロイコトリエン受容体を遮断する薬物。副腎皮質ホルモン剤のような副作用がなく、小児にも使用が認められている	経口

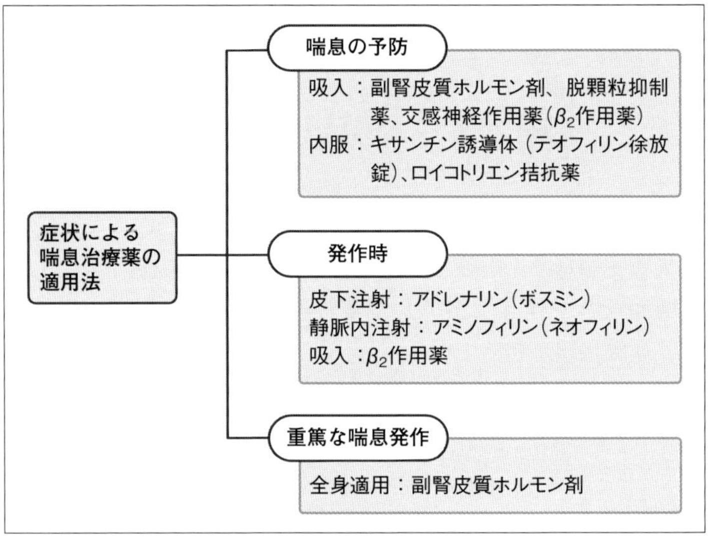

図 7-6　症状による気管支喘息治療薬の適用法

Nursing Point

アミノフィリン（ネオフィリン）は安全域が狭いので、過剰投与にならないように注意する。

第７章　呼吸器系作用薬

確認問題

Q1　正しいのはどれか。

1. ピロカルピンの使用は気管支喘息症状を改善する。
2. 気管支喘息患者にテオフィリンを使用する場合は血中濃度に注意する。
3. ワルファリンを使用するとプロトロンビン時間が短縮する。
4. 冠血管拡張薬として用いられるニフェジピンは低血圧症にも効果がある。

Q2　薬剤と作用との組み合わせで正しいのはどれか。１～４から選びなさい。

ⓐグラニセトロン――――下痢止め
ⓑ H_2 受容体拮抗薬――――胃酸分泌促進
ⓒプロカインアミド――――抗不整脈作用
ⓓオキシトシン――――子宮収縮

1. ⓐ、ⓑ　2. ⓐ、ⓓ　3. ⓑ、ⓒ　4. ⓒ、ⓓ

Q3　気管支喘息について誤っているのはどれか。

1. 発作時の第１選択は副腎皮質ホルモン剤吸入である。
2. 気道の反応性が亢進している。
3. 発作時には呼気の延長が認められる。
4. 消炎鎮痛薬の使用時は発作誘発に注意する。

Q4　呼吸器系作用薬で正しい組み合わせはどれか。１～４から選びなさい。

ⓐ去痰薬――――プレドニゾロン
ⓑ鎮咳薬――――カフェイン
ⓒ気管支拡張薬――――テオフィリン
ⓓ結核薬――――リファンピシン

1. ⓐ、ⓑ　2. ⓐ、ⓓ　3. ⓑ、ⓒ　4. ⓒ、ⓓ

ANSWER & ADVICE

A1　2

1：ピロカルピンはコリン作用薬なので喘息発作を強めることがある。
3：プロトロンビン産生阻害のため、プロトロンビン時間は延長する。
4：高血圧症に効果がある。

A2　4

ⓐグラニセトロンは制吐薬。
ⓑヒスタミン H_2 受容体拮抗薬は胃酸分泌を抑制する。

A3　1

1：発作時、最初に使用されるのは β_2 作用薬である。

A4　4

ⓐプレドニゾロンは副腎皮質ホルモン剤抗炎症薬である。
ⓑカフェインは中枢興奮薬で、鎮咳作用はない。

Q5　気管支喘息発作の誘因でないのはどれか。

1. 寒冷刺激
2. 気道感染
3. β受容体遮断薬
4. 副腎皮質ホルモン剤

Q6　喘息のため吸入用ステロイド薬を使用する患者への説明で適切なのはどれか。

1. 吸入前に最後まで息を吐き出してから吸い込む。
2. 吸入した実感があるまで数回噴霧する。
3. 吸入後はうがいをする。
4. 発作が起こりそうなときに使用する。

ANSWER & ADVICE

A5　4

1、2：喘息では気道が過敏になっており、寒冷刺激、気道の感染で発作を誘発する。

3：β受容体遮断薬は、正常人ではほとんど反応を示さないが、喘息患者では気道を収縮する。

A6　3

1：吸入前に最後まで息を吐き出す必要はない。

2：吸入は1回だけ行う。

3：吸入後はうがいを実施するよう指示（口腔内カンジダ症，嗄声の予防）。ただし、うがいが困難な患者には口腔内をすすぐように指示する。

4：発作とは関係なく、定時に使用する。

第8章
消化器系作用薬

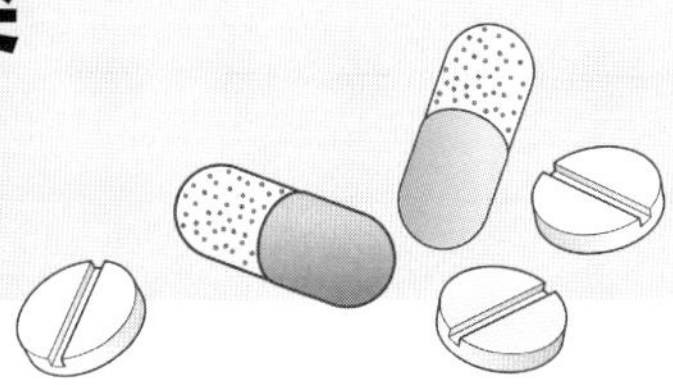

健胃消化薬	苦味薬／芳香薬
	酸剤／消化酵素薬
制酸薬	
消化性潰瘍治療薬	粘膜保護薬／組織修復薬
	H_2受容体拮抗薬
	抗コリン作用薬／制酸薬
	抗ペプシン薬
	プロトンポンプ阻害薬
	抗ガストリン薬／抗ドパミン薬
下剤	塩類下剤／刺激性下剤
	膨張性下剤／浸潤性下剤
止瀉薬	腸運動抑制薬／腸収れん薬
	吸着薬／殺菌薬／乳酸菌製剤
制吐薬	抗ヒスタミン薬／抗ドパミン薬
	抗セロトニン薬
利胆薬	胆汁生成・分泌促進薬
	胆汁排出薬／胆石溶解薬
潰瘍性大腸炎治療薬	アミノサリチル酸製剤・
	副腎皮質ホルモン剤
	免疫抑制薬／抗 TNF-α抗体

1 健胃消化薬/制酸薬
Stomachic digestants/Antacids

健胃消化薬　Stomachic digestants

健胃消化薬とは、味覚・嗅覚を刺激し、食欲を高めたり、酸または消化酵素を加えて消化を助けたりする薬物である。苦味薬、芳香薬、酸剤、消化酵素薬などがある。

苦味薬は味覚神経に刺激を与え、唾液や胃酸の分泌を促進させる。芳香薬は嗅覚反射と胃粘膜に刺激を与え、胃液分泌と胃腸運動を促進させる。

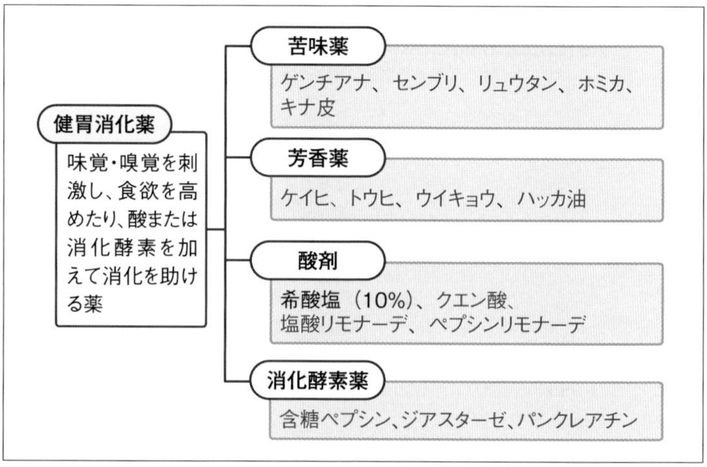

図 8-1　健胃消化薬

Nursing Point

漠然とした胃腸症状に対して、消化薬に依存しすぎないよう生活指導する。

制酸薬　Antacids

炭酸水素ナトリウム（重曹）、酸化マグネシウム、沈降炭酸カルシウム、合成ケイ酸アルミニウム（ノルモザン）、乾燥水酸化アルミニウムゲル（アルミゲル）

制酸薬は胃液の酸度を中和し、pHを高める働きがあるので、消化性潰瘍や胃酸過多に使用される。

2 消化性潰瘍治療薬
Drugs used in peptic ulcer

消化性潰瘍とは、胃壁から分泌される胃酸とペプシンにより、自分自身の胃粘膜が侵される疾患である。成因は、**攻撃因子**と**防御因子**とのバランスが崩れた結果だと考えられている。

最近、ヘリコバクター・ピロリ菌の感染が消化性潰瘍の重要な原因として考えられるようになってきた。ヘリコバクター・ピロリ菌が胃や十二指腸の粘膜に感染すると炎症が起き、胃の粘膜がもろくなり胃酸による傷害を受けやすくなり、潰瘍になる。現在、この除菌療法が消化性潰瘍治療の第１選択である。

一方、非ステロイド性抗炎症薬による消化性潰瘍には、胃粘液の産生を促進し、胃酸分泌を抑制するプロスタグランジン製剤を併用する。

[ヘリコバクター・ピロリ菌の除菌療法]

プロトンポンプ阻害薬（ランソプラゾール、オメプラゾール、ラベプラゾール）＋**アモキシシリン**＋**クラリスロマイシン**の３者併用療法を行う。除菌ができなかった場合は、クラリスロマイシンを**メトロニダゾール**に変更して３者併用療法を行う。

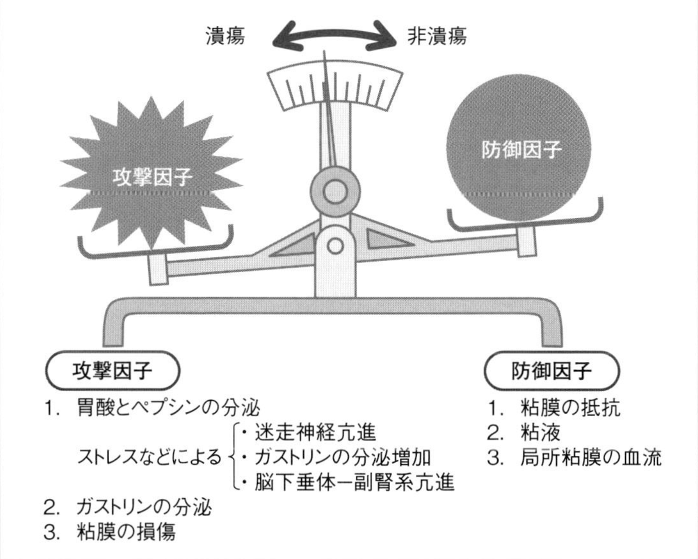

図 8-2　消化性潰瘍の成因

NOTE

ヘリコバクター・ピロリ菌
Helicobacter pylori

ヘリコバクター・ピロリはグラム陰性桿菌で、1982年にヒトの胃粘膜からはじめて分離され、粘膜障害を起こすことが知られるようになった。十二指腸潰瘍患者の約90%、胃潰瘍患者の約70%、胃炎患者の約60%から分離され、小児よりも中・高年齢層に保菌者が多い。十二指腸潰瘍の再発の重要な原因と考えられている。

ヒスタミンH_2受容体拮抗薬

p.104 参照

スクラルファート

スクラルファートには、胃粘膜保護作用もある。

プロトンポンプ阻害薬

胃の壁細胞にあるプロトンポンプから胃酸が分泌されるが、プロトンポンプ阻害薬はそこに直接作用して胃酸の分泌を抑制する。

NOTE

スルピリド

胃の副交感神経節後線維にあるドパミン受容体を遮断することにより、アセチルコリンの遊離を促進して胃運動を亢進する。胃内容物の停滞が除かれ、潰瘍面と胃酸との接触の時間が短縮される。

表 8-1　消化性潰瘍治療薬

防御因子の増強（薬物名）	攻撃因子の抑制（薬物名）
①**粘膜保護薬**：乾燥水酸化アルミニウムゲル（アルミゲル）	①**H_2 受容体拮抗薬**：シメチジン（タガメット）、ラニチジン（ザンタック）、ファモチジン（ガスター）
②**組織修復薬（粘液合成）**： ・L- グルタミン（L- グルタミン「NP」） ・メチルメチオニンスルホニウムクロリド（キャベジン U） ・ゲファルナート（ゲファルナート） ・プロスタグランジン製剤 ・レバミピド（ムコスタ）	②**抗コリン作用薬**：ピレンゼピン（ガストロゼピン）
	③**制酸薬**
	④**抗ペプシン薬**：スクラルファート（アルサルミン）
	⑤**プロトンポンプ阻害薬**：オメプラゾール（オメプラール）、ランソプラゾール（タケプロン）
	⑥**抗ガストリン薬**：プログルミド（プロミド）
	⑦**抗ドパミン薬**：スルピリド（ドグマチール）

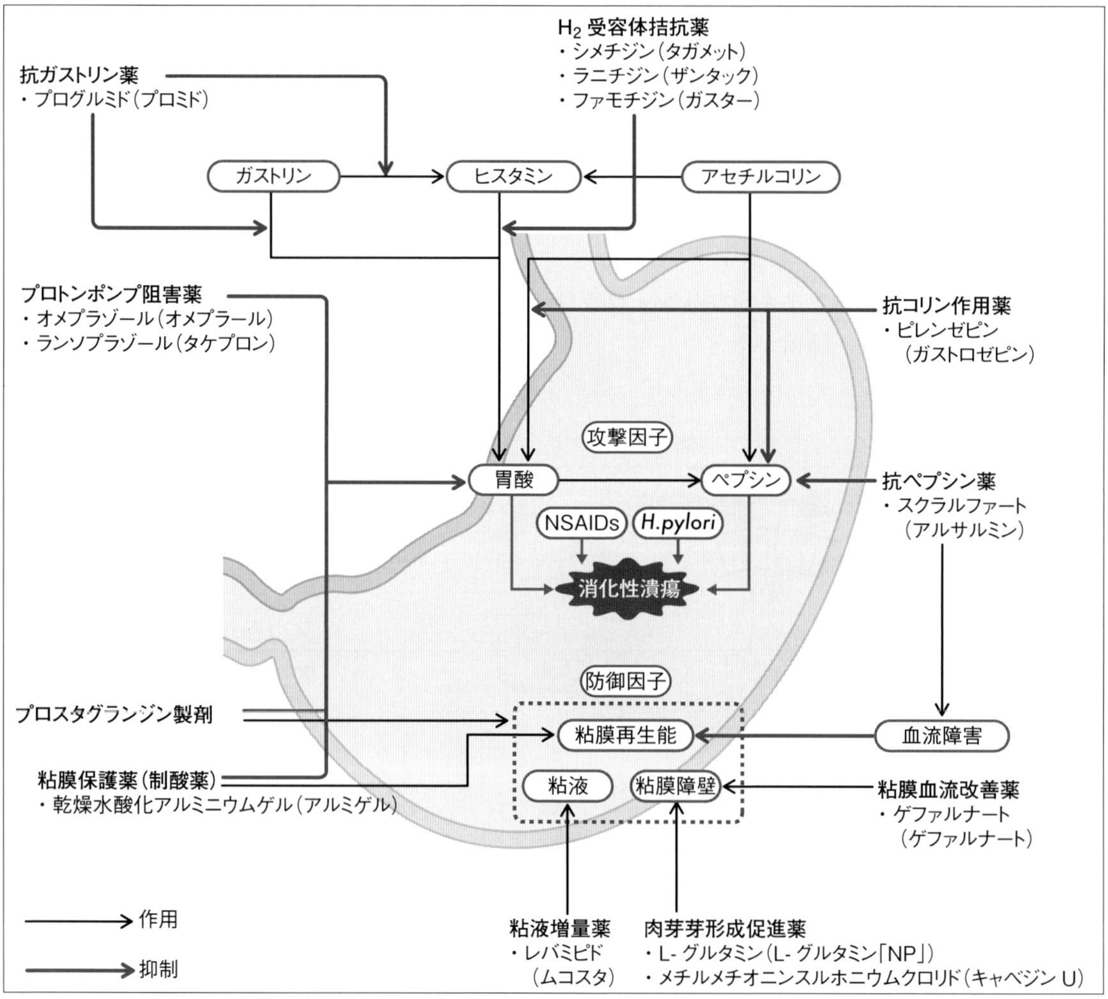

図 8-3　消化性潰瘍の成り立ちと消化性潰瘍治療薬

（矢野眞吾：消化器系に作用する薬物、粕谷豊、加藤仁、重信弘毅編：Integrate Essentials 薬理学、改訂 4 版、p.286、南江堂、2002 より改変）

3 下剤/止瀉薬

Cathartics/Antidiarrhcics

下剤　Cathartics

硫酸マグネシウム、酸化マグネシウム、ヒマシ油、ビサコジル（コーラック）、ピコスルファート（ラキソベロン）、センノシド（プルゼニド）、センナ、ダイオウ、カスカラサグラダ、カルメロース（バルコーゼ）、寒天、ジオクチル製剤（バルコゾル、ビーマス S）

下剤には、塩類下剤、刺激性下剤、膨張性下剤、浸潤性下剤などがある。塩類下剤は腸内で浸透圧を利用して水分を集め、腸内容物を膨張させ排出を促す。刺激性下剤は小腸や大腸に刺激を与え、排便を促す。膨張性下剤は腸管内の水分を吸収して膨張し、腸内容物を増大させて大腸に刺激を与え、排便を促す。浸潤性下剤は、腸内容物に浸潤し軟化させる。

表 8-2　下剤

薬物名	効果発現時間	投与後の便の状態
塩類下剤 硫酸マグネシウム 酸化マグネシウム	 1〜3時間（大量） 6〜9時間（少量）	 塩水様便（大量） 粥状〜軟便（少量）
刺激性下剤 小腸刺激性：ヒマシ油 大腸刺激性： ビサコジル（コーラック） ピコスルファート（ラキソベロン） センノシド（プルゼニド） センナ ダイオウ カスカラサグラダ	 1〜3時間 6〜9時間	 水様便 粥状〜軟便
膨張性下剤 カルメロース（バルコーゼ） 寒天	24〜72 時間	軟便〜普通便
浸潤性下剤 ジオクチル製剤（バルコゾル、ビーマス S）	24〜72 時間	軟便〜普通便

Nursing Point

下剤の使用前に、排便習慣の確立、精神的支援、高繊維食、水分摂取の重要性などについて説明する。

NOTE

ラクツロース（モニラック）

半合成の二糖類であるラクツロースは、胃・十二指腸で消化されず小腸上部から吸収されない。そのため浸透圧作用により腸腔内に水分が保持される。下部消化管に達したラクツロースは乳酸菌によって分解され有機酸（乳酸・酢酸）を産生する。この有機酸がアンモニア産生菌の発育と腸管内アンモニアの吸収を抑制し、血中アンモニア濃度が低下する。劇症肝炎や肝性脳症などの高アンモニア血症の対症療法として用いられる。産婦人科術後の排ガス・排便の促進、小児の便秘の改善にも使用される。

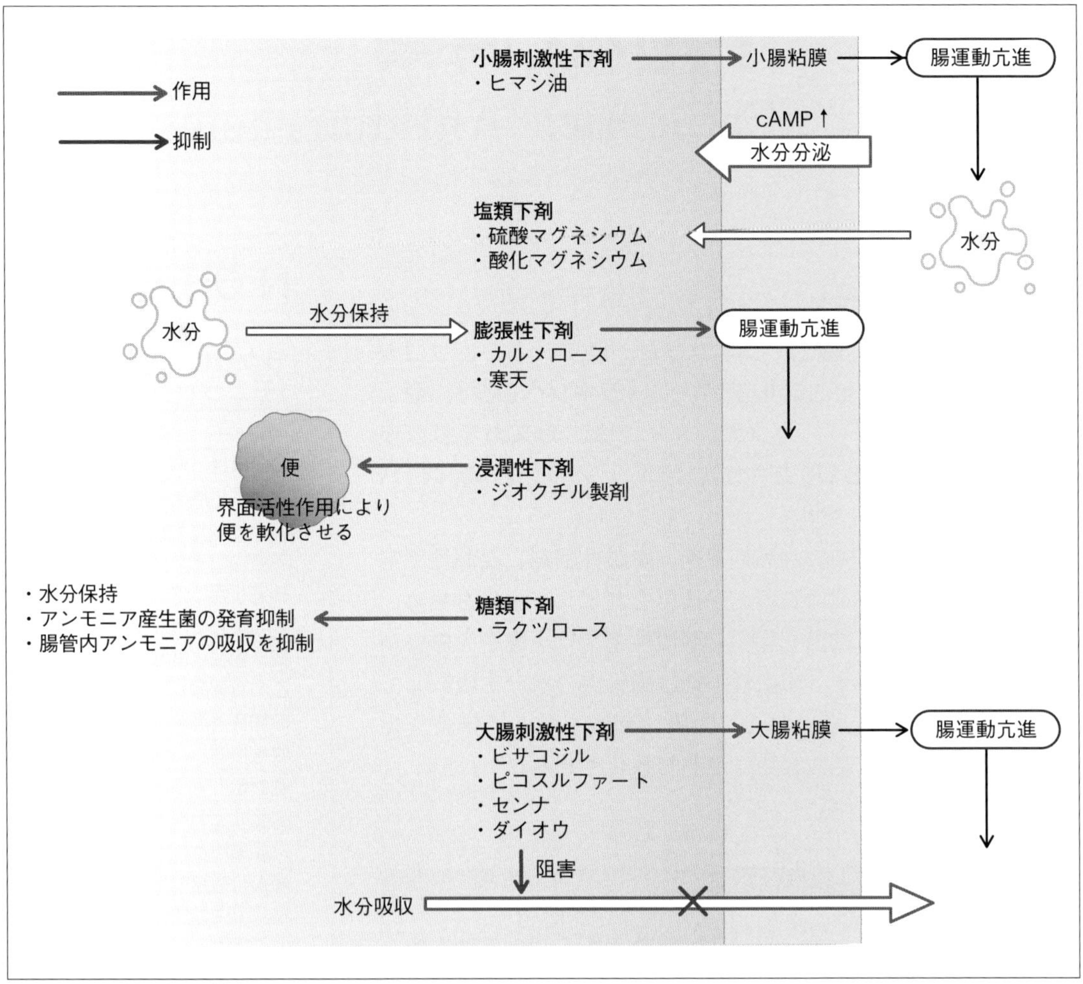

図 8-4　下剤の作用機序

（竹内孝治：消化器系、鹿取信監：標準薬理学、第 6 版、p.337、医学書院、2001 より改変）

止瀉薬　Antidiarrheics

モルヒネ、アトロピン、ロペラミド（ロペミン）、ビスマス製剤（次硝酸ビスマス）、タンニン酸アルブミン（タンナルビン）、薬用炭、天然ケイ酸アルミニウム（アドソルビン）、ベルベリン（キョウベリン）、ゲンノショウコエキス、ラクトミン製剤（ビオフェルミン）、ビフィズス菌製剤（ラックビー）

止瀉薬（下痢止め）とは、腸管の運動や水分・電解質の分泌を抑制することで、下痢を止める薬物である。

Nursing Point

①下痢の際には、生活指導や精神的支援などの非薬物治療も重要である。

②下痢の際には、脱水や高度の腹部症状などの徴候に注意する。

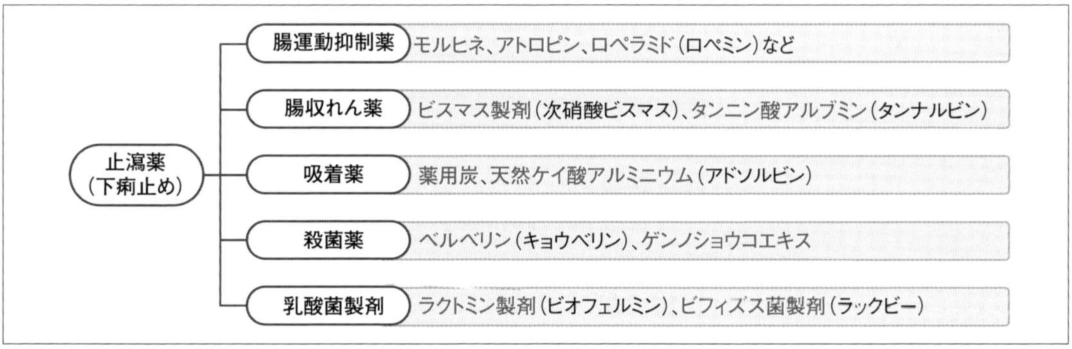

図 8-5　止瀉薬

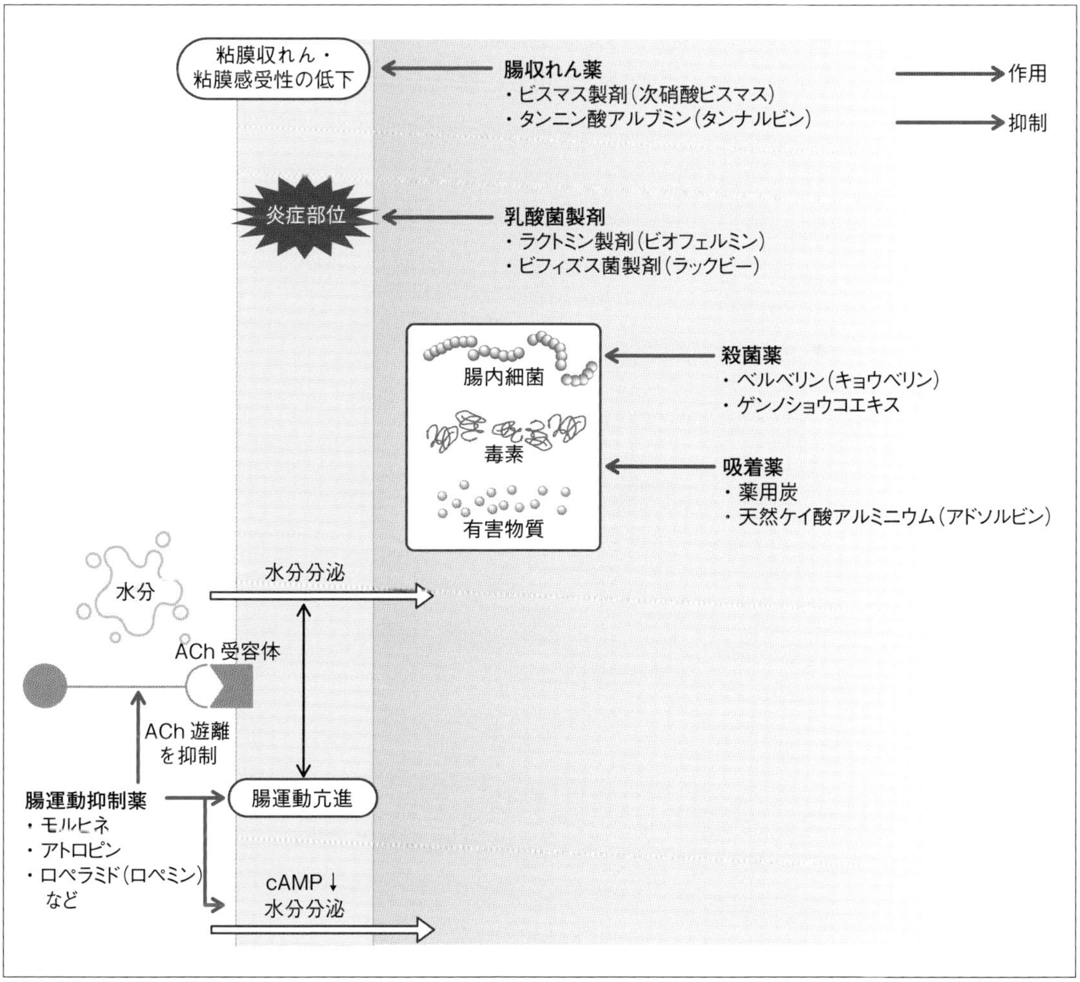

図 8-6　止瀉薬の作用機序　（竹内孝治：消化器系、鹿取信監：標準薬理学、第 6 版、p.337、医学書院、2001 より改変）

4　制吐薬／利胆薬
潰瘍性大腸炎治療薬

制吐薬　Antiemetics

ジメンヒドリナート（ドラマミン）、クロルプロマジン（ウインタミン）、プロクロルペラジン（ノバミン）、ドンペリドン（ナウゼリン）、メトクロプラミド（プリンペラン）、グラニセトロン（カイトリル）、オンダンセトロン（ゾフラン）

制吐薬には、抗ヒスタミン薬や抗ドパミン薬、抗セロトニン薬がある。抗ヒスタミン薬は、大脳皮質や小脳、半規管と嘔吐中枢を抑制し、動揺病の予防と治療に用いられる。

抗ドパミン薬と抗セロトニン薬は、大脳皮質や嘔吐中枢、求心性神経に作用し、嘔吐を抑制する。

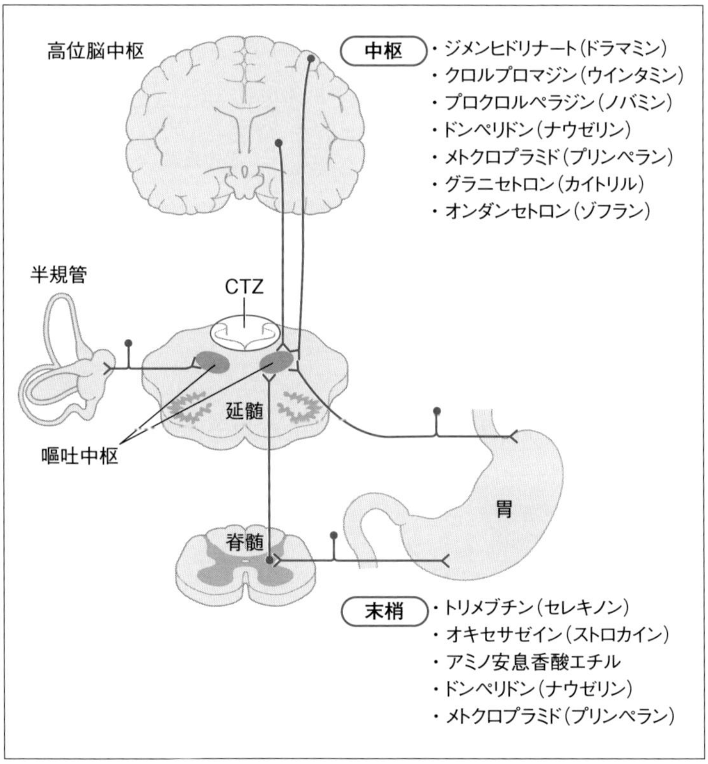

図 8-7　制吐薬の作用機序　（Wang, Borison: Gastroenterology. Vol22 より改変）

NOTE

ドンペリドン、メトクロプラミド

胃腸運動亢進作用、食増進作用もある。

表8-3　各種原因による嘔吐を抑制する薬物

分　類	薬物名	臨床応用
抗ヒスタミン薬*	ジメンヒドリナート（ドラマミン）	動揺病（乗り物酔い）、メニエール病などのめまい
抗ドパミン薬	クロルプロマジン（ウインタミン） プロクロルペラジン（ノバミン） ドンペリドン（ナウゼリン） メトクロプラミド（プリンペラン）	妊娠悪阻（つわり）、術前・術後の悪心・嘔吐、消化管疾患や薬剤による悪心・嘔吐
抗セロトニン薬	グラニセトロン（カイトリル） オンダンセトロン（ゾフラン）	抗がん薬（シスプラチンなど）による悪心・嘔吐

* ヒスタミン H_1 受容体遮断薬

利胆薬　Cholagogues

デヒドロコール酸（**デヒドロコール酸**）、ウルソデオキシコール酸（**ウルソ**）、硫酸マグネシウム、ケノデオキシコール酸（**チノ**）

肝臓に働いて胆汁の分泌を増加させる薬物。胆汁分泌が不十分で、脂肪の消化不良のあるときに使用される。

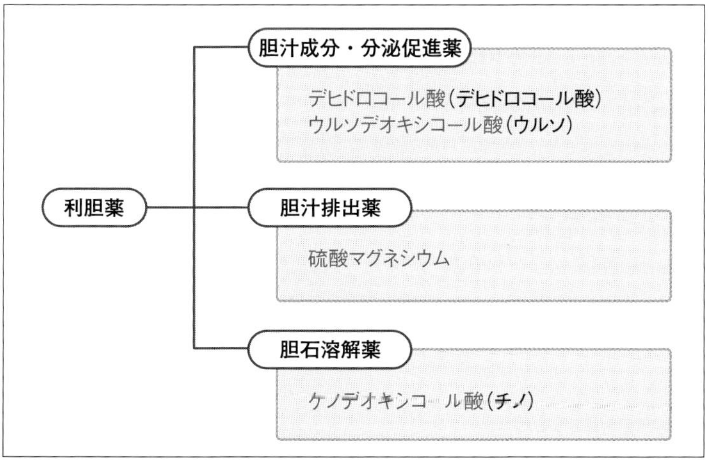

図8-8　利胆薬

Nursing Point

潰瘍治療は薬物治療のみに依存せず、誘因や増悪因子を取り除くための適切な生活指導を行う。

NOTE

急性膵炎治療薬

急性膵炎において膵臓の消化酵素、おもにトリプシンによる組織の自己融解を予防あるいは阻止する目的で、トリプシン阻害薬の**ガベキサート**（エフオーワイ）などが点滴静注される。

潰瘍性大腸炎治療薬　Drugs used in ulcerative colitis

潰瘍性大腸炎は、大腸粘膜を侵し、びらんや潰瘍を形成する原因不明の疾患で、慢性化し増悪と寛解を繰り返す。おもに粘膜が障害を受けるが、進行すると粘膜下層や筋層まで障害を受けることがある。30 歳以下の成人に多く、長期に全大腸を侵す場合は悪性化する傾向がある。治療には、食事療法、栄養療法（高カロリー輸液など）、薬物療法を行う。

❶アミノサリチル酸製剤

サラゾスルファピリジン（サラゾピリン）、メサラジン（ペンタサ）

アミノサリチル酸を含む製剤のことで、経口投与後、炎症部位へアミノサリチル酸を効率よく運ぶ。機序は明かでないが、①炎症細胞から放出される活性酸素の消去、②炎症の伸展と組織障害の抑制、③炎症細胞の組織への浸潤を抑制する、などの可能性が考えられている。軽症～中等度で使用。

❷副腎皮質ホルモン剤

プレドニゾロン（プレドニン）、ベタメタゾン（リンデロン）

強力な抗炎症作用および免疫抑制作用によって炎症を抑制する。軽症～中等度では局所適用し、それが無効な場合は経口投与する。

❸免疫抑制薬

アザチオプリン（イムラン）、メルカプトプリン（ロイケリン）、シクロスポリン（サンディミュン）

副腎皮質ホルモン製剤が効かない中等度～重度で使用する。

❹抗 TNF-α抗体

インフリキシマブ（レミケード、点滴注射）

炎症を引き起こすサイトカインである TNF－αに結合してその作用を中和する。強力な抗炎症作用を示す。

第８章　消化器系作用薬

確認問題

Q1　胃潰瘍の治療薬はどれか。

1. 副腎皮質ホルモン剤
2. アドレナリンβ受容体遮断薬
3. プロトンポンプ阻害薬
4. タンパク分解酵素阻害薬

Q2　薬物と作用の組合せで正しいのはどれか。

ⓐグラニセトロン――――――――――――制吐薬
ⓑ H_2 受容体拮抗薬――――――――――胃酸分泌促進
ⓒバソプレシン――――――――――――利尿
ⓓ副腎皮質ホルモン剤―――――――――免疫抑制

1. ⓐ、ⓑ　2. ⓐ、ⓓ　3. ⓑ、ⓒ　4. ⓒ、ⓓ

Q3　もっとも作用発現の速い下剤はどれか。

1. 大腸刺激性下剤
2. 浸潤性下剤
3. 小腸刺激性下剤
4. 塩類下剤

Q4　ヘリコバクター・ピロリ菌の除菌に使用しないのはどれか。

1. プロトンポンプ阻害薬
2. ゲンタマイシン
3. クラリスロマイシン
4. アモキシシリン

ANSWER & ADVICE

A1　3

1：胃潰瘍を悪化させる
3：胃酸分泌を抑制する

A2　2

a：シスプラチンなどの悪性腫瘍治療薬による嘔吐を抑制する。
b：H_2 受容体拮抗薬は胃酸分泌を抑制する。
c：バソプレシンは排尿を抑制する。

A3　4

作用発現が速い順にならべると、塩類下剤→小腸刺激性下剤→大腸刺激性下剤→浸潤性下剤、となる。

A4　2

抗潰瘍薬のプロトンポンプ阻害薬と２種類の抗生物質（クラリスロマイシン、アモキシシリン）を併用する。抗生物質のゲンタマイシンは使用しない。

強くなろう！　薬理の計算 2

（解答は186ページ）

問6　点滴静脈内注射750mL/5時間の指示があった。20滴で約1mLの輸液セットを使用した場合、1分間の滴下数はどれか（第101回看護師国家試験）。

1．25滴　　2．50滴　　3．75滴　　4．100滴

問7　500mLの輸液を2時間で行う指示が出された。1mL約20滴の輸液セットを用いた場合の1分当たりの滴下数はどれか（第98回看護師国家試験）。

1．約40滴　　2．約60滴　　3．約80滴　　4．約100滴

問8　輸液ポンプを50mL/時に設定し、500mLの輸液を午前10時から開始した。終了予定時刻はどれか。

1．午後2時　　2．午後4時　　3．午後6時　　4．午後8時

問9　1mLあたり20滴の輸液セットで毎分20滴の速度で滴下させる場合、360mLの輸液量の終了は何時間後か。

問10　一般用輸液セット（1mL ≒ 20滴）を使用した点滴静脈内注射（60滴／分）を午後1時に開始して午後4時に終了した。開始時の輸液量（mL）を求めよ。

第9章
生殖器系作用薬

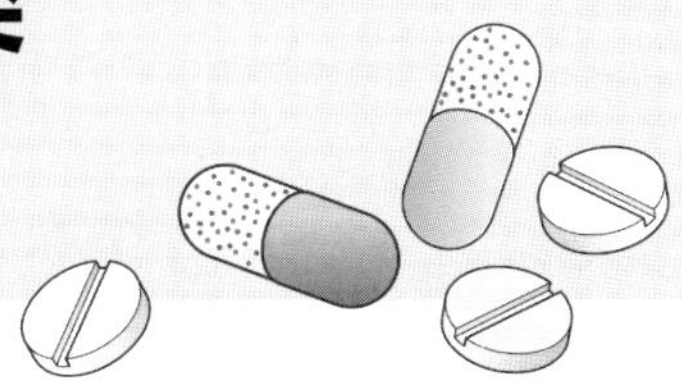

- 子宮収縮薬 …………………………
  - 麦角アルカロイド
  - オキシトシン
  - プロスタグランジン
- 性ホルモン …………………………
  - 男性ホルモン
  - 抗男性ホルモン
  - タンパク同化ホルモン
  - 女性ホルモン
    - 卵胞ホルモン(エストロゲン)
    - 抗卵胞ホルモン薬
    - 黄体ホルモン(ゲスターゲン)
    - 混合ホルモン剤
- 経口避妊薬

1 子宮収縮薬
Oxytocics

陣痛促進や分娩後の弛緩性子宮出血に用いる。また、人工流産の目的にも使用する。

❶麦角アルカロイド

エルゴメトリン（**エルゴメトリン**）、メチルエルゴメトリン（**メチルエルゴメトリン**）

❷オキシトシン（アトニンO）

❸プロスタグランジン（PG）

- **PGE2 製剤**：ジノプロストン（**プロスタグランジン**）
- **PGF2 α製剤**：ジノプロスト（**プロスタルモン F**）
- **PGE1 製剤**：ゲメプロスト（**プレグランディン**）

表 9-1　各子宮収縮薬の特徴

薬物名	非妊娠子宮	妊娠子宮			臨床応用
		初期	中期	末期	
麦角アルカロイド	−	−	−	＋＋	分娩後の弛緩性出血
オキシトシン	−	−	−	＋＋	陣痛促進、分娩誘発、分娩後の弛緩性出血
プロスタグランジン（PG）（PGE_2、$PGF_{2\alpha}$、PGE_1）	＋	＋	＋	＋＋	陣痛促進、分娩誘発、妊娠中期の人工流産

NOTE

麦角アルカロイド（エルゴメトリン）

低用量では子宮収縮の後に弛緩が現れ、高用量では収縮力および筋緊張が著明に増加して律動的収縮が消失するため、陣痛促進には使用されない。

2　性ホルモン/経口避妊薬
Sexual hormones/Oral contractive

性ホルモン　Sexual hormones

男性ホルモン製剤は、男性の性機能不全や更年期障害の治療に使用されるほか、乳がんや子宮がんにも使用される。

女性ホルモン製剤は、月経異常や性器発育不全、月経困難症、更年期障害、骨粗鬆症、前立腺がんなどの治療に使用される。

タンパク同化ホルモンは、消耗性疾患や外傷、熱傷、骨粗鬆症に使用される。

表 9-2　性ホルモン剤と臨床応用

性ホルモンと製剤		薬物名	臨床応用
男性ホルモン（アンドロゲン）		テストステロン（テスチノン） メチルテストステロン（エナルモン）	男性の性機能不全、乳がん、子宮がん
抗男性ホルモン薬		フルタミド（オダイン）	前立腺がん、女性の男性ホルモン過剰症
タンパク同化ホルモン		メテノロン（プリモボラン）	手術後の消耗性疾患、外傷、熱傷、骨粗鬆症、未熟児の体重増加
女性ホルモン	①卵胞ホルモン（エストロゲン）	エストラジオール（プロギノン・デポー） エチニルエストラジオール（プロセキソール）	月経異常、性器発育不全、更年期障害、骨粗鬆症、前立腺がん
	②抗卵胞ホルモン薬	クロミフェン（クロミッド）	排卵誘発
		タモキシフェン（ノルバデックス）	乳がん
	③黄体ホルモン（ゲスターゲン）	プロゲステロン（プロゲホルモン） ノルエチステロン（ノアルテン）	月経異常、習慣性流産
	④混合ホルモン剤	ヒドロキシプロゲステロン・エストラジオール（ルテスデポー） ノルエチステロン・メストラノール（ソフィアA） ノルエチステロン・エチニルエストラジオール（ルナベル、低用量ピル）	肺胞・黄体ホルモンの作用 ①経口避妊薬 ②月経を変える目的 ③月経周期異常 ④月経困難症に使用

経口避妊薬　Oral contractive

黄体ホルモン（ノルエチステロン）と卵胞ホルモン（エチニルエストラジオール）の合剤。下垂体を抑制して排卵を停止させ避妊する。通常、月経周期４週間に従い、３週間服用し１週間休薬という服薬サイクルを繰り返す。静脈血栓症や心筋梗塞などの血管系副作用がある。子宮内膜がんと卵巣がんのリスクは軽減するが、子宮頸がんのリスクは上昇する可能性が報告されている。避妊失敗率は1％程度である。

第９章　生殖器系作用薬

確認問題

Q1　妊娠初期の子宮に対して収縮作用を示すのはどれか。

1. オキシトシン
2. 麦角アルカロイド
3. プロスタグランジン E_2
4. プロゲステロン

Q2　薬物と臨床応用の組み合わせ正しいのはどれか。

1. タモキシフェン――――――――――乳がん
2. テストステロン――――――――――排卵誘発
3. クロミフェン―――――――――――骨粗鬆症
4. エストラジオール―――――――――子宮がん

Q3　乳汁分泌を促進するのはどれか。

ⓐエストロゲン
ⓑプロラクチン
ⓒオキシトシン
ⓓアルドステロン

1. ⓐ、ⓑ　　2. ⓐ、ⓓ　　3. ⓑ、ⓒ　　4. ⓒ、ⓓ

Q4　低用量経口避妊薬について正しいのはどれか。

1. 最初の服用は月経終了日から始める。
2. 2日以上飲み忘れたときは内服を中止する。
3. 喫煙者の服用は禁忌である。
4. 長期服用者の子宮頚部細胞診は3年ごとに行う。

ANSWER & ADVICE

A1　3

1、2：オキシトシンおよび麦角アルカロイドは妊娠末期子宮に対して収縮作用を示す。
4：プロゲステロンは妊娠時の子宮収縮を抑制して妊娠を維持する。

A2　1

テストステロンは乳がんや子宮がんに、クロミフェンは排卵誘発に、エストラジオールは骨粗鬆症や前立腺がん、更年期障害などに使用する。

A3　3

a. 卵胞ホルモン、女性二次性徴の発現に関与する。
d. 副腎皮質より分泌される電解質調整ホルモンである。

A4　2

1：月経初日から始める。
3：禁忌ではない。ただし、35歳以上で1日15本以上の喫煙習慣があると心筋梗塞、血栓症などの副作用発現頻度が増えるとの報告があるので禁煙させることが望ましい。
4：毎年実施するほうが有効。

第10章
物質代謝作用薬

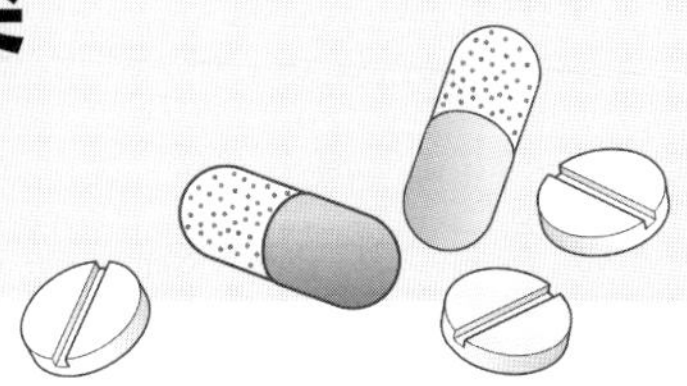

ビタミン剤 ………………………… 脂溶性ビタミン
水溶性ビタミン

ホルモン剤 ………………………… ホルモンの欠乏症・過剰症
視床下部ホルモン
下垂体ホルモン
甲状腺ホルモン
カルシトニン
パラソルモン
副腎皮質ホルモン
糖尿病治療薬

輸血剤 ……………………………… 輸血剤

栄養剤 ……………………………… 栄養剤

電解質製剤 ………………………… 電解質製剤

1 ビタミン剤 Vitamins

ビタミン　Hypothalamic hormones

ビタミンは生体内で産生されることがなく、外界から栄養素として摂り入れられ、生体の物質代謝に重要な役割を果たしている。その溶解性から、**脂溶性ビタミン**と**水溶性ビタミン**に分けられる（**表10-1、表10-2**）。

ビタミンが欠乏すると、身体機能にさまざまな障害が生じる。また、ビタミンA、ビタミンDでは、過剰症もある。

- **ビタミンA過剰症**
  食欲不振、皮膚疹、脱毛、肝腫、脳圧亢進、骨膜肥厚
- **ビタミンD過剰症**
  高カルシウム血症、胃腸障害、腎臓障害、腎・血管・肺・皮膚の石灰化

Column　ビタミン類の名前のつけ方

ビタミンは、通常発見された順序に従ってA、B、C、D、Eと名づけられましたが、なかには作用や実験動物の名をもとに名づけられたものがあります。たとえば、ビタミンKは血液凝固（koagulation；ドイツ語で凝固を意味する）、ビタミンPは毛細管透過性（permeability）からつけられました。また、ビタミンという名称になっていないものがありますが、これらの多くは微生物の生育因子として研究され、後になってビタミンであることがわかったものです。ニコチン酸、パントテン酸などのことです。1つのビタミンと考えられていたものが、多くの化合物からできていることがわかると、ビタミンを表すアルファベットに添え字をつけて表すことになりました。ビタミンB_1、B_2、B_6…、D_1、D_3…などがその例です。　藤田秋治著「ビタミン学」より

表 10-1　脂溶性ビタミン

ビタミン（化学名）	薬物名	欠乏症および特徴
ビタミンA*（レチノイド）	レチノール（チョコラ A）	視力障害（夜盲症）、皮膚の乾燥
ビタミンD*（カルシフェロール）	アルファカルシドール（アルファロール） カルシトリオール（ロカルトロール）	くる病、骨軟化症
ビタミンE　（トコフェロール）	トコフェロール（ユベラ）	習慣性流産、生殖機能低下（男性）、生体に有害な過酸化物の生成を防ぐ作用もある
ビタミンK　〔フィトナジオン（K_1）〕 〔メナジオン（K_2）〕	フィトナジオン（カチーフ N） メナテトレノン（ケイツー）	低プロトロンビン血症（出血傾向） 新生児メレナ

*ビタミンA、ビタミンDには、過剰症もある

表 10-2　水溶性ビタミン

ビタミン（化学名）	薬物名	欠乏症および特徴
ビタミンB_1（チアミン）	フルスルチアミン（アリナミンF） オクトチアミン（ノイビタ）	脚気症状（末梢神経障害） ウェルニッケ脳症
ビタミンB_2（リボフラビン）	リボフラビン（ハイボン） リボフラビンNa（ビスラーゼ）	口唇炎、口内炎、角膜炎
ビタミンB_6（ピリドキシン） （ピリドキサールリン酸） （ピリドキサミン）	ピリドキシン（アデロキシン） ピリドキサール（ピドキサール）	神経過敏症、口内炎、ペラグラ、貧血、など
ビタミンB_{12}（シアノコバラミン）	ヒドロキソコバラミン（フレスミンS） メコバラミン（メチコバール）	悪性貧血、B_{12}は胃底部から分泌される内因子と結合し、小腸から吸収される
ナイアシン（ニコチン酸） （ニコチン酸アミド）	ニコチン酸（ナイクリン） ニコチン酸アミド	皮膚炎、下痢、痴呆の3症状を示すペラグラ
ビタミンC（アスコルビン酸）	アスコルビン酸（ハイシー）	壊血病

2 ホルモン剤
Hormones

NOTE

尿崩症治療の点鼻薬

抗利尿ホルモン（ADH）はバソプレシンともいい、ネフロンの遠位尿細管および集合管に作用して水の再吸収を促進し、尿量を減少する作用（抗利尿作用）をもっている。このホルモンの分泌は、血中の浸透圧上昇によって増加し、浸透圧下降によって減少する。このようにバソプレシンは体液の浸透圧維持に関与している。
尿崩症治療の目的でこのホルモンの点鼻薬（デスモプレシン）が開発されている。これは鼻粘膜より吸収されて全身血流に入り、遠位尿細管および集合管に作用して尿量を減少させる。

ホルモンの欠乏症・過剰症

ホルモンは、身体全体のバランスのとれた成長を促し、全身のさまざまな臓器や器官の調和をとり、恒常性を維持している。ホルモンが欠乏したり、過剰に分泌されるとさまざまな症状が出現する（**表 10-3**）。

表 10-3　ホルモンの欠乏症と過剰症

ホルモン名	欠乏症	過剰症
下垂体前葉ホルモン		
成長ホルモン（GH）	小人症	巨人症、末端肥大症
甲状腺刺激ホルモン（TSH）	基礎代謝低下	
副腎皮質刺激ホルモン（ACTH）	シモンズ病	クッシング病
下垂体後葉ホルモン		
抗利尿ホルモン（ADH）	尿崩症	
オキシトシン	陣痛微弱	
甲状腺ホルモン（L-チロキシン）	クレチン病 粘液水腫	バセドウ病
上皮小体ホルモン（パラソルモン）	テタニー	線維性骨炎
膵臓ホルモン（インスリン）	糖尿病	
副腎皮質ホルモン　（糖質コルチコイド） （鉱質コルチコイド）	アジソン病 アジソン病	クッシング病 アルドステロン症
精巣ホルモン（テストステロン）	類宦官症	
卵胞ホルモン（エストラジオール）	性器発育不全	
黄体ホルモン（プロゲステロン）	不妊症	

視床下部ホルモン　Hypothalamic hormones

下垂体前葉ホルモンの分泌を調節するホルモンである。臨床応用されるおもなホルモンを**表 10-4** にまとめた。

表 10-4　視床下部ホルモンの臨床応用と特徴

視床下部ホルモン	臨床応用および特徴
甲状腺刺激ホルモン放出ホルモン（TRH）	甲状腺刺激ホルモン（TSH）とプロラクチン（PRL）の分泌機能検査 頭部外傷やくも膜下出血などに伴う遅延性意識障害
性腺刺激ホルモン放出ホルモン （Gn-RH、LH-RH、FSH-RH）	黄体形成ホルモン（LH）分泌機能検査
合成 LH-RH 作用薬 *（リュープロレリン）	前立腺がん、子宮内膜症、中枢性思春期早発症

* 作用薬であるが、反復投与により下垂体が脱感作して性腺刺激ホルモンおよび性ホルモンの分泌が抑制される

NOTE

下垂体ホルモン　Pituitary hormones

下垂体は前葉、中葉、後葉の3つに分かれており、それぞれがホルモンの分泌を担っている。

下垂体前葉から分泌されるホルモンは、視床下部によって制御されており、視床下部から放出されたホルモンによって分泌される。下垂体後葉ホルモンは、視床下部で合成された後、軸索を通って下垂体後葉に蓄えられる。刺激によって下垂体後葉ホルモンが分泌される。下垂体中葉ホルモンはメラニン細胞刺激ホルモン（MSH）があり、細胞内でのメラニン合成を促進させる。

表 10-5　下垂体ホルモンの臨床応用と特徴

下垂体ホルモン		臨床応用および特徴
下垂体前葉ホルモン	成長ホルモン（GH）*	下垂体性小人病
	甲状腺刺激ホルモン（TSH）	下垂体および甲状腺の機能診断
	副腎皮質刺激ホルモン（ACTH）	副腎皮質不全症の治療や副腎皮質の機能検査
	性腺刺激ホルモン（ゴナドトロピン：Gn）	①卵胞刺激ホルモン（FSH）：卵胞発育促進 排卵誘発剤（クロミフェン）は下垂体前葉に働いて、このホルモンの分泌を促進し、排卵を誘発するので不妊症に使用 ②黄体形成ホルモン（LH）：黄体形成促進、男性ホルモン分泌を促進
	乳汁分泌ホルモン（プロラクチン：PRL）*	乳腺を刺激して、乳汁を分泌
下垂体後葉ホルモン	オキシトシン（アトニンO）	子宮収縮および射乳を引き起こす
	バソプレシン（抗利尿ホルモン：ADH）	血管収縮、抗利尿作用があり、尿崩症に使用する

* ブロモクリプチン（ドパミン作用薬）は、成長ホルモンやプロラクチンの分泌を抑制する作用があるので、末端肥大症や巨人症、高プロラクチン血症、乳汁漏出症に使用される（p.84 参照）

甲状腺ホルモン　Thyroid hormones

❶チロキシン（T_4）、トリヨードチロニン（T_3）

レボチロキシン（チラージンS）、リオチロニン（チロナミン）

基礎代謝を亢進させる。甲状腺機能低下症・粘液水腫に使用する。

T_4 と T_3

チロキシン（T_4）はサイロキシン、トリヨードチロニン（T_3）はトリヨードサイロニンともいう。T_3 のほうが T_4 よりもホルモン作用は強い。

❷抗甲状腺薬

チアマゾール（メルカゾール）、プロピルチオウラシル（プロパジール）

甲状腺ホルモンの合成を阻害する。甲状腺機能亢進症（バセドウ病）に対して使用する。

抗甲状腺薬の副作用

白血球減少（顆粒球減少）、皮膚の発疹がみられる。

カルシトニン　Calcitonin

エルカトニン（エルシトニン）

甲状腺の傍濾胞細胞から産生・分泌。骨から血液へのカルシウムイオンの遊離を減少させ、血中カルシウム濃度を低下させる。骨粗鬆症（p.113 参照）、高カルシウム血症、パジェット病に使用。

パラソルモン　Parathormone

上皮小体（副甲状腺）より産生・分泌。骨のカルシウムをイオンとして血中に遊離、ビタミンDの活性化などにより、血中カルシウム濃度を増加させる。

副腎皮質ホルモン　Adrenocortical hormones

大きく糖質コルチコイドと電解質コルチコイドに分けられる。

- 副腎皮質ホルモン
  - 糖質コルチコイド
    - コルチゾン、コルチコステロン
    - ①抗炎症作用、②抗アレルギー作用、③糖原貯蔵、④ACTHの分泌抑制、タンパク質分解促進、⑤抗腫瘍作用
  - 電解質コルチコイド
    - アルドステロン、デオキシコルチコステロン
    - 集合管に作用して、ナトリウムの保持、カリウムの排泄作用（電解質代謝に関与）

図 10-1　副腎皮質ホルモン

表 10-6　糖質コルチコイド製剤（副腎皮質ホルモン剤）のおもな臨床応用

結合組織疾患	関節リウマチ、リウマチ熱、全身性エリテマトーデス（SLE）、多発性筋炎
呼吸器疾患	気管支喘息、サルコイドーシス
消化器疾患	潰瘍性大腸炎、劇症肝炎
腎疾患	ネフローゼ症候群
神経疾患	多発性硬化症、神経ベーチェット病、ギランバレー症候群
血液疾患	自己免疫性溶血性貧血、再生不良性貧血、特発性血小板減少性紫斑病、急性白血病、慢性リンパ性白血病、悪性リンパ腫、骨髄腫
内分泌疾患	アジソン病、先天性副腎皮質過形成、急性副腎不全
アレルギー疾患	薬物アレルギー、血清病、アナフィラキシー・ショック
その他	臓器移植の際の拒絶反応防止（免疫抑制）、皮膚疾患

NOTE

カルシトニンの他の作用

カルシトニンには、カルシウムイオンの①骨への沈着促進作用、②腸管からの吸収抑制作用、③腎臓からの排泄促進作用もある。

骨粗鬆症治療薬

・カルシトニン
・エストロゲン
・ビタミン D_3
・ビスホスホネート製剤（アレンドロン酸）
・カルシウム剤

臨床で使用される副腎皮質ホルモンは

臨床上使用されるのは糖質コルチコイド製剤であり、これを副腎皮質ホルモン剤または副腎皮質ステロイド剤ということが多い。

糖質コルチコイド

主として炭水化物とタンパク質の代謝に関与する。

電解質コルチコイド

水と無機塩類の代謝を調節する。

表 10-7　糖質コルチコイド製剤(副腎皮質ホルモン剤)のおもな副作用

軽症副作用		重症副作用
満月様顔貌	浮腫	消化性潰瘍
肥満	白内障	感染症の悪化
痤瘡	緑内障	糖尿病の誘発・悪化
多毛・脱毛	ミオパチー	骨粗鬆症 *
月経異常	血栓症	高血圧症
皮膚の菲薄化と出血		精神障害(うつ状態、多幸症、けいれん)
不眠		離脱症候群、副腎不全

*病的骨折や大腿骨頭壊死がみられる

❶糖質コルチコイド製剤

- **糖質コルチコイド**：コルチゾン（**コートン**）、ヒドロコルチゾン（**コートリル**）
- **合成副腎皮質ホルモン**：プレドニゾロン（**プレドニン**）、トリアムシノロン（**レダコート**）、ベタメタゾン（**リンデロン**）、デキサメタゾン（**デカドロン**）

Nursing Point

①患者は副作用を恐れるあまり、勝手に用量を変えたり、服薬を中止したりすることがあるので注意する。
②急速な減量や中止は症状の再燃や、血圧低下、ショックなどの離脱症状が現れることを患者に理解させる。
③長期連用例では易感染性が高まっているため、皮膚などの清潔保持に努める。
④長期連用例では創傷治癒の遅延により褥瘡ができやすく、増悪しやすいので注意する。
⑤少量与薬する場合は朝 1 回。大量の場合は分割するが、朝を多くする。

糖尿病治療薬　Antidiabetics

糖尿病はきわめて発生頻度の高い物質代謝病で、高血糖・糖尿を放置すると、①動脈硬化進行による心筋梗塞・四肢の動脈血栓、②網膜症、③腎症、④神経障害など重篤な症状が現れる。

糖尿病は、1 型（インスリン依存型）と 2 型（インスリン非依存型）に分けられ、治療法もそれぞれ異なる（**表 10-8**）。

❶膵臓ホルモン剤（インスリン製剤）

インスリンはポリペプチドの構造をもち、内服では分解されるため注射により投与される。各種の製剤があり、作用発現時

NOTE

副作用に注目

重症副作用はすべて、軽症副作用では、満月様顔貌が国家試験によく出題されるので覚えておくこと。

インスリンの作用

ランゲルハンス島（膵臓）の B（β）細胞から分泌されるインスリンは、血糖値を下降させる作用がある。

1 型糖尿病：B 細胞が破壊されてインスリン分泌が不足して起きる。

2 型糖尿病：組織のインスリン感受性の低下、ブドウ糖に対するインスリン分泌低下によって起きる。

NOTE

インスリン製剤の与薬

インスリンは通常皮下注射で使用するが、速効型インスリンは静脈内注射、筋肉内注射も行うことができる。

表 10-8　1 型糖尿病と 2 型糖尿病の比較

	1型糖尿病	2型糖尿病
原　因	①ウイルス感染 ②自己免疫異常	①肥満、過栄養 ②精神的ストレス ③運動不足 ④遺伝的要因
発症年齢	20 歳以下に多い	40 歳以上に多い
糖尿病全体に対する比率	1%以下	99%以上
症状の発現	急性および亜急性	緩　徐
代謝性アシドーシスの発現	しばしば	ま　れ
体　格	やせ型に多い	肥満型に多い
血中インスリン値	減　少	一定しない
治療法	①インスリン注射 ②食事療法	①食事、運動療法 ②経口糖尿病薬 ③インスリン注射

表 10-9　インスリン注射製剤の種類と特徴

タイプ	製　剤	作用発現時間	持続時間	特　徴
速攻型	中性インスリン注射 インスリン注射	0.5 時間	8時間	食後高血糖抑制の目的などで使用
準速攻型	無結晶性インスリン亜鉛水性懸濁注射液	1時間	12〜16 時間	
中間型	インスリン亜鉛水性懸濁注射液 イソフェンインスリン水性懸濁注射液	1〜1.5 時間	18〜24 時間	1日2回注射
混合型	生合成ヒトニ相性イソフェンインスリン性懸濁注射液	0.5 時間	24 時間	速攻型と中間型を混合したもの
遅効型	結晶性インスリン亜鉛水性懸濁注射液 プロタミンインスリン亜鉛水性懸濁注射液	4〜8時間	36 時間	

間と持続時間の違いで速効型、中間型、遅効型に分類される(**表 10-9**)。

スルホニル尿素薬

もともと抗菌薬のサルファ剤から派生した薬物。抗菌作用はなくなってしまったが、サルファ剤と同様にその化学構造のなかにスルホニル尿素（$-SO_2-NH-$）をもっている。そのため、これらの糖尿病治療薬をスルホニル尿素薬という。

❷経口糖尿病薬

スルホニル尿素薬：トルブタミド（**ヘキストラスチノン**）、クロルプロパミド（**アベマイド**）、グリベンクラミド（**オイグルコン**）、グリクラジド（**グリミクロン**）、アセトヘキサミド（**ジメリン**）

膵臓のランゲルハンス島のＢ（β）細胞を刺激してインスリン分泌を高め、血糖を下げる。

ビグアナイド薬

初期のビグアナイド剤であるフェンフォルミンは乳酸アシドーシスを起こすので販売中止となった。

ビグアナイド薬：メトホルミン（**グリコラン**）、ブホルミン（**ジベトス**）

作用機序不明。Ｂ(β) 細胞とあまり関係なく血糖を下げる。肥満糖尿病の血糖改善効果と体重が増えにくいことから、肥満患者に対する第１選択薬として有益とされる。

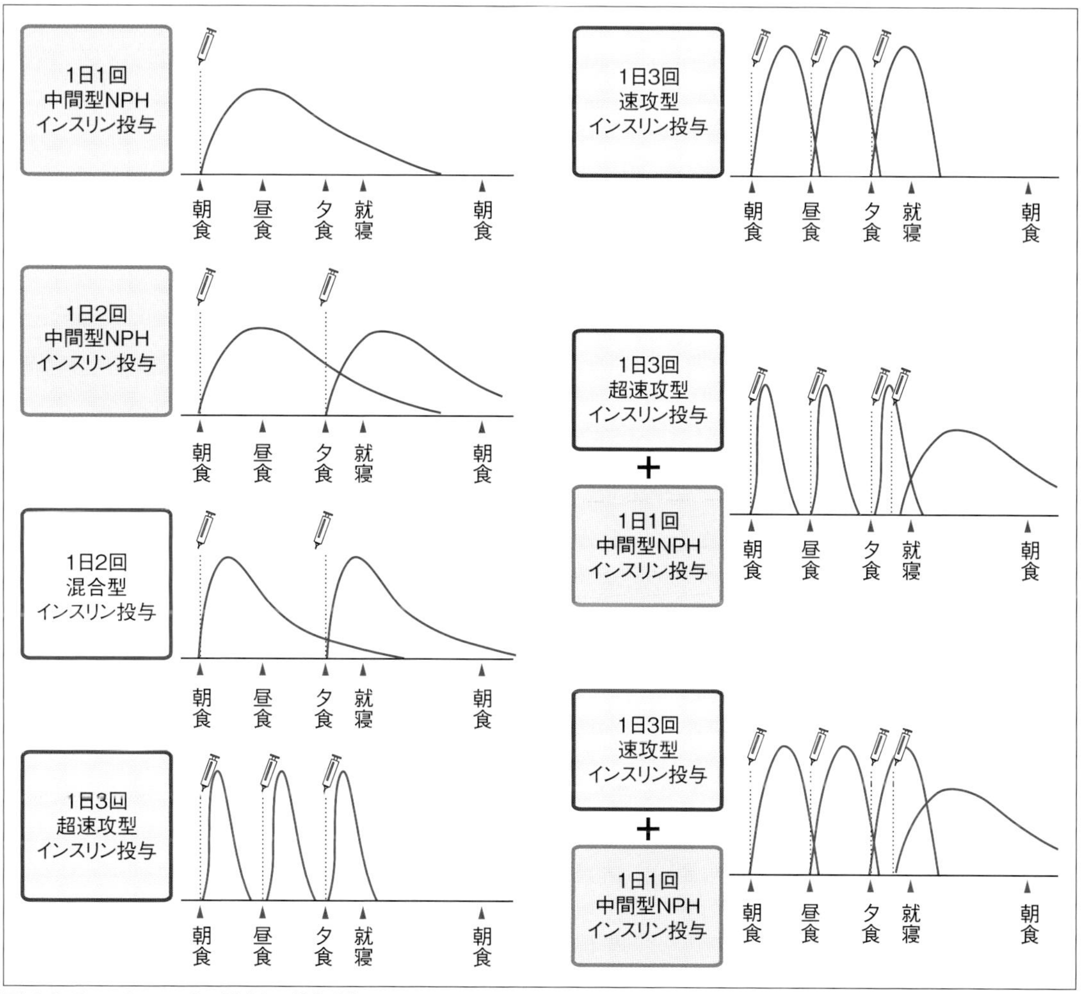

図 10-2　インスリン注射の投与例

〔糖尿病コニュミティサイト club-dm.jp（http://www.club-dm.jp/website/content/about_insulin/basic-insulin-injection-pattern.aspx）より改変〕

表 10-10　経口糖尿病薬

分　類		薬物名	1日の量（mg）	作用時間
スルホニル尿素薬	第一世代	**トルブタミド**（ヘキストラスチノン）	250〜1500	6〜12
		アセトヘキサミド（ジメリン）	250〜500	10〜16
		クロルプロパミド（アベマイド）	100〜500	24〜60
		グリクロピラミド（デアメリン S）	250〜500	6
	第二世代	**グリクラジド**（グリミクロン）	40〜120	6〜24
		グリベンクラミド（オイグルコン）	1.25〜7.5	12〜24
	第三世代	**グリメピリド**（アマリール）	1〜6	6〜12
ビグアナイド薬		**メトホルミン**（グリコラン）	250〜750	6〜14
		ブホルミン（ジベトス）	50〜150	6〜14
インスリン抵抗性改善薬		**ピオグリタゾン**（アクトス）	15〜30（45）	20
α-グルコシダーゼ阻害薬		**アカルボース**（グルコバイ）	150〜300	2〜3
		ボグリボース（ベイスン）	0.6〜0.9	2〜3
速攻型インスリン分泌促進薬		**ミチグリニド**（グルファスト）	30	3
		ナテグリニド（ファスティック）	270	3
インクレチン関連薬		**シタグリプチン**（ジャヌビア）	50	24
		リラグルチド（ビクトーザ）：皮下注射での適用	0.3〜0.9	24
SGLT2 阻害薬		**イプラグリフロジン**（スーグラ）	50〜100	24

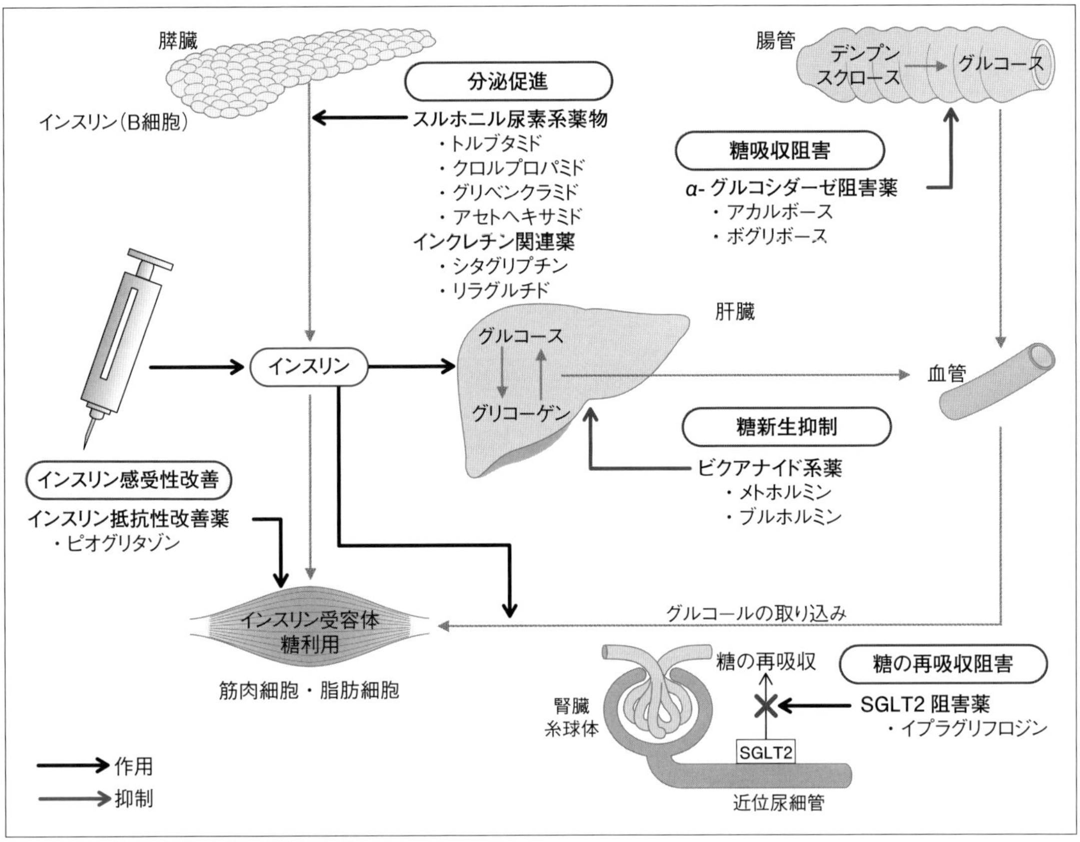

図 10-3　糖尿病治療薬の作用機序

（大鹿英世ほか：薬理学．第 11 版、系統看護学講座専門基礎 5　疾病のなりたちと回復の促進 2、p.226、医学書院、2005 より改変）

インスリン抵抗性改善薬：ピオグリタゾン（アクトス）

標的臓器のインスリン感受性を高める。インスリン抵抗性の改善に使用されている。

α- グルコシダーゼ阻害薬：アカルボース（グルコバイ）、ボグリボース（ベイスン）

腸管から吸収される糖はグルコースやフルクトースのような単糖が主である。オリゴ糖や二糖類は、小腸細胞の管腔側表面にある α- グルコシダーゼによって分解されなければ吸収されない。α- グルコシダーゼ阻害薬は、この酵素を阻害して糖類の吸収を抑制し、食後の急激な血糖上昇を抑える。

インクレチン関連薬：シタグリプチン（ジャヌビア）、リラグルチド（ビクトーザ）

食事をして血糖値が上昇したときに小腸から血液中に分泌され、膵臓のランゲルハンス島 B 細胞に作用してインスリン分泌を促すホルモンをインクレチンという。その代表的ホルモンがGLP-1で、血糖値に合わせてB細胞からインスリンを分泌させる。このGLP-1はDPP-4という酵素でよってすみやかに分解される。最近、DPP-4阻害薬のシタグリプチン（ジャヌビア：内服）、DPP-4で分解されないGLP-1作用薬のリラグルチド（ビクトーザ：注射）などが糖尿病治療に応用されている。これらの薬物は血糖値が下がり過ぎないという特徴がある。

SGLT2 阻害薬：イプラグリフロジン（スーグラ）

糖は腎臓の糸球体でろ過されたのち、大部分が近位尿細管にあるナトリム・グルコース共輸送体2（SGLT2）で再吸収される。SGLT2阻害薬は糖の再吸収を抑制し、尿中への糖の排泄を増加させて血糖値を下げる。

Nursing Point

①インスリンや経口糖尿病薬の使用によって低血糖を起こすことがあるので、角砂糖や砂糖を含む飴などを携帯するように指導する。

②インスリン注射器具の使い方に習熟し、患者の能力や環境に合わせて選択し、指導する。

NOTE

GLP-1

グルカゴン様ペプチド 1
(glucagon-like peptide 1)

DPP-4

ジペプチジルペプチダーゼ 4
(dipeptidyl peptidase-4)

3 輸血剤・栄養剤・電解質製剤

輸血剤　Blood transfusions

❶保存血液

新鮮血にクエン酸ナトリウム、クエン酸、ブドウ糖、リン酸二水素ナトリウムを加え、4 ～ 6℃で 72 ～ 96 時間保存したもの、採血後 21 日目まで有効である。

❷代用血漿

デキストラン 40、ヒドロキシエチルデンプン(ヘスパンダー)

血漿に近い粘稠度、浸透圧、比重をもつ。多糖類の低分子デキストランが主に使用される。

栄養剤　Nutrients

糖質（ブドウ糖、果糖、ソルビトール、キシリトール)、アミノ酸および脂質を補給のために注射により投与される。

電解質製剤　Electrolytes

生理食塩液、リンゲル液、乳酸リンゲル液（ラクテック)、ブドウ糖加乳酸リンゲル液（ラクテック D)

使用目的に応じた水分量，電解質成分，エネルギー量を有する製剤を選択する。糖質を含んでいる製剤もあるが、そのエネルギー量は低く、必要な栄養をすべてまかなうはできない。

Nursing Point

①静脈穿刺局所を清潔に保ち、血管炎の早期発見に努める。
②中心静脈栄養の場合には感染防御がとくに重要である。
③点滴ラインを簡略化する。
④経鼻胃管や胃瘻から栄養剤を投与する場合には、患者の上体を起こし誤嚥を防ぐ。
⑤経鼻胃管や胃瘻から薬剤を投与する場合には、目詰まりしないよう水で洗い流す。

NOTE

高カロリー輸液

経口的栄養摂取が長期間不可能な場合、体液バランスの維持とともに栄養の補給を行うための高カロリー輸液製剤が製品化されている（400 ～ 1400mL 単位のビンで 340 ～ 2000kcal の熱量)。これは高濃度のブドウ糖を含む高張液なので血管痛や血管炎を避けるため、通常、中心静脈穿刺法によってカテーテルの先端が胸腔内（心臓近く）の大静脈に達するようにして持続注入する。

第 10 章　物質代謝作用薬

確認問題

ANSWER & ADVICE

Q1　ビタミン欠乏症について誤っているのはどれか。

1. ビタミン K――――――――――出血傾向
2. ビタミン D――――――――――壊血病
3. ビタミン B_2――――――――――口内炎
4. ビタミン B_{12}――――――――――巨赤芽球性貧血

A1　2

2：ビタミンDの欠乏症はくる病

Q2　ビタミンと欠乏症との組み合わせで正しいのはどれか。

ⓐビタミン A――――――――――夜盲症
ⓑビタミン B_1――――――――――脚気
ⓒビタミン B_2――――――――――悪性貧血
ⓓビタミン C――――――――――くる病

1. ⓐ、ⓑ　2. ⓐ、ⓓ　3. ⓑ、ⓒ　4. ⓒ、ⓓ

A2　1

c. ビタミン B_2 の欠乏症は口唇炎、口内炎など
d. ビタミンCの欠乏症は壊血病

Q3　ホルモンの増加と生体の反応どの組合せで正しいのはどれか。

ⓐ甲状腺ホルモン――――――基礎代謝率の低下
ⓑ副腎皮質グルココルチコイド――皮下脂肪の分布の変化
ⓒインスリン――――――――肝臓における糖質の貯蔵
ⓓアルドステロン――――――血清カリウムの増加

1. ⓐ、ⓑ　2. ⓐ、ⓓ　3. ⓑ、ⓒ　4. ⓒ、ⓓ

A3　3

甲状腺ホルモンは基礎代謝を促進する。アルドステロンはカリウムの排泄を促進するので、血清カリウム濃度は減少する。

Q4　骨粗鬆症について誤っているのはどれか。

1. 血清カルシウム値は高値を示す。
2. 手関節の骨折が起きやすい。
3. 副腎皮質ホルモン剤の長期投与で起こる。
4. 活性型ビタミンDを治療に用いる。

A4　1

骨粗鬆症で血清カルシウム値はほとんど変化しない。それは、生体に血清カルシウムの調節機構があるためである。

ANSWER & ADVICE

Q5　副腎皮質ホルモン剤の長期投与による有害作用はどれか。

1. 低血糖
2. 低血圧
3. 聴力障害
4. 骨粗鬆症

A5　4

高血糖、高血圧になる。聴力障害は現れない。

Q6　次のうち正しいのはどれか。

1. グリベンクラミドの血糖降下作用の持続時間はトルブタミドより短い。
2. インスリンは、通常、筋肉内注射する。
3. トルブタミドはランゲルハンス島（膵臓）のＢ細胞からのインスリンの分泌を抑制する。
4. チアマゾールは甲状腺機能亢進症に用いられるが、副作用として無顆粒球症が現れることがある。

A6　4

1：グリベンクラミドは10～24時間、トルブタミドは6～12時間

2：通常は皮下注射である。速効型インスリンは筋肉内注射、静脈内注射をすることも可能

3：Ｂ（β）細胞を刺激して、インスリンの分泌を亢進する

Q7　次の疾患とホルモン剤との組み合わせで正しいのはどれか。

ⓐ乳がん――――――――――クロミフェン

ⓑバセドウ病――――――――トリヨードサイロニン

ⓒ前立腺がん―――――――LH-RH 作用薬

ⓓ高プロラクチン血症―――ブロモクリプチン

1. ⓐ、ⓑ　2. ⓐ、ⓓ　3. ⓑ、ⓒ　4. ⓒ、ⓓ

A7　4

ⓐ乳がん適応は、タモキシフェン、クロミフェンは排卵誘発する。

ⓑバセドウ病には抗甲状腺薬であるチアマゾールが有効である。

Q8　骨粗鬆症の治療薬でないのはどれか。

1. カルシトニン
2. ビタミンＤ
3. カルシウム拮抗薬
4. エストロゲン

A8　3

3：カルシウム拮抗薬ではなくカルシウム剤を使用する。

Q9　２型糖尿病で正しいのはどれか。

1. 体重減少と血糖値改善は比例する。
2. インスリンの作用不足に基づく。
3. 若年型ではインスリン注射が不可欠である。
4. ケトーシスを生じることはない。

A9　2

インスリンは分泌されるが、組織のインスリン感受性が低下している。

Q10 インスリン自己注射の投与経路はどれか。

1. 皮内
2. 皮下
3. 筋肉内
4. 静脈内

A10 2

インスリンの自己注射は皮下に行う。

Q11 1型糖尿病で正しいのはどれか。

1. 経口血糖降下薬で治療する。
2. やせ型よりも肥満型に多い。
3. 2型糖尿病よりも有病率が高い。
4. 高度のインスリン分泌障害がある。

A11 4

1：インスリン分泌細胞が機能していないので、経口血糖降下薬は効果がない。
2：やせ型が多い。2型は肥満型が多い。
3：2型糖尿病脳有病率は5%、1型糖尿病有病率は0.0015%である。

Q12 インスリン療法で正しいのはどれか。

1. インスリンを長期保存するときは冷凍庫で保存する。
2. やや多めの量から始めて徐々に減量する。
3. ケトアシドーシスの治療に持続型インスリンの点滴静脈注射を行う。
4. 導入時は中間型と速効型の混合インスリン製剤を用いる。

A12 4

1：長期保存する場合は冷蔵庫（約5℃）に入れる。冷凍してはならない。
2：やや少なめから始めて徐々に増量する。
3：速効型インスリンを使用する。
4：混合製剤の朝夕食前投与または速効型の各食前投与が行われる。

強くなろう！薬理の計算　解　答

問1　解答：3

5%濃度を0.2%濃度にするということは、25倍（5 ÷ 0.2 = 25）に希釈することになる。つまり、100mLを2500mLにする必要がある。したがって、必要な水分量は2,500mL − 100mL = 2,400mLとなる。

問2　解答：100 (mL)

必要な原液量は、次の計算式で求められる。

必要な原液量（mL）＝希釈濃度（%）÷原液濃度（%）×作成する量（mL）

したがって、（0.5 ÷ 5）× 1000 = 100（mL）。簡単に解説すると、つくりたい希釈液の濃度（%）÷原液の濃度（%）につくりたい希釈液量（mL）をかけると、答えが出る。

問3　解答：20 (mL)

2L = 2000mLなので、0.05% ÷ 5% × 2000 = 20（mL）となる。

問4　解答：8 (mL)

注射液10mLに対して、0.25g（250mg）が薬剤が含まれている。したがって、1mLには0.025g（25mg）が溶け込んでいることになる。0.2g（200mg）の薬剤を投与するには、0.2g ÷ 0.025 = 200mg ÷ 25mL = 8mLが必要となる。

問5　解答：2

成人用輸液セット（1mL ≒ 20滴）での1分間の滴下数は、次の計算式で求めることができる。

1分間の滴下数＝ 1mL滴下数×輸液量（mL）／必要時間（分）

つまり、（20滴 × 1800mL）÷（24時間 × 60分）= 36000 ÷ 1440 = 25滴。小児用輸液セット（1mL = 60滴）を使用した場合には、75滴となる。

問6　解答：2

（20滴 × 750mL）÷（5時間 × 60分）= 15000 ÷ 3000 = 50滴。

問7　解答：3

（20滴 × 500mL）÷（2時間 × 60分）= 1000 ÷ 120 = 83.3333……。したがって、「3．約80滴」となる。

問8　解答：4

1時間あたり50mLが滴下されるため、500 ÷ 50 = 10時間かかることになる。つまり、予定終了時刻は午後8時である。

問9　解答：6時間後

1分あたりの滴下速度が20滴なので、1分間に1mLが滴下することになる。したがって、360mLが滴下するためには360分が必要となる。360分 ÷ 60分 = 6時間。

問10　解答：540 (mL)

1分間に3mL滴下する点滴静脈注射の終了までに3時間（180分）を要したことになる。開始時の輸液量は、3 × 180 = 540mL。

第11章
抗感染症薬

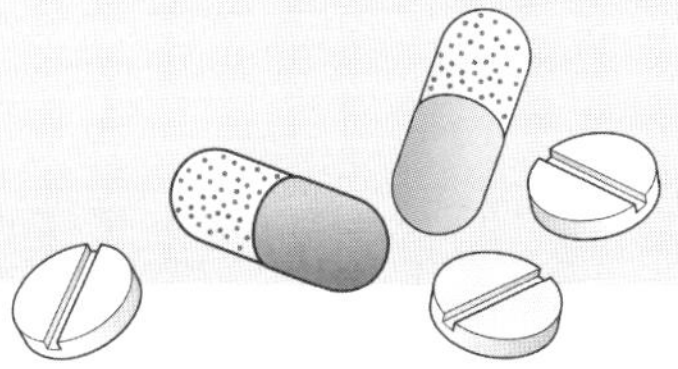

消毒薬	消毒薬
抗菌薬の特徴	抗菌の作用機序
	抗菌スペクトル／臓器集中性
	耐性および交差耐性／副作用
	菌交代現象／日和見感染症
それぞれの抗菌薬	抗生物質／合成抗菌薬
	各種療法に用いられる抗菌薬
抗寄生虫薬	抗原虫薬／駆虫薬
抗ウイルス薬	抗ウイルス薬／抗 HIV 療法
皮膚外用薬	化膿疾患用薬
	抗炎症・抗アレルギー外用薬
	寄生虫皮膚病変薬／収れん薬
	腐食薬／保護・緩和薬

1 消毒薬 Disinfectants

消毒薬

局所に適用して微生物を死滅させたり増殖を止めることによって、感染を防ぐ化学物質を消毒薬という。

消毒薬の効力を単純に比較することはできないが、一応の基準として、古くから石炭酸係数が用いられている。

❶石炭酸係数（フェノール係数：P.C.）

ある消毒薬がフェノール（石炭酸）の何倍の効力を有するかを試験管内培養法で求めた数値。

$$\text{石炭酸係数(P.C.)} = \frac{\text{同一細菌を殺す被検薬の最大希釈倍数}}{\text{一定細菌を殺すフェノールの最大希釈倍数}}$$

❷消毒薬の種類

使用する消毒薬は、身体や器具、環境によって異なる。消毒薬の種類とその応用について、**表11-1**にまとめた。

❸使用上の注意

①逆性石けんと普通石けんを併用すると効果が失われる。

②アルデヒド系（ホルマリン、グルタラール）は強い刺激性があるので身体には使用しない。

③次亜塩素酸ナトリウムは金属を腐食させやすいので、内視鏡や手術器具の消毒には用いない。

④梅毒トレポネーマやHIVは体外では弱く、血液汚染直後以外の器具からの感染はない（性的に密な接触が感染に必要）。

⑤MRSA（メチシリン耐性黄色ブドウ球菌）は適切な消毒で除去することができる。

⑥芽胞は強靭であり、身体に使える消毒薬では原則除去できない。しかし、発芽までに時間がかかるので、洗浄によって十分に除去すれば病因とはならない。

⑦B型肝炎ウイルスの消毒は困難なので、医療従事者の感染事故に注意する。

NOTE

チフス菌を対象としたP.C.

塩素	225
逆性石けん	50
エタノール	0.04
オキシドール	0.013

作用濃度・時間・温度

消毒薬において、この3要素は殺菌力に大きな影響を与える。

①**作用濃度**：消毒薬ごとに決められ濃度があり、対象物（器材、環境、人）によって異なる。最小発育阻止濃度や最小発育濃度が指標になるが、実際に消毒薬を使用する場合、適用部位での希釈、有機物の混入などの条件が加わるため、それらより高濃度で使用する。

②**時間**：消毒薬が効果を発現するためには、微生物とある程度の時間接触する必要がある。速効性の消毒用エタノールでも10～15秒間必要である。多くの消毒薬は一般細菌を30秒間程度で殺菌するが、結核菌のような細胞壁が強固な菌は、2%グルタラールで10～30分間、1%ポビドンヨードで2.5分間以上必要である。

③**温度**：化学反応なので一般に温度が高ければ高いほど殺菌力強くなる。しかし、あまり高温では扱いにくいので、20～25℃が常識的な使用温度になる。各種消毒薬を10℃と26℃で大腸菌、緑濃菌、黄色ブドウ球菌に対して作用させると、26℃のほうが、殺菌効果が高いことがわかっている。

表 11-1　おもな消毒薬とその応用

消毒薬		用途と濃度	特記すべき事項
高水準	グルタラール（グルトハイドプラス、ステリハイド）	器具:2% 手術室:0.5%を噴霧	金属を腐食する。人体に使用しない。蒸気には強い刺激作用がある
	ホルマリン	病室・器具・物品:1～50%	刺激臭・組織毒性がある。ガス消毒法でも使用。人体に使用しない
中水準	フェノール（石炭酸）	手指・皮膚:1.5～2% 器具・室内:2～5%	高濃度で腐食性がある
	クレゾール石けん液	手指・皮膚:0.5～1% 病室・器具:0.5～1%	殺菌力はフェノールより強い
	エタノール（消毒用エタノール）	手指・皮膚:原液	殺菌力は70～80%が最も強い
	イソプロパノール	手指・皮膚・器具:50～70%	皮膚・眼に対して刺激性がある
	次亜塩素酸ナトリウム（テキサント）	手指・皮膚:0.01～0.05% 器具・室内:0.02～0.05%	金属を腐食する
	ヨードチンキ	皮膚・創傷・手術部位:原液	刺激性が強い
	ポビドンヨード（イソジン）	手指・皮膚・粘膜・手術部位:5～10%	刺激性が少ない
低水準	逆性石けん ベンザルコニウム（オスバン） ベンゼトニウム（ハイアミン）	手指・皮膚:0.05～0.1% 粘膜・創面:0.1～0.5%	普通石けんと併用すると効果がなくなる
	クロルヘキシジン（ヒビテン）	手指・皮膚:0.05～0.1% 創面・室内・器具:0.05%	耳・眼には、適用しない
過酸化物	オキシドール（オキシフル）	創面・室内・器具:0.05%	血液・膿の存在で効力低下

表 11-2　消毒薬の微生物に対する有効性

消毒薬	緑膿菌	結核菌	梅毒トレポネーマ	真　菌	MRSA	芽胞菌	B型肝炎ウイルス	HIV
グルタラール	○	○	○	○	○	○	○	○
ホルマリン	○	○	○	○	○	△	○	○
フェノール	○	○	○	△	○	×	×	×
クレゾール石けん液	○	○	○	△	○	×	×	×
エタノール	○	○	○	○	○	×	×	○
イソプロパノール	○	○	○	○	○	×	×	○
次亜塩素酸ナトリウム	○	×	○	○	○	△	○	○
ヨードチンキ	○	○	○	○	○	△	×	×
ポビドンヨード	○	○	○	○	○	△	×	○
逆性石けん	△	×	○	△	△	×	×	×
クロルヘキシジン	△	×	○	△	△	×	×	×

○：有効　△：効果不確実　×：無効

（大阪府病院薬剤師会編：医薬品要覧. 第5版、薬業時報社、1992より改変）

NOTE

消毒用エタノール（日局）

15℃でエタノール 76.9～81.4vol%（70.0～75.2$^{W}/_{W}$%に相当）を含む。

2　抗菌薬の特徴

抗菌の作用機序
Mechanisms of antibacterial action

抗菌薬は作用機序から、次の 4 つに大きく分けられる。

❶細胞壁合成阻害薬
ペニシリン系薬、セフェム系薬（セファロスポリン系薬）、サイクロセリン

細菌が生存するためには、細胞壁の役割が重要である。β-ラクタム系薬（ペニシリン系薬、セフェム系薬など）が細胞壁形成酵素に結合することで、細胞壁は不完全なものとなり、細菌が死滅させる。

❷細胞膜障害薬
アムホテリシン B、ポリミキシン B、コリスチン、ナイスタチン

細菌の細胞膜は生命維持に必要な物質の透過を支配している。この細胞膜に対して選択的に透過性を変えると、細胞内成分が放出され細菌は死滅する。

NOTE

静菌作用と殺菌作用

静菌作用：薬物を投与している間だけ菌の増殖を抑制する作用のこと。使用を止めると再び菌の増殖が開始される。この作用をもつのはサルファ剤、クロラムフェニコール系薬、テトラサイクリン系薬など。

殺菌作用：薬物を投与すると菌が死滅する作用のこと。この作用をもつのは細胞壁や細胞膜の障害をする薬物（ペニシリンなど）。ただし、殺菌作用をもつ薬物も濃度が低いと静菌作用を示す。

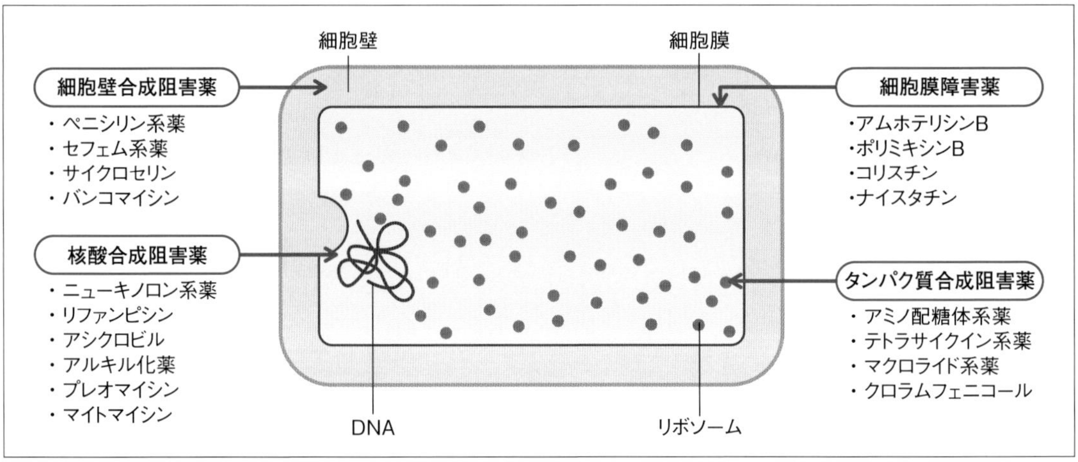

図 11-1　抗菌薬（抗生物質）の作用点

❸タンパク質合成阻害薬

アミノ配糖体系薬（アミノグリコシド系薬）、テトラサイクリン系薬、クロラムフェニコール系薬、エリスロマイシン

タンパク質を合成するリボソームは、ヒトと細菌では構造が異なるため、細菌のリボソームに対して選択的にタンパク質合成を阻害する。

❹核酸合成阻害

ニューキノロン系薬（ピリドンカルボン酸系薬）、リファンピシン、アシクロビル、アルキル化薬、ブレオマイシン、マイトマイシン

核酸の合成および代謝を阻害し、遺伝情報の発現を阻止する。

❺葉酸代謝阻害薬

サルファ剤（スルホンアミド剤）、ST 合剤

細菌は、核酸やタンパク質合成に必要な葉酸を供給する代謝経路をもつ。この葉酸の合成を阻害し、抗菌作用を示す。

抗菌スペクトル　Antibacterial spectrum

抗菌薬の病原体に対する感受性は一様ではない。各々の抗菌薬が有効な病原体の範囲を**抗菌スペクトル**という。

❶グラム陽性菌・グラム陰性球菌の一部に有効

ペニシリン G、ペニシリナーゼ耐性ペニシリン、マクロライド系薬

❷グラム陽性菌・グラム陰性菌に有効

広域ペニシリン（アンピシリン、カルベニシリン）、セフェム系薬、テトラサイクリン系薬、クロラムフェニコール、サルファ剤

❸主としてグラム陰性好気性桿菌に有効

アミノ配糖体系薬

この抗菌スペクトルを考慮して、原因菌別に有効な薬物が使用される（**表 11-3**）。

表 11-3　おもな感染症に用いられる抗菌薬

	細菌名	おもな疾患	第一選択薬	第二選択薬
グラム陽性球菌	**ブドウ球菌**	肺炎	ペニシリンG	セフェム系薬
	ペニシリンG感受性	敗血症	ペニシリンV	マクロライド系薬
		心内膜炎	アンピシリン	アミノ配糖体系薬
		髄膜炎		
	ペニシリンG耐性		メチシリン	アミノ配糖体系薬
			セフェム系薬	マクロライド系薬
	メチシリン耐性（MRSA）	肺炎	バンコマイシン	ニューキノロン系薬
	肺炎球菌	髄膜炎	ペニシリンG	セフェム系薬
		心内膜炎	ペニシリンV	マクロライド系薬
		肺炎、咽頭炎	アンピシリン	セフェム系薬
	レンサ球菌	中耳炎、髄膜炎	ペニシリンG	アミノ配糖体系薬
		猩紅熱	ペニシリンV	
		尿路感染症	フェネチシリン	
		心内膜炎	アンピシリン	
		尿路感染症		アミノ配糖体系薬
グラム陰性桿菌	**大腸菌**	胆嚢炎	アンピシリン	
		敗血症	セフェム系薬	
		肺炎		アミノ配糖体系薬
	クレブシエラ	尿路感染症	第三世代セフェム系薬	ニューキノロン系薬
		尿路感染症		ニューキノロン系薬
	エンテロバクター	呼吸器感染症	第三世代セフェム系薬	
		尿路感染症		第四世代セフェム系薬
	緑膿菌	熱傷部感染症	アミノ配糖体系薬	ニューキノロン系薬
		敗血症	ニューキノロン系薬	
		尿路感染症	ピペラシリン	ニューキノロン系薬
	セラチア	呼吸器感染症	アミノ配糖体系薬	
			第三世代セフェム系薬	

臓器集中性　Organotaxis

抗菌薬は特定の臓器に集まりやすい性質があるため、感染部位により抗菌薬を使い分ける（**表 11-4**）。

表 11-4　おもな抗菌薬の臓器集中性

臓　器	おもな疾患	抗菌薬
肺	上気道・呼吸器系感染症 （主にグラム陰性菌）	ペニシリン系薬　セフェム系薬 マクロライド系薬　テトラサイクリン系薬
肝臓・胆汁	肝臓・胆道系感染症 （グラム陰性菌、とくに大腸菌）	ペニシリン系薬（アンピシリン、ピペラシリン） セフェム系薬（セファゾリン、セフメタゾール、セファロチアム） ニューキノロン系薬
腎臓	腎臓・尿路感染症 （グラム陰性菌、大腸菌、クレブシエラ、変形菌）	アミノ配糖体系薬（トブラマイシン） ペニシリン系薬（アンピシリン、ピペラシリン） セフェム系薬（セファゾリン、セフメタゾール、セファロチアム） ニューキノロン系薬

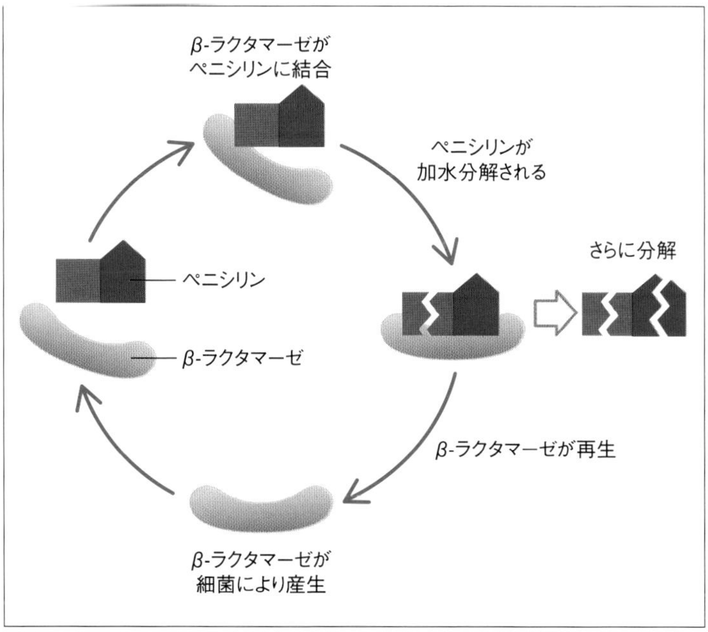

図 11-2　β-ラクタマーゼによるペニシリン系薬の分解
（石橋丸應：図説病態生理と薬の作用．南山堂．1988 より改変）

耐性および交差耐性
Tolerance and Cross tolerance

❶耐性・耐性菌

抗菌薬の連用により、抗菌作用は減少する。これを**耐性**といい、耐性をもった菌を**耐性菌**という。現在、ブドウ球菌の70％以上はペニシリン G 耐性菌であり、この菌はペニシリン G を分解する β - ラクタマーゼ（ペニシリナーゼ）を産生して耐性を示す（**図 11-2**）。

❷交差耐性

1 つの薬物に対して耐性を示す細菌が他の薬物に対しても耐性を示すことを**交差耐性**という。

副作用　Side effects

抗菌薬は特徴的な副作用をもつものが多い（**表 11-5**）。薬物の副作用も参照のこと（p.38）。

NOTE

細菌の薬剤耐性

細菌が耐性を獲得する機序として、β - ラクタマーゼのような薬物不活化酵素を産生することの他に、薬物の作用する部位を別の形に変える（マクロライド系薬およびアミノ配糖体系薬、メチシリン）、薬物の細胞膜透過性を低下させる（テトラサイクリン、クロラムフェニコール）などがある。

表 11-5　副作用からみた抗菌薬

おもな疾患		抗菌薬
アナフィラキシー様反応(ショック)		ペニシリン系、セフェム系
肝機能障害		マクロライド系、テトラサイクリン系
腎機能障害		アミノ配糖体系、ポリペプチド系、セフェム系
血液障害		クロラムフェニコール
神経障害	第Ⅷ脳神経障害(難聴、耳鳴り、知覚異常)	アミノ配糖体系
	神経・筋ブロック(呼吸抑制)	ポリペプチド系
その他	ジスルフィラム作用	セフェム系の一部(ラタモキセフ、セフブペラゾン)が嫌酒薬のジスルフィラムと同様の作用をもつ。お酒との併用に注意
	偽膜性腸炎	リンコマイシン、アンピシリン、第3世代セフェム系。腸内に異常増殖した嫌気性菌の一種、クロストリジウム・ディフィシルの産生する毒素の影響
	腸内細菌抑制によるビタミンK欠乏	抗菌スペクトルの広い抗生物質(テトラサイクリン、アンピシリン、セフェム系)。肝臓での血液凝固因子の産生が低下し、出血傾向となる

菌交代現象　Microbial substitution

抗菌スペクトルの広い抗菌薬を使用すると、病原菌以外の感受性菌も死滅して正常細菌叢の平衡が破れ、その抗菌薬に耐性をもつ菌が異常に増殖する。これを**菌交代現象**という。耐性ブドウ球菌による腸炎や、真菌、緑膿菌、セラチアの感染症などがある。

日和見感染症　Opportunistic infection

身体内および生活環境下に常在する平素無害な菌が、感染防御能の低下したときに増殖して有害作用を現すことを**日和見感染**という。病院内で現れることが多いので**院内感染**ともいう。

❶感染防御能低下の原因

①外科手術、②加齢、③薬物（副腎皮質ホルモン剤、免疫抑制薬、代謝拮抗薬、抗菌スペクトルの広い抗菌薬）

❷問題となる菌

通常の抗菌薬に耐性をもっている場合が多い。緑膿菌、セラチア、真菌、メチシリン耐性黄色ブドウ球菌（MRSA）などがある（**表 11-3** 参照）。

NOTE

MRSA

methicillin resistant *Staphylococcus* aureus の頭文字を取ったもの。

Nursing Point

①薬物アレルギーの発現（発疹、下痢、ショックなど）に注意する。
②点滴部位の感染の確認と、点滴部位を早期に変更する。

3　それぞれの抗菌薬

抗生物質　Antibiotics

❶βラクタム系薬

化学構造のなかにβラクタム環という基本骨格をもつ抗生物質の総称で、現在、細菌感染症治療の主薬になっている。ペニシリン系薬、セフェム系薬（セファロスポリン系薬）、βラクタム類縁化合物（ペネム系薬、カルバペネム系薬、モノバクタム系薬など）がある。これらは、類似した作用機序（細胞壁合成阻害）、副作用（薬物アレルギー〔過敏症〕）をもっている。

ペニシリン系薬：ベンジルペニシリン（ペニシリンG）、アンピシリン（ビクシリン）、アモキシシリン（サワシリン）、ピペラシリン（ペントシリン）

[特徴]

①比較的安全性が高い。

②種類が多い。

③脳脊髄内に入らない。

[副作用]

薬物アレルギー（アナフィラキシーショック、皮膚反応）

[副作用防止対策]

①問診

②救急処置の準備

③与薬中の変化に注意する。

NOTE

セフェム系薬の世代

世代が増すほど抗菌スペクトルが広くなり、β-ラクタマーゼに対する抵抗性が増加する。

表11-6　おもなペニシリン系薬

【抗菌スペクトルの狭いペニシリン系薬】

薬物名	特　徴
ベンジルペニシリン（PCG）（ペニシリンG）	代用的なペニシリン。内服では胃酸で分解されるため注射で使用。梅毒トレポネーマに有効

【抗菌スペクトルの広いペニシリン系薬】

薬物名	特　徴
アンピシリン（ABPC）　（ビクシリン）	広域ペニシリンで、グラム陰性桿菌の大腸菌、インフルエンザ菌、サルモネラ菌にも有効
アモキシシリン（AMPC）　（サワシリン）	アンピシリン類似の抗菌スペクトル。消化管からの吸収がよい。呼吸器・尿路感染症、ヘリコバクター・ピロリ菌の除菌に使用
ピペラシリン（PIPC）　（ペントシリン）	アンピシリンの誘導体でグラム陽性菌から緑膿菌を含むグラム陰性桿菌にまで広い抗菌スペクトルをもつ。消化管から吸収されにくいので、静脈内注射または筋肉内注射で使用

表 11-7　おもなセフェム系薬

薬物名			特　徴
第一世代	セファロチン（CET） セファレキシン（CEX）* セファクロル（CCL）*	（コアキシン） （ケフレックス） （ケフラール）	グラム陽性菌とグラム陰性桿菌の大腸菌、肺炎桿菌、プロテウス菌などに抗菌力をもつ。β-ラクタマーゼにより分解される
第二世代	セフメタゾール（CMZ） セフォチアム（CTM）	（セフメタゾン） （パンスポリン）	β-ラクタマーゼに抵抗性があり、大腸菌、クレブシエラ、インフルエンザ菌に強い抗菌力がある
第三世代	ラタモキセフ（LOMX） セフォタキシム（CTX） セフカペンピボキシル（CFPNPI）*	（シオマリン） （クラフォラン） （フロモックス）	β-ラクタマーゼに安定。グラム陰性桿菌に対する抗菌力がさらに増強。グラム陽性菌に対する抗菌作用の低下
第四世代	セフェピム（CFPM） セフォゾプラン（CZOP）	（マキシピーム） （ファーストシン）	第三世代よりβラクタマーゼに安定。グラム陽性菌に対する抗菌力が増強

* 経口適用可能

セフェム系薬（セファロスポリン系薬）：セファロチン（コアキシン）、セファレキシン（ケフレックス）、セファクロル（ケフラール）、セフメタゾール（セフメタゾン）、セフォチアム（パンスポリン）、ラタモキセフ（シオマリン）、セフォタキシム（クラフォラン）、セフカペンピボキシル（フロモックス）、セフェピム（マキシピーム）、セフォゾプラン（ファーストシン）

［特徴］

①ペニシリン系薬と類似。

②抗菌スペクトルの広さ、β-ラクタマーゼ抵抗性により、第一世代から第四世代に分類される。

③一般的に腸管からの吸収が悪い。注射による適用が原則。経口可能なものも一部開発されている。

④一般的に胎盤、血液・脳関門を通過しやすい。

［副作用］

薬物アルギー（アナフィラキシーショック、皮膚反応）、腎障害がみられる。

❷アミノ配糖体系薬（アミノグリコシド系薬）

ストレプトマイシン（硫酸ストレプトマイシン）、カナマイ

NOTE

アミノ配糖体系薬使用時の注意事項

①投与期間中は腎機能検査を行う。

②腎機能未発達な未熟児や新生児への与薬には注意が必要。連用する場合は聴力検査を定期的に行う。

③新生児では血液・脳関門が未発達のため、けいれん発作を起こすことがある。

テトラサイクリン系薬の使用時の注意事項

①制酸剤や乳飲料と同時に服用してはいけない。

②大量に与えると胎児や乳幼児の歯・骨の発育を抑制する。

③静脈内投与で静脈炎を起こすことがある。

表 11-8　おもなアミノ配糖体系薬

薬物名			特　徴
結核治療に使用	ストレプトマイシン（SM） カナマイシン（KM）	（硫酸ストレプトマイシン） （カナマイシン）	肺結核および他の結核に4剤併用療法（イソニアジド＋リファンピシン＋ピラジナミド＋ストレプトマイシンまたはエタンブトール）を第一選択薬として使用。腸管感染症にも有効
緑膿菌、セラチアなどの感染症に使用	ゲンタマイシン（GM） アミカシン（AMK） トブラマイシン（TOB）	（ゲンタシン） （アミカマイシン） （トブラシン）	緑膿菌、セラチア、変形菌などに対して、優れた抗菌力を示す
外用薬として使用	フラジオマイシン（FRM）	（ソフラチュール）	毒性が強いので外用として使用。ソフラチュール・ガーゼ、トローチ

NOTE

シン（カナマイシン）、ゲンタマイシン（ゲンタシン）、アミカシン（アミカマイシン）、トブラマイシン（トブラシン）、フラジオマイシン（ソフラチュール）

［特徴］

①耐性菌が多くなったので、一般感染症治療薬としてはほとんど使用しない。

②結核、緑膿菌感染症に使用する。

③腸管から吸収されにくいため内服は不可である。ただし、腸内の感染には内服する。

④毒性が強い。

⑤治療薬血中濃度モニタリング（TDM）対象薬（p.36参照）。

［副作用］

第Ⅷ脳神経障害（めまい・耳鳴り・難聴）、腎障害

［相互作用］

ループ利尿薬（フロセミド）との併用で腎障害・聴覚障害

❸テトラサイクリン系薬

テトラサイクリン（TC、アクロマイシン）、ミノサイクリン（MION、ミノマイシン）

［特徴］

①抗菌スペクトルが広い。リケッチア、原虫、一部のウイルスにも有効である。

②菌交代現象を起こしやすい。

③βラクタム系薬、アミノ配糖体系薬が効果を示さないときに使用する。

④カルシウム、マグネシウム、アルミニウムと結合すると腸管から吸収が悪くなる。

［副作用］

肝障害、腎障害、胃腸障害、菌交代症がみられる。

❹マクロライド系薬

エリスロマイシン（EM、エリスロシン）、クラリスロマイシン（CAM、クラリス）

［特徴］

①上気道感染症（マイコプラズマ肺炎、百日咳）に有効である。

②抗菌スペクトルはペニシリンに類似。

③ブドウ球菌やマイコプラズマ、クラミジアに用いられる。

④クラリスロマイシン（クラリス）は、ヘリコバクター・ピ

マクロライド系薬の使用時の注意事項

マクロライド系薬は肝臓での薬物代謝酵素を阻害するので、併用によりカルバマゼピン、ジゴキシン、ワルファリン、テオフィリンなどの作用を増強する。

ロリ菌の除菌に使用される。

[副作用]

軽度であるが、胃腸・肝障害がみられる。

❺グリコペプチド系薬

バンコマイシン（VCM、塩酸バンコマイシン）

[特徴]

①MRSA 感染症の第 1 選択薬。

②腸管から吸収されない。

③治療薬血中濃度モニタリング（TDM）対象薬（p.36参照）。

[副作用]

①腎障害、第Ⅷ脳神経障害（聴覚障害）

❻クロラムフェニコール系薬

クロラムフェニコール（CP、クロロマイセチン、クロマイ）

[特徴]

①サルモネラ感染症（腸チフス、パラチフス）の第一選択薬である。

②グラム陽性菌、グラム陰性菌、リケッチア、クラミジアなど、広範囲の感染症に有効である。

[副作用]

造血系障害（白血球減少・再生不良性貧血）、新生児・未熟児の灰白症候群（腹部膨満・チアノーゼ・循環虚脱）などがみられる。

合成抗菌薬　Synthetic antibacterial drugs

❶ニューキノロン系薬（ピリドンカルボン酸系薬）

ノルフロキサシン（NFLX、バクシダール）、シプロフロキサシン（CPFX、シプロキサン）、レボフロキサシン（LVFX、クラビット）

[特徴]

①ナリジクス酸（NA）（ウィントマイロン）をもとにして開発された、強力な抗菌力をもつ薬物である。

②緑膿菌を含むグラム陰性菌全般、黄色ブドウ球菌、肺炎球菌などのグラム陽性菌に有効である。

③呼吸器感染症、腎・尿路感染症、胆道・腸内感染症に使用される。

NOTE

バンコマイシン耐性腸球菌（vancomincine-registant Enterococcus: VRE）感染症治療薬

リネゾリド（LZD）（ザイボックス）。オキサゾリジノン系薬でタンパク質合成阻害作用がある。MRSA 感染症にも有効。

クロラムフェニコール系薬の使用

クロラムフェニコール系薬は耐性菌が多くなったこと、重篤な副作用を発現することなどから、使用はサルモネラ感染症、百日ぜき感染症、ツツガムシ病などにかぎられている。

灰白症候群

新生児・未熟児の灰白症候群は、肝機能が未発達のため現れる。

ニューキノロン系薬の使用時の注意事項

①非ステロイド性抗炎症薬と併用すると、けいれんを起こすことがある。てんかんの患者や既往歴のある患者への使用は避ける。

②テオフィリン（カフェイン類）と併用すると血中テオフィリン濃度を上昇させる。

③カルシウム・アルミニウム・マグネシウムを含む製剤や牛乳と併用すると消化管から吸収が悪くなる。

NOTE

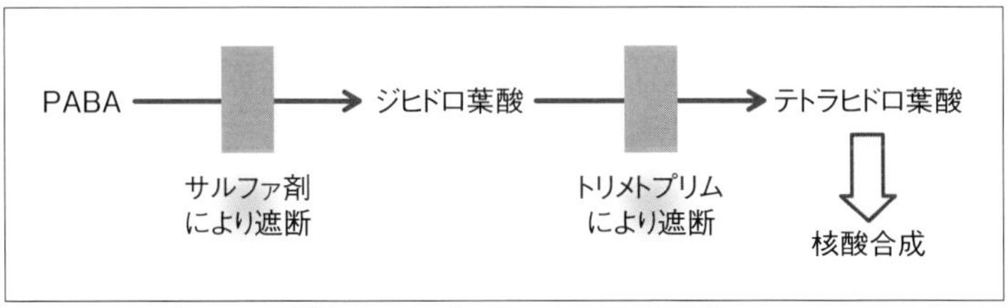

図 11-3　サルファ剤とトリメトプリムの作用機序

[副作用]

消化器症状（悪心・食欲不振・胃部不快感・下痢・腹痛）、過敏症（発疹・発熱）などがみられる。

❷サルファ剤（スルホンアミド剤）

・**難溶性**：スルファジアジン（**テラジアパスタ**）
・**易溶性**：スルフイソキサゾール、スルファメチゾール
・**持続性**：スルファジメトキシン、スルファモノメトキシン、スルファメトキサゾール
・ST 合剤（**バクトラミン**）

[特徴]

①細菌の発育に必要なパラアミノ安息香酸（PABA）との拮抗作用によって抗菌作用を現す。
②グラム陽性・陰性球菌および一部の桿菌（大腸菌・赤痢菌など）に有効である。
③スルファジアジンは、軟膏として皮膚感染症、外傷・熱傷および手術創などの二次感染などに使用する。
④ ST 合剤は、スルファメトキサゾールとトリメトプリムを配合し、抗菌力の増強を図ったもの。ニューモシスティス肺炎に有効である。

[副作用]

胃腸障害（食欲不振・悪心・嘔吐・下痢）、過敏症（発疹・発熱）、神経症状（頭痛・めまい）などがみられる。

各種療法に用いられる化学療法薬

❶結核

[選択薬]

リファンピシン（RFP）、イソニアジド（INH）、エタンブトール（EB）、ストレプトマイシン（SM）、ピラジナミド（PZA）

サルファ剤の使用

サルファ剤は抗生物質に先駆けて導入され、細菌感染症に劇的な効果を示した。しかし、乱用されたため耐性菌が多くなり、それに加え多くの抗生物質が開発されたために、現在は使用頻度が激減している。

結核は少なくない

結核による死亡率は、1950 年には人口 10 万人あたり 146.4 人の割合で、死因の第 1 位を占めていた。その後、抗菌薬を中心とした結核対策の発達、社会環境および栄養状態の改善につれて激減し、2002 ～ 2008 年は 1.8 人と低下し不変である。しかしながら、2010 年の罹患率は、人口 10 万人あたり 19 人で、10 人以下となっている欧米先進国に比べて多く、わが国は世界のなかでは依然「中蔓延国」とされている。患者の約半数は 60 歳以上で、30 歳未満は約 10％である。近年、結核に対する関心が低下した結果、患者の発見が遅れ、集団感染や集団発生している。

[予備薬]

カナマイシン（KM）、エンビオマイシン（EVM）、エチオナミド（TH）、サイクロセリン（SC）、パラアミノサリチル酸（PAS）など

[治療の基本方針]

治療開始2か月間は、INH + RFP + PZA + SMまたはEBの4剤併用療法を行う。次の4か月間は、INH + RFPの2剤併用療法を行う。

[副作用]

INH：末梢神経炎

SM・KM：第Ⅷ脳神経障害・腎障害

EB：視力障害

RFP：肝障害

[注意事項]

①結核治療には、耐性化の抑制や抗菌力の相乗効果を期待して3剤以上の併用療法を行う。

②現在はパラアミノサリチル酸の使用は減り、代わってリファンピシンやエタンブトールが使用されている。

❷梅毒

梅毒トレポネーマを病原体とする性感染症。ペニシリン系薬が最も有効である。

❸真菌症

一般に真菌の感染力は弱い。ヒトへの感染は免疫不全、アル

表 11-9　真菌症に用いられる薬物と特徴

<table>
<tr><th colspan="2">薬物名</th><th>投与経路</th><th>特　徴</th></tr>
<tr><td>ポリエンマクロライド系薬</td><td>アムホテリシンB（AMPH-B）
（ファンギゾン）</td><td>注射
経口</td><td>真菌の細胞膜に入り、細胞内の水の通過性を増し、真菌を殺す。深在性のほとんどすべての真菌に有効。消化管から吸収されない
〈副作用〉腎・消化器障害、発熱</td></tr>
<tr><td>キャンディン系薬</td><td>ミカファンギン（MCFG）
（ファンガード）</td><td>注射</td><td>真菌の細胞壁の合成を阻害する。深在性真菌であるアスペルギルス、カンジダなどに有効。クリプトコッカスには無効
〈副作用〉ヒトに存在しない細胞壁に作用するので少ない</td></tr>
<tr><td>フルオロピリミジン誘導体</td><td>フルシトシン（5-FC）
（アンコチル）</td><td>内服</td><td>新規細胞内に入り、フルオロウラシルに変化して、DNA合成を阻害する。真菌による呼吸器感染症、髄膜炎に有効。カンジダ、クリプトコッカスにとくに有効
〈副作用〉消化器障害（悪心・嘔吐、下痢）ときに肝臓障害、血液障害</td></tr>
<tr><td>イミダゾール系薬</td><td>ミコナゾール（MCZ）（フロリード）</td><td>注射</td><td rowspan="2">真菌チトクロームP450酵素に対して特異的に阻害する。広い抗菌スペクトルをもつ。深在性および表在性真菌に有効
〈副作用〉比較的軽微</td></tr>
<tr><td>トリアゾール系薬</td><td>フルコナゾール（FLCZ）
（ジフルカン）</td><td>経口</td></tr>
</table>

コール中毒あるいはがん患者など抵抗力の低下した場合に起こりやすい（日和見感染症 opportunistic infection）。

真菌は真核生物の仲間であるため選択毒性を有する抗菌薬は少なく、いずれも強い副作用がある。**表 11-9** におもな真菌症の薬物とその特徴をまとめた。

❹その他

- **らい（ハンセン病）**：スルホン化合物…ジアフェニルスルホン（ダプソン、DDS）
- **腸チフス・パラチフス**：クロラムフェニコール
- **百日咳**：エリスロマイシン、クロラムフェニコール
- **ツツガムシ病**：テトラサイクリン系薬、クロラムフェニコール
- **リウマチ熱**：ペニシリン系薬。その他、アスピリン、副腎皮質ホルモン剤

4 抗原虫・抗寄生虫薬
Antiprotozoan・Antiparasitic drugs

抗原虫薬　Antiprotozoan drugs

わが国でみられる原虫感染症は**輸入感染症**の場合が多い。輸入感染症とは、輸入品、輸入動物、帰国者、海外からの観光客、移住者などを介して国内で発生する感染症を指す。

表 11-10　おもな抗原虫薬

疾患名	薬物名
マラリア	キニーネ、メフロキン、プリマキン、アトバコン・プログアニル（マラロン）、アルテメテル・メファントリン（リアメット）
アメーバ赤痢 アメーバ性肝膿瘍	チニダゾール、メトロニダゾール（フラジール、アネメトロ）、パモロマイシン（アメパロモ）
トリパノソーマ症	ペンタミジン、スラミン（ゲルマニン）、メラルソプロール
リーシュマニア症	アンチモン（ペントスタム）
トリコモナス症	メトロニダゾール（フラジール）、チニダゾール（ハイシジン）
トキソプラズマ症	ピリメタミン（ダラプリム）、スピラマイシン（アセチルスピラマイシン）

抗寄生虫薬　Antiparasitic durgs

抗寄生虫薬のなかには殺虫作用をもつものもあるが、多くは寄生虫を弱めるだけである。消化管に寄生するものは、下剤と併用して排出させる。

表 11-11　おもな駆虫薬

疾患名	薬物名
回虫症	ピランテル（コンバントリン）、アルベンダゾール（エスカゾール）、メベンダゾール
鉤虫症	ピランテル（コンバントリン）、メベンダゾール
蟯虫症	ピランテル（コンバントリン）、ピルビニウム（パモキサン）
鞭虫症	メベンダゾール、チニダゾール
フィラリア症	ジエチルカルバマジン（スパトニン）
吸虫症	プラジカンテル（ビルトリシド）、ビチオノール（ビチン）
条虫	プラジカンテル（ビルトリシド）、ビチオノール、パロモマイシン（アメパロモ）

NOTE

輸入感染症

輸入感染症のなかにエアポートマラリア、バゲージマラリアとよばれるものがある。

①**エアポートマラリア**：マラリア原虫をもった蚊が航空機によって別の国に入り、空港にいる人を刺して感染すること。

②**バゲージマラリア**：マラリア原虫をもった蚊が旅客の手荷物に紛れ込み、帰国後、旅行に行っていない家族などを刺して感染すること。

5 抗ウイルス薬 Antiviral drugs

抗ウイルス薬

ウイルスは独自の代謝系をもたず、宿主細胞の代謝系を利用して細胞内で増殖する。そのためウイルスの増殖を特異的に阻害し、宿主細胞に有害作用を示さない化学物質の検出は困難であり、現在、有効な抗ウイルス薬の数は少ない。

抗ウイルス薬の作用機序は、大きく分けて次の 5 つになる。

❶ウイルスの宿主細胞への侵入阻害薬

アマンタジン

A 型インフルエンザウイルスの宿主細胞への吸着、侵入を阻害し、増殖を抑制する。

❷ウイルス DNA 合成阻害薬

アシクロビル、ビダラビン、ジドブジン

ウイルスの増殖する際には、ウイルス DNA が合成される。その DNA の合成を阻害し、増殖を抑制する。

❸ウイルス mRNA 転写阻害薬

リバビリン

RNA を合成する酵素（RNA ポリメラーゼ）を阻害し、ウイルス mRNA の転写を抑制する。

❹抗ウイルスタンパク質合成阻害薬

インターフェロン

細胞膜にある受容体と結合し、ウイルス mRNA を分解するタンパク質（核酸分解酵素）を産生したり、ウイルスの合成に必要なタンパク質の機能を阻害する。

❺ノイラミニダーゼ阻害薬

オセルタミビル、ザナミビル

宿主細胞内で増殖したウイルスが放出される過程で重要な役割を果たすノイラミニダーゼを阻害することで、ウイルスの放

表 11-12　抗ウイルス薬と特徴

薬物名	特徴
アマンタジン（シンメトレル）	インフルエンザA型の予防および治療。パーキンソン病治療薬としても使用
ビダラビン（Ara-A）（アラセナ-A）	単純ヘルペスウイルス、ヘルペス脳炎、ウイルス性肝炎に有効
アシクロビル（ACV）（ゾビラックス）	ヘルペスウイルス感染症に有効
ガンシクロビル（GCV）（デノシン）	サイトメガロウイルス感染症に有効
リバビリン（レベトール）	インフルエンザなど種々の上気道ウイルス感染症、C型肝炎（インターフェロンと併用）に有効
インターフェロン（IFN）	単純ヘルペスウイルス、ウイルス性いぼ、C型肝炎に有効。α型、β型、γ型がある
オセルタミビル（タミフル:内服） ザナミビル（リレンザ:吸入）	インフルエンザAおよびB型に有効。ウイルスが感染細胞表面から遊離するために必要なノイラミニダーゼを阻害し、他の細胞への感染・増殖を抑制する
バロキサビル マルボキシル（ゾフルーザ）	インフルエンザAおよびB型に1回与薬で有効。Cap依存性エンドヌクレアーゼを阻害してウイルスmRNAの合成を抑制する新薬

出を抑制する。

抗 HIV 療法

AIDS（後天性免疫不全症候群）は、HIV（ヒト免疫不全ウイルス）の感染により起きる疾患であるが、この HIV は非常に変異しやすく耐性ウイルスも出現しやすい。そのため、結核と同じように長期の多剤併用療法（抗活性抗レトロウイルス治療：HAART）が必要となる。

❶ヌクレオシド系逆転写酵素阻害薬

ジドブジン（AZT）、ジダノシン、ラミブジン、エムトリシタビン

核酸の構成単位であるヌクレオシドに類似した薬物。ウイルスに特異的な逆転写酵素を阻害する。HIV 以外に効果がみられることがある。

❷非ヌクレオシド系逆転写酵素阻害薬

ネビラピン、リルピビリン、エファビレンツ

逆転写酵素を阻害する。HIV のみに有効。

NOTE

表 11-13　抗 HIV 薬

分類	薬物名	
①ヌクレオシド系逆転酵素阻害薬	ジドブジン(AZT)	(レトロビル)
	ジダノシン(ddI)	(ヴァイデックスEC)
	ラミブジン(3TC)	(エピビル)
	エムトリシタビン(FTC)	(エムトリバ)
②非ヌクレオシド系逆転酵素阻害薬	ネビラピン(NVP)	(ビラミューン)
	リルピビリン	(エジュラント)
	エファビレンツ(EFV)	(ストックリン)
③プロテアーゼ阻害薬	アタザナビル(ATV)	(レイアタッツ)
	リトナビル(RTV)	(ノービア)
	ダルナビル	(プリジスタ)
	ネルフィナビル(NFV)	(ビラセプト)
④インテクラーゼ阻害薬	ラルテグラビル	(アイセントレス)
	ドルテグラビル	(テビケイ)
⑤侵入阻害薬	マラビロク	(シーエルセントリ)

❸プロテアーゼ阻害薬

アタザナビル、リトナビル、ダルナビル、ネルフィナビル

ウイルス粒子が完成するときに働くタンパク質分解酵素を阻害する。耐性ウイルスが出来やすい。

❹インテグラーゼ阻害薬

ラルテグラビル、ドルテグラビル

HIV 感染初期において HIV ゲノムが宿主細胞ゲノムへの挿入または組み込まれる際に働くインテグラーゼを阻害する。HIV の複製が抑制されるため、感染拡大が阻止される。

❺侵入阻害薬

マラビロク

HIV が細胞に侵入する際に利用するケモカイン受容体を阻害し、HIV の侵入を阻害する。使用前に HIV の CCR5 指向性検査をする必要がある。

ケモカイン受容体

chemokine receptor 5：CCR5

6　皮膚外用薬

皮膚外用薬には、化膿疾患用薬や抗炎症・抗アレルギー外用薬、寄生虫皮膚病薬、皮膚刺激薬・発赤薬、収れん薬、腐食薬、保護・緩和薬がある。**表 11-14** におもな皮膚外用薬の種類とその特徴を示した。

表 11-14　皮膚外用薬の種類と特徴

【化膿疾患用薬】外傷表面の細菌感染に使用する

種　類		特　徴
抗生物質製剤	ゲンタマイシン（ゲンタシン軟膏）	緑膿菌、変形菌、大腸菌、クレブシエラ、エンテロバスクター、ブドウ球菌、レンサ球菌
	エリスロマイシン（エリスロシン軟膏）	ブドウ球菌、レンサ球菌、ジュクレイ菌、コルネバクテリウム属
	クロラムフェニコール（クロロマイセチン軟膏）	ブドウ球菌、レンサ球菌、大腸菌、クレブシエラ、プロテウス属
	フラジオマイシン貼付剤（ソフラチュール）	ブドウ球菌、レンサ球菌
サルファ剤製剤	スルファジアジン軟膏（スルファジアジンパスタ）	ブドウ球菌、大腸菌、緑膿菌

【抗炎症・抗アレルギー外用薬】皮膚表面、深部の鎮痒・抗炎症・鎮痛の目的で使用する

種　類		特　徴
副腎皮質ホルモン剤外用薬	ヒドロコルチゾン（ロイコド）、プレドニゾロン（プレドニゾロン）、フルオシノロンアセトニド（フルコート）、ベタメタゾン（リンデロン -V）、ジフロラゾン（ジフラール）などの軟膏、クリーム剤、液剤	湿疹、皮膚炎症、痒疹症、虫刺され、慢性円板状エリテマトーデス、薬疹、中毒疹
非ステロイド性抗炎症薬外用薬	スプロフェン（スルプロチン）、イブプロフェンピコノール（スタデルム）などの軟膏、クリーム剤	湿疹、皮膚炎群、帯状疱疹、熱傷、皮膚欠損症
抗ヒスタミン薬軟膏	ジフェンヒドラミン軟膏（レスタミン）	蕁麻疹、湿疹、虫刺され、皮膚瘙痒症
免疫抑制薬	タクロリムス軟膏（プロトピック）	アトピー性皮膚炎
寄生虫皮膚病薬	クロタミトン（グリメサゾン軟膏）、フェノトリン（スミスリンローション）	疥癬虫や真菌などによる皮膚疾患（カンジタ症、疥癬、白癬）に使用する
皮膚刺激薬・発赤薬	メントール、カンフル、ハッカ油、テレビン油、トウガラシチンキ、カンタリスチンキ	局所的発赤または充血を起こす薬物で、血行をよくし、さらに反射的に筋肉・関節など他の部位の炎症・疼痛を軽減する
収れん薬	タンニン酸類、酸化亜鉛、次没食子酸ビスマス（デルマトール）、硫酸アルミニウムカリウム（ミョウバン）	皮膚・粘膜の組織タンパクと結合して、不溶性の膜をつくり、外部の刺激から局部を保護する
腐食薬	サリチル酸絆創膏（スピール膏）、硫化アルカリ、イオウ、炭酸アルカリ、尿素軟膏（ケラチナミン軟膏）	表皮の角質を軟化・溶解する目的で使用する
保護・緩和薬	ラノリン、オリーブ油	被覆保護の目的で用いられる。また、軟膏の基剤や賦形薬としても使用する

Nursing Point

①皮膚を清潔に保つ。新たに外用剤を塗るときには、古い軟膏や皮膚の汚れを除去する。

②患者が副腎皮質ホルモン剤に対して拒否的な場合は、患者の訴えを聞き、医師の指示に従って外用することが、効果の発現、副作用の軽減につながることを説明する。

③各々の皮膚疾患に応じたスキンケア、日常生活上の注意を十分説明し、外用薬のみに頼らないよう指導する。

確認問題

Q1　看護師の手指の清潔で適切なのはどれか。

1. 擦式手指消毒薬は擦り込み後ペーパータオルで拭く。
2. 手の表面に見える汚れはアルコール綿で拭き取る。
3. 手袋を取り外した直後は手洗いをしない。
4. 石けんと逆性石けんは併用しない。

Q2　5%グルクロン酸クロルヘキシジンを用いて 0.2%希釈液 1,000mL をつくるのに必要な薬液量はどれか。

1. 10mL
2. 20mL
3. 40mL
4. 50mL

Q3　消毒薬で正しいのはどれか。

1. アルデヒド系は毒性が強い。
2. エタノールの殺菌作用は濃度 100%が最も強い。
3. 消毒用エタノールは塩素系消毒薬よりも殺菌作用が強い。
4. 逆性石けんは有機物の残存による影響を受けない。

Q4　消毒剤と病原体との組み合わせで消毒効果のあるのはどれか。

ⓐホルマリン――――――HIV（ヒト免疫不全ウイルス）
ⓑ消毒用エタノール――――B 型肝炎ウイルス
ⓒ塩化ベンザルコニウム―――ロタウイルス
ⓓポビドンヨード――――――MRSA

1. ⓐ、ⓑ　2. ⓐ、ⓓ　3. ⓑ、ⓒ　4. ⓒ、ⓓ

ANSWER & ADVICE

A1　4

石けんと逆性石けんは併用すると、逆性石けんの消毒効果を減少する。

A2　3

必要なグルクロン酸クロルヘキシジン量は、0.002 × 1,000 = 2g。5% 溶液 100mL には、5g のグルクロン酸クロルヘキシジンが含まれているので、2 ÷ 5 = 0.4、0.4 × 100mL = 40mL。

A3　1

2：エタノールの殺菌作用は 70 ～ 80%が最も強い。
3：塩素系消毒薬のほうが殺菌作用が強い。
4：逆性石けんは有機物の残存による影響を受けるので、血液や膿などの存在下では効力が低下する。

A4　2

ⓑ芽胞菌やウイルスには、効かない。
ⓒ逆性石けんは、ウイルスには効力が弱い。

Q5 誤っているのはどれか。

1. MRSA（メチシリン耐性黄色ブドウ球菌）や緑膿菌は院内感染の原因菌となる。
2. 免疫能の低下した患者では口腔や食道のカンジダ症が起きやすい。
3. C 型肝炎ウイルスにはインターフェロンが有効である。
4. ヘルペス感染症に対してゲンタマイシンが使用される。

A5 4

ヘルペス感染症の治療に使用するのは抗ウイルス薬（アシクロビル）である。

Q6 正しい組合せはどれか。

1. セフェム系抗生物質――――――細胞膜を障害する。
2. アミノ配糖体系抗生物質―――――葉酸の代謝と拮抗する。
3. アムホテリシン B――――――――細胞壁の合成を阻害する。
4. ブレオマイシン―――――――――核酸の合成を阻害する。

A6 4

セフェム系抗生物質は細胞壁の合成を阻害、アミノ配糖体系抗生物質は合成阻害、アムホテリシン B は細胞膜の障害を起こす。

Q7 次のうち誤っているのはどれか。

1. C 型肝炎ウイルスには、インターフェロンが有効である。
2. 免疫能の低下した患者では、口腔や食道のカンジダ症が起きやすい。
3. クロルヘキシジン（ヒビテン液）は、結核菌に汚染された物品の消毒に適する。
4. エイズ患者は、日和見感染によって死亡することが多い。

A7 3

3：クロルヘキシジンは、結核菌には効力が弱い。

Q8 次のうち正しいのはどれか。

1. マクロライド系の抗生物質は難聴をきたしやすい。
2. 抗生物質のアクチノマイシン D は、抗悪性腫瘍薬としても用いられる。
3. 副腎皮質ホルモン剤を長期間使用すると副腎が肥大する。
4. 角膜ヘルペスには、副腎皮質ホルモン剤の点眼薬が用いられる。

A8 2

1：アミノ配糖体系抗生物質が難聴をきたす。

3：副腎皮質が委縮し、機能が低下する（副腎不全）。

4：抗ウイルス薬であるアシクロビルを使用する。

ANSWER & ADVICE

Q9　次のうち誤っているのはどれか。

1. ペニシリンG耐性菌はペニシリンGを分解するβ-ラクタマーゼを産生する。
2. 日和見感染では、通常、人体内および生活環境下に存在しない菌が問題となる。
3. アミノ配糖体系抗生物質は、腸管から吸収されにくい。
4. メチシリン耐性ブドウ球菌には、バンコマイシンが有効である。

A9　2

2：感染防御機能の低下により常在菌が有害作用をするようになる。

Q10　次のうち正しいのはどれか。

1. 各々の化学療法薬の有効な病原体の範囲を抗菌スペクトルという。
2. アミノ配糖体系抗生物質は結核だけでなく、一般感染症に幅広く使用する。
3. ペニシリン系抗生物質は、細菌の細胞膜障害を起こす。
4. 日和見感染症は身体の感染防御機能が正常なとき発現する。

A10　1

2：耐性菌が多くなったので、一般感染症としては使用されない。
3：細胞壁障害
4：低下したときに発現する。

Q11　次のうち誤っているのはどれか。

1. セフェム系は世代が増すごとに抗菌スペクトルが広くなる。
2. 緑膿菌感染症にはストレプトマイシンを使用する。
3. イソニアジドは副作用として末梢神経炎を起こす。
4. タクロリムスは臓器移植後の拒絶反応防止に使用される。

A11　2

2：緑膿菌感染症に用いられるのはゲンタマイシンである。

Q12　日和見感染症の増加に関連する要因でないのはどれか。

1. 長期臥床の高齢患者の増加
2. 免疫抑制療法の増加
3. 抗生物質の使用量の不足
4. 医療従事者を介した感染

A12　3

3：抗生物質の使用量不足ではなく、大量使用が要因になる。

Q13　抗生物質の耐性菌について誤っているのはどれか。

1. 耐性の機序の1つにβラクタマーゼ産生がある。
2. 多剤耐性結核菌の1つに非定型抗酸菌がある。
3. 薬剤感受性検査の1つに最小発育阻止濃度（MIC）測定がある。
4. MRSAの院内感染経路の1つに医療従事者の介在がある。

A13　2

2：結核菌以外の抗酸菌を非定型抗酸菌という。非定型抗酸菌は肺に結核様の病変を起こすので肺結核と間違えやすい。

Q14　基礎疾患のない呼吸器感染症に対する抗生物質の使用で適切でないのはどれか。

1. セフェム系抗生物質の投与開始前に、皮内反応の結果を主治医に報告した。
2. 初回投与後 30 分、蕁麻疹様の皮疹が出現したので減量し、主治医に連絡した。
3. 第 2 回投与時、冷汗と口唇のしびれ感とが出現したので中止し、主治医に連絡した。
4. 投与後 5 日、解熱傾向がないので継続投与について主治医に確認した。

A14　2

2：このような皮疹はアレルギー反応なので減量しても治まらない。すぐに投与を中断し、主治医に連絡しなければならない。

Q15　副作用として難聴をきたす可能性があるのはどれか。

1. マイトマイシン
2. リファンピシン
3. ストレプトマイシン
4. アムホテリシンB

A15　3

アミノ配糖体系抗生物質は副作用として第Ⅷ脳神経障害が現れる。そのため難聴やめまいが現れる。加えて、腎障害を起こす。

付表１　処方せんに使用されるおもな薬物慣用名

慣用名	一般名
アイナ（INH）	イソニアジド
亜鉛華	酸化亜鉛
アドソルビン	天然ケイ酸アルミニウム
アドレナリン	アドレナリン
アネステ、アネステジン	アミノ安息香酸エチル
アルミゲル	水酸化アルミニウムゲル
アンナカ	安息香酸ナトリウムカフエイン
APC 散	アスピリン・フエナセン・カフエイン散
塩酸イソプレナリン	塩酸イソプロテレノール
塩酸シンコカイシ	塩酸ジブカイン
塩モヒ	塩酸モルヒネ
オキシフル	オキシドール
オピアト	アヘンアルカロイドアトロピン
オピアル	塩酸アヘンアルカロイド
オピスコ	アヘンアルカロイドスコポラミン
オピスタン	塩酸ペチジン
カチリ	フエノール亜鉛華リニメント
カマ	酸化マグネシウム
カメレオン	過マンガン酸カリウム
カルボール	フェノール
キシロカイン	リドカイン
グリセロール	グリセリン
CMC—Na	カルメロース
カチリ	フェノール亜鉛華リニメント
ジオニン	塩酸エチルモルヒネ
ジフェニールヒダントイン	フェニトイン
重曹	炭酸水素ナトリウム
硝ビス	次硝酸ビスマス
石炭酸	フェノール
セニエット	酒石酸カリウム・ナトリウム

慣用名	一般名
脱水ラノリン	精製ラノリン
単舎	単シロップ
タンナルビン	タンニン酸アルブミン
チトラート	クエン酸ナトリウム
チンク	硫酸亜鉛または酸化亜鉛
デヒコール酸	デヒドロコール酸
デルマトール	次没食子酸ビスマス
ドーフル散	アヘントコン酸
内服用ルゴール	ヨウ素ヨウ化カリ液
ナルコチン	ノスカピン
ノルモザン	合成ケイ酸アルミニウム
ハイポ	チオ硫酸ナトリウムパラベ
ン	パラオキシ安息香酸エステル
パンカル	パントテン酸カルシウム
ピオクタニン青	塩化メチルロザニリン
プロタルゴール	プロテイン銀液
ベルツ水	グリセリンカリ液
ボチ	ホウ酸亜鉛華軟膏
ボール水	ホウ酸水
マーゾニン	チメロサール
ミョウバン	硫酸アルミニウムカリウム
メチエフ	dl- 塩酸メチルエフエドリン
メンタ水	ハッカ水
ラピックス	硝酸銀棒
リチネ	ヒマシ油
硫アト	硫酸アトロピン
硫苦	硫酸マグネシウム
流パラ	流動パラフィン
ルゴール	複方ヨードグリセリン
リンコ、リンコデ	リン酸コデイン

第12章
抗悪性腫瘍薬

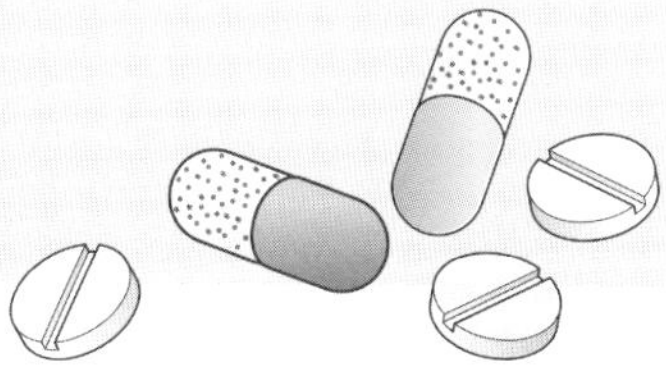

1 抗悪性腫瘍薬
Antineoplastic drugs

抗悪性腫瘍薬

悪性腫瘍治療の第一は、早期に発見し、外科的処置が可能な場合は速やかに外科手術を行うことである。手術の対象とならない場合や、術前・術後の補助療法として、放射線療法や抗悪性腫瘍薬（抗がん薬）を使用する。抗悪性腫瘍薬には、大きく分けて細胞障害性悪性腫瘍薬と分子標的薬がある。

❶細胞障害性抗悪性腫瘍薬

従来型の抗がん薬で、細胞分裂に必要な DNA の合成過程、DNA 鎖、分裂装置（微小管）に作用し、細胞の増殖を抑える。増殖の激しいがん細胞を標的とするので、正常細胞でも増殖の激しい細胞（造血細胞、毛根細胞、粘膜細胞）は障害を受ける。

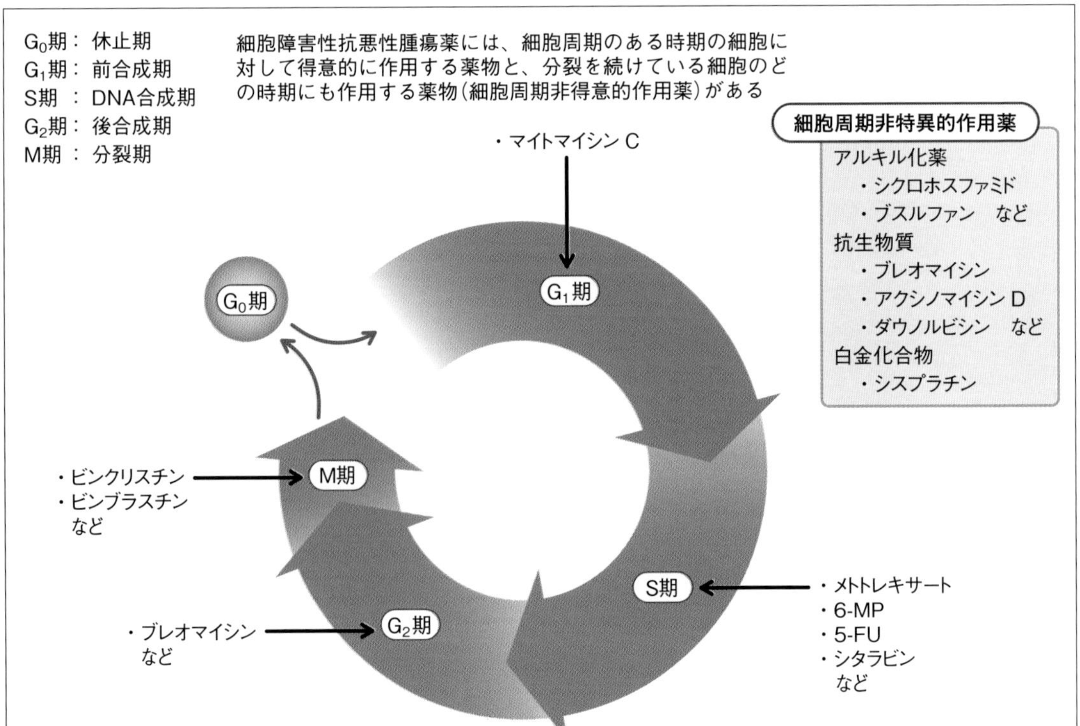

図 12-1　腫瘍細胞の周期と細胞障害性抗悪性腫瘍薬の作用

表 12-1　細胞障害性抗悪性腫瘍薬と臨床応用

分　類	薬物名	臨床応用
アルキル化薬：DNA 合成期および細胞分裂前期に作用して核酸の DNA をアルキル化し、細胞増殖を抑制		
	シクロホスファミド(エンドキサン)	多発性骨髄腫、悪性リンパ腫、乳がん、肺がん
	ブスルファン(マブリン)	慢性骨髄性白血病
	ニムスチン(ニドラン)	脳腫瘍、消化器がん、肺がん、悪性リンパ腫
代謝拮抗薬：細胞の代謝に必要な物質と拮抗して細胞の発育・増殖を抑制		
葉酸代謝拮抗薬	メトトレキサート(メソトレキセート)	急性白血病、慢性リンパ性白血病、絨毛がん
プリン代謝拮抗薬	メルカプトプリン(ロイケリン)	急性白血病、慢性骨髄性白血病
	フルダラビン(フルダラ)	非ホジキンリンパ腫、慢性リンパ性白血病
ピリミジン代謝拮抗薬	フルオロウラシル(5-FU)	乳がん、消化器がん、子宮頸がん、膵臓がん
	テガフール(フトラフール)	胃がん、結腸・直腸がん、乳がん、頭頸部がん
	シタラビン(キロサイド)	急性白血病、消化器がん、乳がん、肺がん、卵巣がん
抗生物質：核酸合成阻害	マイトマイシンC(マイトマイシン)	慢性リンパ性白血病、胃がん、結腸・直腸がん
	ブレオマイシン(ブレオ)	扁平上皮がん(頭頸部、皮膚、肺、食道、子宮頸部)悪性リンパ腫、胚細胞腫瘍(精巣・卵巣腫瘍)
	ドキソルビシン(アドリアシン)	悪性リンパ腫、肺がん、消化器がん、乳がん
	アクチノマイシンD(コスメゲン)	ウィルムス腫瘍、絨毛上皮種
	ダウノルビシン(ダウノマイシン)	急性白血病。メルカプトプリンと併用されることが多い
ビンカアルカロイド：紡錘の形成阻害	ビンブラスチン(エクザール)	悪性リンパ腫
	ビンクリスチン(オンコビン)	白血病、悪性リンパ腫、小児腫瘍
ホルモン剤　**抗男性ホルモン薬**	ビカルタミド(カソデックス)	前立腺がん
	フルタミド(オダイン)	前立腺がん
抗卵胞ホルモン薬	タモキシフェン(ノルバデックス)	乳がん
	トレミフェン(フェアストン)	閉経後乳がん
	フルベストラント(フェソロデックス)	乳がん
LH-RH 作用薬	リュープロレリン(リュープリン)	前立腺がん、閉経前乳がん
副腎皮質ホルモン薬	プレドニゾロン(プレドニン)	免疫抑制作用。悪性リンパ腫
白金化合物：核酸合成阻害	シスプラチン(ブリプラチン)	睾丸腫瘍に対してとくに有効
	オキサリプラチン(エルプラット)	結腸・直腸がん、胃がん
トポイソメラーゼ阻害薬：DNA の複製阻害	イリノテカン(カンプト)	肺がん、結腸・直腸がん、胃がん、乳がん、悪性リンパ腫
	エトポシド(ベプシド)	肺がん、悪性リンパ腫、卵巣がん、精巣がん

共通の副作用として、骨髄障害（貧血・顆粒球減少)、消化器障害、感染症（抵抗力減退による）などが現れる。作用機序や由来から、アルキル化薬、代謝拮抗薬、抗生物質、ビンカアルカロイド、ホルモン剤、白金化合物、トポイソメラーゼ阻害薬などに分ける。

これらの薬物のなかには細胞分裂周期の特定の時期に作用をあらわすものがある（**図 12-1**)。

❷分子標的薬

特定のがん細胞の細胞増殖の原因となる分子や細胞内シグナル伝達を遮断することにより、そのがん細胞の増殖だけを抑制する。たとえばトラスツズマブは HER2 というタンパク質が過剰に機能している乳癌のみに有効である。抗体製剤と低分子化合物に分けられる。分子標的薬は、従来型を上回る治療効果がみられ、副作用も少ないという特徴がある。

❸その他：免疫抑制阻害薬（免疫チェックポイント阻害薬）

ニボルマブ（オプジーボ）

癌細胞は、本来であれば免疫細胞によって攻撃されるはずが、実際には攻撃されにくくなっている。これはがん細胞が免疫機序から逃れる機能を獲得してしまうことによる。この免疫抑制機序を阻害することによって、本来の免疫機能を回復し治療効果を現す。当初、治療法がほとんどなかった悪性黒色腫に認可され、現在、肺癌などに適用が拡大している。

Nursing Point

①指示された薬物と投与量をダブルチェックによって確認する。

②点滴は静脈内に入っていることを確かめる。

③万一、薬物が漏れた場合は点滴を止め、生理食塩液を開始しただちに医師へ連絡する。

④副作用の発現に注意する。患者には副作用について具体的に説明する。

表 12-2　おもな分子標的薬の適用・副作用と作用機序

薬物名		おもな適用	おもな副作用	作用機序
EGFR阻害薬	セツキシマブ（アービタックス） パニツムマブ（ベクティビックス）	大腸がん	下痢、悪心、嘔吐、口内炎など	EGFRのモノクロナール抗体 →EGFによるEGFRの活性化を阻害
	ゲフィチニブ（イレッサ） エルロチニブ（タルセバ）	肺がん	肺障害、間質性肺炎、肝障害、重度の下痢、消化性潰瘍など	EGFRのチロシンキナーゼ活性を阻害
HER2阻害薬	トラスツズマブ（ハーセプチン）	乳がん	心不全、間質性肺炎、下痢、心障害など	HER2に対するヒト型抗体 →免疫系を賦活化してHER2発現細胞を死滅
	ラパチニブ（タイケルブ）	乳がん	肝障害、間質性肺炎、下痢、心障害など	HER2およびEGFRのチロシンキナーゼ活性を阻害
血管新生阻害薬	ベバシズマブ（パージェタ）	大腸がん、肺がん	消化管穿孔、血栓塞栓症、高血圧脳症、間質性肺炎など	VEGFに対するヒト型モノクローナル抗体 →VEGFの機能阻害、血管新生抑制
	スニチニブ（スーテント）	胃がん、消化管間質腫瘍	骨髄抑制、感染症、血栓塞栓症、高血圧症、心不全、間質性肺炎、痙攣など	VEGF、PDGFRおよびc-Kitのチロシンキナーゼ活性を阻害
	ソラフェニブ（ネクサバール）	腎がん、肝がん		
抗CD20抗体薬	リツキシマブ（リツキサン）	非ホジキンリンパ腫	肺障害、心障害、肝障害、血栓塞栓症、間質性肺炎など	B型リンパ球表面抗原CD20のキメラ抗体 →免疫系を賦活化してCD20発現細胞を死滅
その他	イマチニブ（グリベック） ニロチニブ（タシグナ） ダサチニブ（スプリセル）	白血病、消化管間質腫瘍	心不全、心筋梗塞、間質性肺炎、消化管出血など	Bcr/Abl、PDGFRおよびc-Kitのチロシンキナーゼ活性を阻害
	テムシロリムス（トーリセル） エベロリムス（アフィニトール）	腎がん	肝不全、間質性肺炎など	mTORの阻害

EGFR：epidermal growth factor（EGF） receptor（上皮成長因子受容体）　HER2：human EGF receptor（ヒト上皮成長因子受容体 2 型）
CD20：cluster of differentiation 20（成熟 B 細胞マーカー）　VEGF：vascular endothelial growth factor（血管内皮増殖因子）
VEGFR：VEGF receptor（血管内皮増殖因子受容体）　PDGFR：platelet-derived growth factor receptor（血小板由来成長因子受容体）
bcr/abl：break point cluster region/abelson lukemia（ビーシーアールエイブル遺伝子）　mTOR：mechanistic target of rapamycin（エムトア、タンパク質キナーゼ）

（鍋島俊隆、井上和秀編：図解薬理学、南山堂、2015 より改変）

第 12 章　抗悪性腫瘍薬

確認問題

Q1　化学療法中にがん患者の血球数が減少する理由はどれか。

1. 正常な造血細胞も抗悪性腫瘍薬で障害される。
2. 破壊された腫瘍細胞から造血抑制物質が放出される。
3. 腫瘍細胞の対する免疫応答が造血組織に向かう。
4. 残存腫瘍細胞が急激に栄養素を消費する。

Q2　嘔気・嘔吐が強く出現する抗悪性腫瘍薬はどれか。

1. ビンクリスチン
2. ブスルファン
3. ブレオマイシン
4. シスプラチン

Q3　抗悪性腫瘍薬と副作用との組み合わせで誤っているのはどれか。

1. シクロホスファミド――――――――出血性膀胱炎
2. ダウノルビシン―――――――――間質性肺炎
3. シスプラチン――――――――――尿細管壊死
4. ビンクリスチン―――――――――末梢神経障害

Q4　抗悪性腫瘍薬について正しいのはどれか。

1. 副作用として骨髄毒性を伴うものが多い。
2. 与薬方法は皮下注射が多い。
3. 副作用の強さは腫瘍縮小効果と相関する。
4. 消化器に対する副作用として胃潰瘍が多い。

Q5　悪性腫瘍と治療薬との組合せで正しいのはどれか。

ⓐ乳がん――――――――――――抗アルドステロン薬
ⓑ前立腺がん―――――――――インターフェロン
ⓒ悪性リンパ腫――――――――アルカロイド薬
ⓓ肺がん――――――――――――シスプラチン

1. ⓐ、ⓑ　　2. ⓐ、ⓓ　　3. ⓑ、ⓒ　　4. ⓒ、ⓓ

ANSWER & ADVICE

A1　1

増殖細胞のように細胞分裂の速い正常細胞は、とくに抗悪性腫瘍薬の影響を受ける。

A2　4

白金製剤のシスプラチンは嘔吐を起こしやすく、それを防ぐために抗セロトニン薬（グラニセトロンなど）が使用される。

A3　2

2：心臓障害、骨髄抑制など

A4　1

2：内服、静脈注射、動脈注射など行われるが、いちばん多く行われるのは静脈内投与（点滴静脈注射を含む）である。
3：副作用の強さは、必ずしも腫瘍縮小効果と相関しない。
4：悪心・嘔吐、下痢などが多い。

A5　4

ⓐエストロゲンが乳がん組織の発育を促進するので、抗卵胞ホルモン（エストロゲン）薬（タモキシフェン）を使用する。
ⓑ男性ホルモンが前立腺がん組織の発育を促進するので、抗男性ホルモン薬（フルタミド）や男性ホルモンの分泌を抑制するLH-RH作用薬（リュープロレリン）を使用する。

第13章 漢方薬

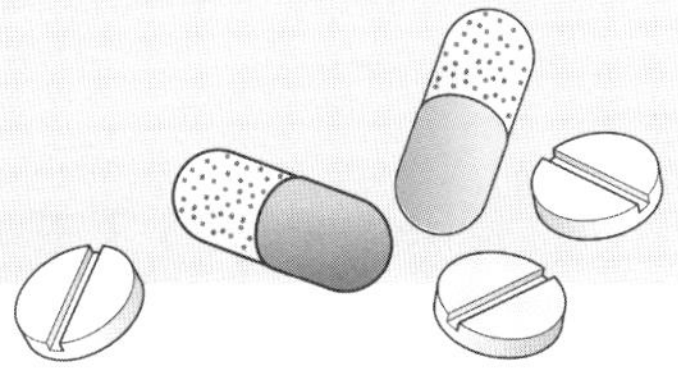

1 漢方薬
Chinese medicine

NOTE

方剤＝漢方薬

方剤のことを日本では漢方薬とよぶ。

近年、漢方医学（中医学）の再評価が行なわれ、1977 年から保険医療で漢方薬のエキス剤が使用できるようになった。

漢方医学では生薬の単品を使用するのではなく、何種類か混ぜ合わせて製剤の形で使用する。これを**方剤**とよび、現在 100 種類以上の方剤が使用されている。その代表的なものを**表 13-2** にまとめた。

表 13-1　西洋医学と漢方医学の考え方の違い

西洋医学	病気の医学	病気の原因を究明し、それを取り除いて病気を治す
漢方医学（中医学）	病人の医学	病人の自然治癒力を利用して、健康からの偏りを正常化する

❶証

漢方医学では患者を証、すなわち患者の特質によって分けて治療していく。代表的な分け方は、**陰**と**陽**、**実**と**虚**である。

同じ症状でも証によって使用する方剤が異なってくる。たとえば、月経不順や更年期障害に対して、実証の人には桂枝茯《けいしぶく》苓丸《りょうがん》、虚証の人には当帰芍薬散《とうきしゃくやくさん》を使用する。

陰証：顔面蒼白、冷え症、発汗少ない、下痢気味
陽証：顔面赤味、暑がり、汗かき、便秘傾向

実証：筋肉質、肉太、胃腸が丈夫、活動的
虚証：筋肉薄弱、やせ、胃腸が弱い、静的

❷漢方薬の副作用

漢方薬と間質性肺炎

小柴胡湯を肝がんや肝硬変の患者に使用すると間質性肺炎が現れることがわかり、2001 年 1 月、これらの疾患に小柴胡湯は禁忌となった。

漢方薬は副作用がないと思われがちだが、実はそうではない。たとえば、甘草《カンゾウ》を含む方剤を長期間服用していると偽アルドステロン症（低カリウム血症、浮腫、血圧上昇など）が現れることがある。

この甘草と低カリウム血症をきたす利尿薬（チアジド系、フロセミド）との併用も注意を要する。また、麻黄《マオウ》を含む方剤で

表 13-2　おもな漢方薬（方剤）

方　剤	症　状	適　応
葛根湯 （かっこんとう）	感冒、鼻かぜ、頭痛、筋肉痛、手や肩の痛み	比較的体力があり、汗ばむことなく悪寒、発熱、頭痛がして、首筋や背中のこわばる人に有効。ただし、胃腸虚弱、食欲不振、嘔吐、悪心のある人には使用しない
桂枝茯苓丸 （けいしぶくりょうがん）	月経不順、更年期障害、肩こり、めまい、のぼせ	比較的体力があり、ときに下腹部痛、肩こり、頭重、めまい、のぼせて足冷えなどを訴える人に有効。比較的体力がなく、貧血傾向があり疲労しやすい人は、同様の症状でも当帰芍薬散を使用する
小柴胡湯 （しょうさいことう）	吐き気、食欲不振、胃炎、胃腸障害、疲労感およびかぜの後期症状	体力が中等度の人に使用。同様の症状でもがっしりした体格で比較的体力のある人には大柴胡湯を使用する
小青竜湯 （しょうせいりゅうとう）	気管支炎、気管支喘息、鼻水、鼻炎	体力中等度の人で、咳とともに稀薄の喀痰が出て、呼吸困難、喘息あるいは水鼻などを伴う人に使用する
八味地黄丸 （はちみじおうがん）	下肢痛、腰痛、しびれ、老人のかすみ目、かゆみ、排尿困難、頻尿、むくみ	疲れやすく、四肢が冷えやすく、尿量減少または多尿で、ときに口渇のある人に使用する
黄連解毒湯 （おうれんげどくとう）	高血圧、心悸洪亢進、ノイローゼ、皮膚瘙痒症、下血	比較的体力があり、顔面赤味を帯び、不安やあせりの傾向のある人に使用する
防風通聖散 （ぼうふうつうしょうさん）	常習性便秘、高血圧症、脳溢血、慢性腎炎、痔疾、皮膚病	いわゆる太鼓腹をした肥満体質の人で、体力の充実している人に使用する
十全大補湯 （じゅうぜんたいほとう）	病後の体力低下、疲労倦怠、食欲不振、寝汗、貧血	全身の衰弱が目立ち、胃腸の働きが弱まり、貧血症で皮膚は渇き、熱のない人に効く

は、麻黄に含まれるエフェドリンが昇圧作用を現すので、高血圧患者への与薬は慎重に行う必要がある。

付表２　処方せんに使用されるおもな略語

略号	日本語	ラテン語	英語
ad lib.	適宜	ad libitum	at pleasure as desired
aa.	各々	ana	of each
a.c.	食前	ante cibum	before meals
ad	全量	ad	to, up to
aq.	水	aqua	water
b.i.d.	１日２回	bis in die	twice a day
cap (s).	カプセル	capsula	capusle
collyr	点眼薬	collyrium	eye lotion (drops)
c.	とともに	cum	with
Cito!	至急	cito dispensetur!	quickly
d.t.d.	～の量を与える	dentur tales doses	give such doses
et	～と～	et	and
e.m.p.	指示されたごとく	ex modo praescripto	as indicated
ft.	とする	fac, fiat	make
fld., f.	液体	fluidus	fluid
gt. (gtt.)	滴	gutta	drop
h.	時間	hora	hour
h.s.	就寝時	hora somno	at bedtime
i.c.	食間	inter cibos	between meal
inj.	注射	injectio	injection
liq.	溶液	liquor	solution
m.	～を混合する	misce	mix
mist.	混合	mistura	mixture
non rep. (n.r.)	再用を禁ず	non repetatur	do not repeat (no refill)
noct.	夜間	nox, noctio	night
o.d.	右眼	oculus dexter	right eye
o.s.	左眼	ocullus sinister	left eye
o.h.	毎時	omni hora	every hour
p.c.	食後	post cibum	after meals
p.r.n.	必要により	pro re nata	as needed
pulv. (po.)	粉	pulvis	powder
q.s.	適量	quantum sufficit	as much as suffices
q.	ごとに	quaque, quisque	each, every
q.h.	毎時	quaque hora	every hour
q.i.d.	１日４回	quaque in die	four times a day
R, Rp.	処方せよ（処方せんの書き出し）	recipe	prescription, take
s.o.s., sip, sit	必要あれば	si opus sit	if needed
sol.	溶液	solutio	solution
stat.	ただちに	statium	at once
syr.	シロップ	syrupus	syrup
tab.	錠	tabella	tablet
t.i.d.	１日３回	ter in die	three times a day
u.d., ut dict.	指示通り	ut dictum	as directed
ung.	軟膏	unguentum	ointment

第14章
生物学的製剤と診断用薬

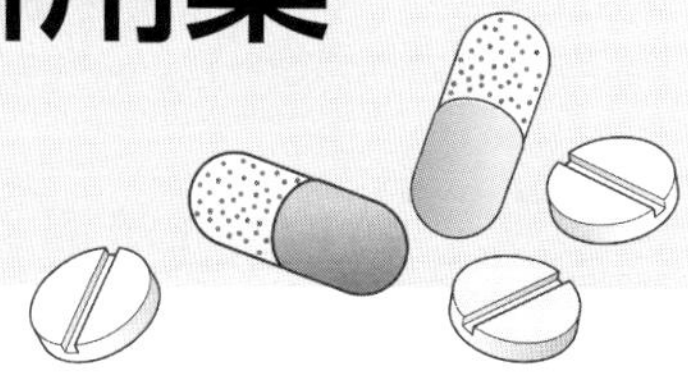

生物学的製剤 ………………………… ワクチン

治療用血清

免疫関連薬

免疫抑制剤／免疫増強剤

診断用薬 ……………………………… 診断用薬

X 線造影剤

1 生物学的製剤
Biological preparations

ワクチン　Vaccine

接種により体内で能動免疫をつくる抗原（生物学的活性物質）の総称。伝染病の予防および診断に使用される。

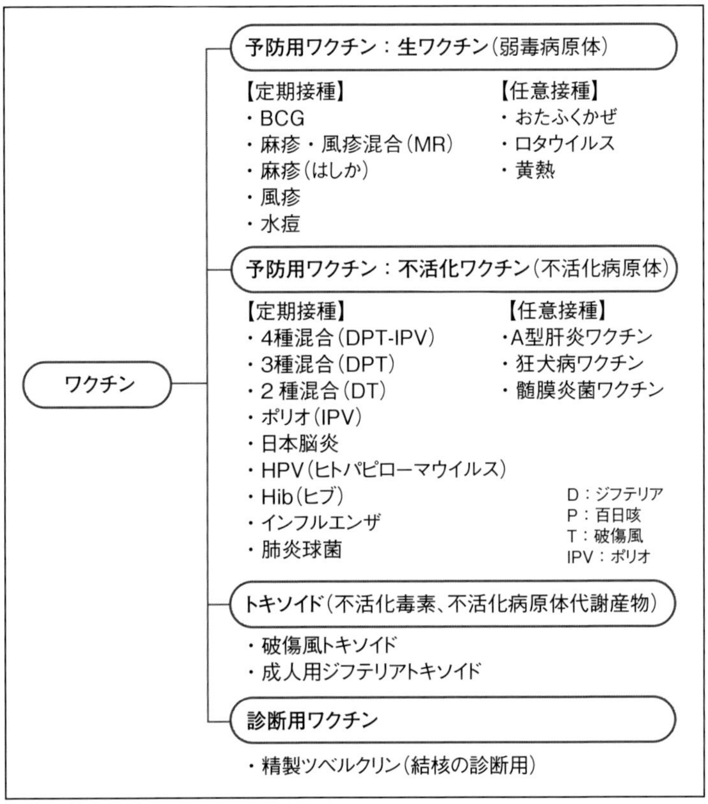

図 14-1　ワクチン

治療用血清　Therapeutic serum

免疫性を得ている動物の血清（毒素抗体）を精製したもの。即効性をもつが、反復使用でアナフィラキシーを生じることがあるので注意を要する。

NOTE

使用されている血清

ジフテリア、破傷風、ガス壊疽、蛇毒（マムシ・ハブ）抗毒素がある。

免疫関連薬　Drugs affecting immunity

❶免疫抑制薬

生体がもっている免疫機能を抑制する薬物である。自己免疫疾患や臓器移植の際に起こる拒絶反応を防ぐために使用される。免疫機能が抑制されるため、易感染性による感染症の発症に注意が必要である。

❷免疫増強薬

生体がもっている免疫機能を増強させる薬物である。抗原の除去能や貪食能、体液性免疫、拒絶反応、感染に対する抵抗性、腫瘍免疫が増強される。

免疫グロブリン

ヒト-γ-グロブリンを製剤にしたもの。諸種感染症に対する抗体が含有されているので、他に治療薬のないウイルス感染症の予防や治療に使用する。

インターフェロン

サイトカインの一種で細胞の増殖を抑制する。一方、NK 細胞や細胞傷害性 T 細胞、単球・マクロファージといった免疫系の細胞を活性化する。α 型、β 型、γ 型がある。

NOTE

使用されている免疫グロブリン

ヒト免疫グロブリン（麻疹・ポリオの予防および治療）、HBs ヒト免疫グロブリン（B 型肝炎の発症予防）。

表 14-2　免疫関連薬と臨床応用

分　類	薬物名	臨床応用
免疫抑制薬	副腎皮質ホルモン剤：プレドニゾロン（プレドニン）、メチルプレドニゾロン（メドロール）	全身性エリテマトーデス、臓器移植など
	アザチオプリン（イムラン）	移植時の拒絶反応抑制（腎移植など）、膠原病
	シクロホスファミド（エンドキサン）	膠原病、ネフローゼ症候群、
	シクロスポリン（サンディミュン）	腎・肝・心・骨髄の移植移植時の拒絶反応抑制、移植片対宿主病の抑制、ベーチェット病、全身型重症筋無力症
	タクロリムス（プログラフ）	腎・肝・心・骨髄の移植移植時の拒絶反応抑制。移植片対宿主病の抑制、全身型重症筋無力症
	メトトレキサート（リウマトレックス）	関節リウマチ
	タクロリムス軟膏（プロトピック）	アトピー性皮膚炎
免疫増強薬	インターフェロン（α型、β型、γ型）	ウイルス感染症の予防・治療
	免疫グロブリン	免疫不全、悪性腫瘍、慢性感染症、C 型肝炎など

2　診断用薬

A. 診断用薬　Diagnostic drugs

薬物は治療や予防のためだけでなく、病気の状態を診断する目的にも使用される。同じ薬物が診断と治療の両方に使用されることもある。

B. X線造影剤　X ray contrast mediums

X線診断において、造影剤は欠くことができない。X線吸収の大きい物質（陽性造影剤）と少ない物質（陰性造影剤）を使い分ける。

NOTE

主な診断用薬

下垂体・副腎機能検査薬、胃液分泌機能検査薬、肝・胆嚢・膵機能検査薬、腎機能検査薬、結核・眼機能検査薬など。

造影剤に用いられるもの

陽性造影剤：硫酸バリウム、ヨード剤

陰性造影剤：空気、酸素、炭酸ガス、窒素

第15章

薬・毒物中毒の処置

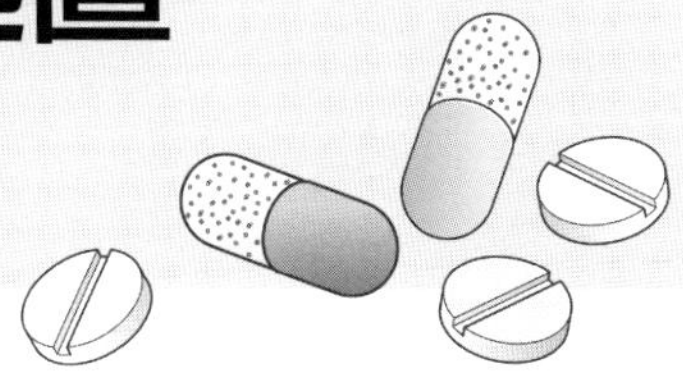

薬・毒物中毒の処置 ………………… 体外除去

催吐／胃洗浄／吸着

体外排出促進

下剤／利尿／血液浄化

拮抗薬

中和／解毒／その他

1　薬・毒物中毒の処置

薬・毒物の中毒の原因には、薬の大量の誤飲、処方の誤りなどの偶発的な事故や、自殺・他殺の目的などがある。

中毒患者に対しては、ただちに生命機能の維持（呼吸や循環、体液の管理、体温の維持）や原因物質の確認を行うとともに、薬・毒物を体外に除去させる（**図15-1**）。

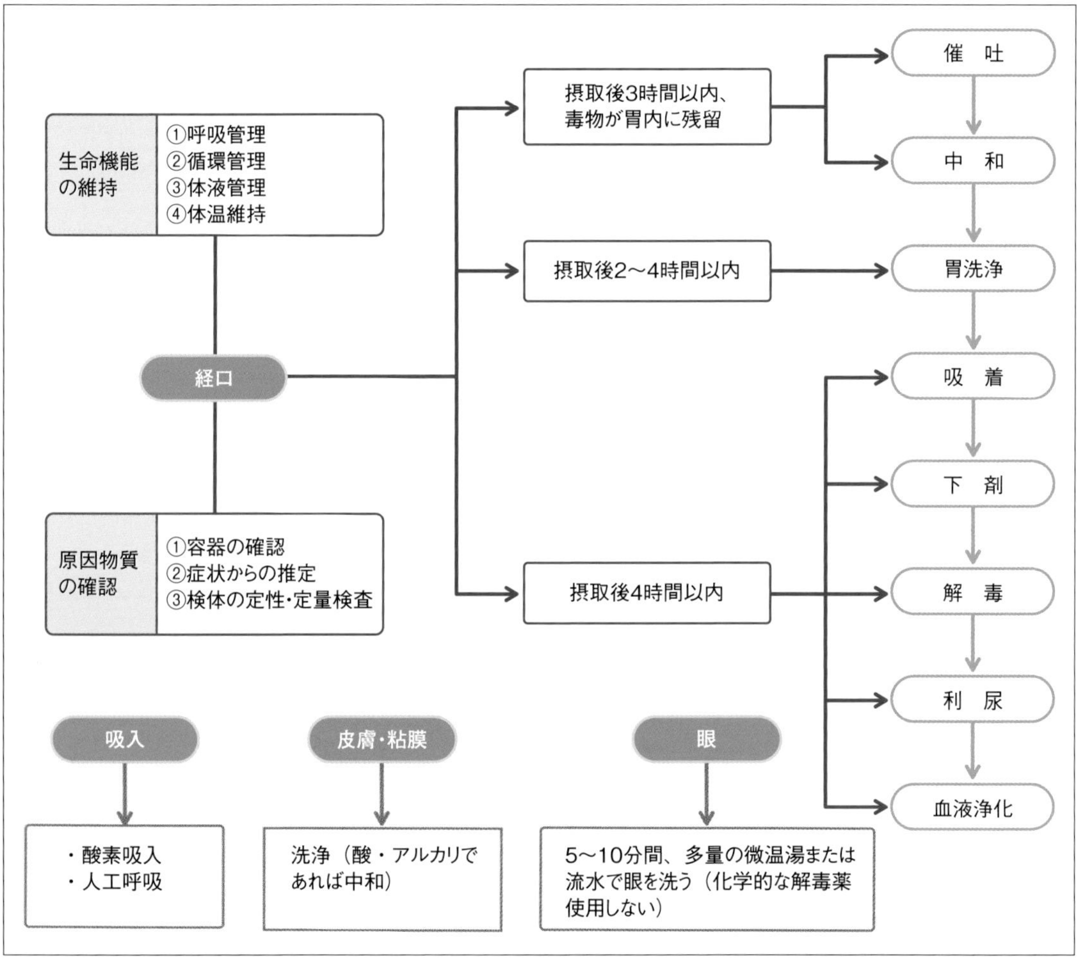

図15-1　薬・毒物中毒の処置

体外除去　Removal of poison

❶催吐

トコンシロップ（エメチン）15 ～ 30mL ＋水 240 ～ 480mL を経口投与する。

❷胃洗浄

300 ～ 400mL 温水または生理食塩液を用いる。睡眠薬、抗コリン剤、中枢神経抑制剤服用患者の場合は、8 ～ 12 時間経過後も胃洗浄の適応になる。

❸吸着

活性炭 10g/30 ～ 50mL を使用する。万能解毒薬（薬用炭：酸化マグネシウム：タンニン酸 =2：1：1）。

体外排出促進　Enhancement of elimination

❶下剤

クエン酸マグネシウム、ヒマシ油を使用する。

❷利尿

・**強制利尿**

・500mL 生理食塩液＋塩化カリウム
腎排泄型の毒物の場合に行う。

・アルカリ強制利尿（$NaHCO_3$）→フェノバルビタール、アスピリン

・酸性強制利尿（ビタミン C、NH_4Cl）

・**浸透圧利尿**

（D- マンニトール、グルコース）→フェノバルビタール、メチプリロン

❸血液浄化

血液透析やアルブミン被覆活性炭血液吸着を行う。重症例に適応、ほとんどすべての薬物中毒に有効である。

NOTE

催吐禁忌

①酸、アルカリなど腐食性物質を摂取している場合（胃穿孔を避けるため）。
②揮発性物質（ガソリン、石油など）およびこれらが樟脳、殺虫剤、金属の溶媒として使用されている場合（肺流入により肺炎併発を避けるため）。
③嘔吐反応抑制の者。
④ 6 か月以下の乳児。

利尿禁忌

ショック状態の患者、浮腫傾向のある循環不全、重症腎障害のある場合。

NOTE

拮抗薬　Antidote

以下に拮抗薬をまとめた。左側の薬物を右側の中毒に使用する。

❶中和

・$Mg(OH)_2$、$Ca(OH)_2$、$Al(OH)_3$、ミルク→酸類
・オレンジジュース、レモンジュース→アルカリ類

❷解毒

① EDTA→重金属（鉛、カドミウム、銅、亜鉛）
② d-ペニシラミン→重金属（銅、鉛、水銀、亜鉛）、ヒ素
③ジメルカプロール（BAL）→ヒ素、重金属（水銀、銅、鉛、金、クロム）
④プラリドキシム（PAM）→有機リン剤（農薬、神経ガス）
⑤デフェロキサミン→鉄化合物
⑥亜硝酸＋チオ硫酸ナトリウム→シアン化合物
⑦ナロキソン→麻薬性鎮痛薬
⑧フィトナジオン（ビタミンK_1）→クマリン系抗凝血薬
⑨フルマゼニル→ベンゾジアゼピン系薬物
⑩ジフェンヒドラミン＋フェニトイン→フェノチアジン類、ブチロフェノン類
⑪フィゾスチグミン＋リドカイン・プロプラノロール→三環系抗うつ薬
⑫アトロピン＋ペニシリン→キノコ（アマンチア：ムスカリン含有）
⑬グルクロン酸カルシウム→フッ化水素酸
⑭エタノール→メタノール、エチレングリコール

❸その他

・高圧酸素→一酸化炭素

引用・参考文献

本テキストを作成するにあたり以下の書物を参考にさせていただきました。
著者の先生方に深謝いたします。

1）遠藤實監：ポイントで学ぶ薬理学、丸善、2003
2）田中千賀子、加藤隆一、成宮周編：NEW 薬理学、第７版、南江堂、2017
3）柳沢輝行ほか監訳：カッツング薬理学、原著 10 版、丸善、2009
4）高久史麿、矢崎義雄監：治療薬マニュアル 2019、医学書院、2019
5）浦部晶夫、島田和幸、川合眞一編：今日の治療薬 2019 年版、南江堂、2019
6）吉岡充弘ほか：薬理学、系統看護学講座専門基礎分野、第 14 版、医学書院、2018
7）今井正、宮本英七監：標準薬理学、第７版、医学書院、2015
8）鍋島利隆、井上和秀編：図解薬理学、南山堂、2015
9）田中潔編：現代の薬理学、第 15 版、金原出版、1988
10）大内尉義ほか編：疾患と治療薬、改訂第６版、南江堂、2010
11）石橋丸應：図説病態生理と薬の作用、南山堂、1988
12）田所作太郎：薬物と行動、ソフトサイエンス社、1980
13）日本公定書協会：第十七改正日本薬局方解説書、広川書店、2016
14）中原保宏：やさしい薬理のメカニズム、学習研究社、2005
15）Clark, W. G. et al. : Goth's Medical Pharmacology, 13th ed. Mosby, 1992
16）Brunton,L.L., Hardman, J. G. et al. : Goodman and Gilman' The Pharmacological Basic of Therapeutics, 13th ed.,McGraw-Hill, 2017

本文中に使われたおもな薬の一般名と商品名対照表

末梢神経作用薬 (p.56)

局所麻酔薬	一般名	おもな商品名
局所麻酔薬	コカイン	コカイン
	プロカイン	プロカイン
	リドカイン	キシロカイン
	テトラカイン	テトカイン
	ブピバカイン	マーカイン

筋弛緩薬	一般名	おもな商品名
中枢性筋弛緩薬	トルペリゾン	ムスカルム
	クロルメザノン	トランコパール
	バクロフェン	リオレサール
	ジアゼパム	セルシン
末梢性筋弛緩薬	ベクロニウム	ベクロニウム
	ロクロニウム	エスラックス
	スキサメトニウム	サクシン、レラキシン

自律神経作用薬		一般名	おもな商品名
アドレナリン作用薬		アドレナリン	エピペン、ボスミン
		ノルアドレナリン	ノルアドレナリン
		イソプレナリン	プロタノール
		フェニレフリン	ネオシネジン
		サルブタモール	ベネトリン
		ドパミン	イノバン
		ドブタミン	ドブトレックス
		リトドリン	ウテメリン
		エフェドリン	エフェドリン
抗アドレナリン作用薬	α遮断薬	フェントラミン	レギチーン
		プラゾシン	ミニプレス
		タムスロシン	ハルナール
	β遮断薬	プロプラノロール	インデラル
		ピンドロール	カルビスケン
		チモロール（点眼薬）	チモプトール
		メトプロロール	セロケン
		ラベタロール	トランデート
コリン作用薬	コリンエステル類	アセチルコリン	オビソート
		ベタネコール	ベサコリン
	抗コリンエステラーゼ薬	ネオスチグミン	ワゴスチグミン
		エドロホニウム	テンシロン、アンチレクス
		フィゾスチグミン	エゼリン
	縮瞳薬	ピロカルピン	ピロカルピン
抗コリン作用薬	ベラドンナアルカロイド	アトロピン	
		スコポラミン	ハイスコ
	合成薬	トロピカミド	ミドリンM
		ブチルスコポラミン	ブスコパン
		トリヘキシフェニジル	アーテン
		ピレンゼピン	ガストロゼピン
自律神経節遮断薬		トリメタファン	
		ヘキサメトニウム	
一酸化窒素（NO）関連薬物	PDE-5阻害薬	シルデナフィル	バイアグラ
	硝酸化合物	ニトログリセリン	ニトログリセリン
		硝酸イソソルビド	ニトロール

中枢神経系作用薬 (p.74)

全身麻酔薬		一般名	おもな商品名
麻酔前与薬	鎮痛薬	モルヒネ	モルヒネ
		ペンタゾシン	ペンタジン
	抗コリン薬	アトロピン	アトロピン
		スコポラミン	ハイスコ
	抗不安薬	ジアゼパム	セルシン
吸入麻酔薬		亜酸化窒素	笑気
		イソフルラン	フォーレン
		セボフルラン	セボフレン
		デスフルラン	スープレン
静脈内麻酔薬		チオペンタール	ラボナール
		チアミラール	イソゾール
		ケタミン	ケタラール
		プロポフォール	ディプリバン
		ミダゾラム	ドルミカム
神経遮断鎮痛薬(NLA)		ドロペリドール+フェンタニル	タラモナール
催眠薬		**一般名**	**おもな商品名**
ベンゾジアゼピン系催眠薬		トリアゾラム	ハルシオン
		ブロチゾラム	レンドルミン
		ニトラゼパム	ベンザリン
		エスタゾラム	ユーロジン
		フルニトラゼパム	サイレース
		フルラゼパム	ダルメール
バルビツール酸系催眠薬		ゾルピデム	マイスリ
		チオペンタール	ラボナール
		チアミラール	イソゾール
		ヘキソバルビタール	チクロパン
		ペントバルビタール	ネンブタール
		セコバルビタール	アイオナール
		アモバルビタール	イソミタール
		フェノバルビタール	フェノバール
非バルビツール酸系催眠薬		ブロモバレリル尿素	ブロバリン、ブロムワレリル尿素
		抱水クロラール	エスクレ
		臭化カリウム	臭化カリウム
抗てんかん薬		**一般名**	**おもな商品名**
抗てんかん薬		カルバマゼピン	テグレトール
		フェニトイン	アレビアチン
		ゾニサミド	エクセグラン
		バルプロ酸ナトリウム	デパケン
		エトスクシミド	ザロンチン
		フェノバルビタール	フェノバール
		ジアゼパム	セルシン
		ガバペンチン	ガバペン
		トピラマート	トピナ
		ラモトリギン	ラミクタール
		レベチラセタム	イーケプラ

抗パーキンソン病薬	一般名	おもな商品名
ドパミン作用薬	レボドパ	ドパストン
	レボドパ・カルビドパ	ネオドパストン
	レボドパ・ベンセラジド	ネオドパゾール
	アマンタジン	シンメトレル
	ブロモクリプチン	パーロデル
	セレギリン	エフピー
	エンタカポン	コムタン
抗コリン作用薬	トリヘキシフェニジル	アーテン
その他	ドロキシドパ	ドプス
麻薬性鎮痛薬	**一般名**	**おもな商品名**
麻薬性鎮痛薬	モルヒネ	モルヒネ末、MSコンチン、カディアンカプセル、モルペス、MSツワイスロン、ピーガード
	モルヒネ坐剤	アンペック坐剤
	コデイン	コデイン
	フェンタニル	フェンタネスト
	フェンニタル（貼付剤）	デュロテップ
	レミフェンタニル	アルチバ
	オキシコドン	オキシコンチン
	ペンタゾシン	ペンタジン
	ブプレノルフィン	レペタン
	ペチジン	オピスタン
麻薬性拮抗薬	**一般名**	**おもな商品名**
オピオイド中毒治療薬	ナロキソン	ナロキソン
抗精神病薬	**一般名**	**おもな商品名**
フェノチアジン系	クロルプロマジン	ウインタミン
	ペルフェナジン	トリラホン
ブチロフェノン系	ハロペリドール	セレネース
	ドロペリドール	ドロレプタン
ドパミン・セロトニン遮断薬	リスペリドン	リスパダール
多受容体拮抗薬	オランザピン	ジプレキサ
ドパミン部分作用薬	アリピプラゾール	エビリファイ
抗不安薬	**一般名**	**おもな商品名**
ベンゾジアゼピン系薬物	ジアゼパム	セルシン
	クロルジアゼポキシド	コントール
	オキサゾラム	セレナール
	ロラゼパム	ワイパックス
	ブロマゼパム	レキソタン
	エチゾラム	デパス
	クロチアゼパム	リーゼ
その他	ヒドロキシジン	アタラックス
抗うつ薬	**一般名**	**おもな商品名**
三環系	アミトリプチリン	トリプタノール
	デシプラミン	パートフラン
	イミプラミン	トフラニール
非三環系	マプロチリン	ルジオミール
	ミアンセリン	テトラミド
選択的セロトニン再取り込み阻害薬	フルボキサミン	デプロメール
セロトニン・ノルアドレナリン再取り込み阻害薬	デュロキセチン	サインバルタ
	ミルナシプラン	トレドミン
気分安定薬	**一般名**	**おもな商品名**
気分安定薬	炭酸リチウム	リーマス
中枢神経興奮薬	**一般名**	**おもな商品名**
キサンチン誘導体	カフェイン	アンナカ

覚せいアミン	アンフェタミン	
	メタンフェタミン	ヒロポン
蘇生薬	ジモルホラミン	テラプチク
	ドキサプラム	ドプラム
抗認知症薬：抗コリンエステラーゼ薬	ドネペジル	アリセプト
	ガランタミン	レミニール
	リバスチグミン	イクセロン
抗認知症薬：NMDAグルタミン酸受容体拮抗薬	メマチン	メマリー

オータコイド・アレルギー用薬 (p.104)

抗ヒスタミン薬	一般名	おもな商品名
ヒスタミンH_1受容体遮断薬（第一世代抗ヒスタミン薬）	ジフェンヒドラミン	レスタミン
	クロルフェニラミン	アレルギン
	プロメタジン	ヒベルナ
ヒスタミンH_2受容体遮断薬	シメチジン	タガメット
	ラニチジン	ザンタック
	ファモチジン	ガスター
脱顆粒抑制薬	クロモグリク酸	インタール
	トラニラスト	リザベン
第二世代抗ヒスタミン薬	ケトチフェン	ザジテン
	アゼラスチン	アゼプチン
	エピナスチン	アレジオン

プロスタグランジン	一般名	おもな商品名
非ステロイド性抗炎症薬	アスピリン	アスピリン
	インドメタシン	インダシン

アンジオテンシン	一般名	おもな商品名
ACE阻害薬	カプトプリル	カプトリル
	イミダプリル	タナトリル
	エナラプリル	レニベース
AⅡ受容体拮抗薬	ロサルタン	ニューロタン
	カンデサルタン	ブロプレス

非ステロイド性抗炎症薬	一般名	おもな商品名
解熱鎮痛薬	アスピリン	アスピリン
	インドメタシン	インダシン
	ロキソプロフェン	ロキソニン
	メフェナム酸	ポンタール
	アセトアミノフェン	カロナール
	スルピリン	スルピリン

痛風治療薬	一般名	おもな商品名
痛風発作治療薬	コルヒチン	コルヒチン
	インドメタシン	インダシン
尿酸排泄促進薬	プロベネシド	ベネシッド
	ベンズブロマロン	ユリノーム
尿酸生成抑制薬	アロプリノール	アデノック
	フェブキソタット	フェブリク
非ステロイド性抗炎症薬（NSAID）	インドメタシン	インダシン
	プラノプロフェン	ニフラン
	ナプロキセン	ナイキサン
	オキサプロジン	アルボ

関節リウマチ治療薬	一般名	おもな商品名
非ステロイド性抗炎症薬（NSAIDs）	アスピリン	アスピリン
	インドメタシン	インダシン
	ジクロフェナクナトリウム	ボルタレン

疾患修飾性リウマチ薬（DMARDs）	サラゾスルファピリジン	アザルフィジン
	ブシラミン	リマチル
	メトトレキサート	リウマトレックス
抗TNF-α抗体	インフリキシマブ	レミケード
	エタネルセプト	エンブレル

骨粗鬆症治療薬	一般名	おもな商品名
ビスホスホネート製剤	エチドロネート	ダイドロネル
	アレンドロネート	フォッサマック
	リセドロネート	アクトネル
選択的エストロゲン受容体モジュレーター	ラロキシフェン	エビスタ
カルシウム製剤	L-アスパラギン酸カルシウム	アスパラ-CA
	リン酸水素カルシウム	リン酸水素カルシウム
女性ホルモン製剤	エストリオール	ホーリン
	エストラジオール	エストラーナ
活性型ビタミンD_3製剤	アルファカルシドール	アルファロール
	カルシトリオール	ロカルトロール
カルシトニン製剤	エルカトニン	エルシトニン
	サケカルシトニン	サーモトニン

片頭痛治療薬	一般名	おもな商品名
急性期治療（トリプタン系薬）	スマトリプタン	イミグラン
予防的治療	ロメリジン	テラナス、ミグシス

心臓血管系作用薬（p.118）

心不全治療薬	一般名	おもな商品名
ジキタリス製剤	ジゴキシン	ジゴシン
	デスラノシド	ジギラノゲン
アドレナリンβ_1作用薬	ドブタミン	ドブトレックス
	ドパミン	イノバン
	デノパミン	カルグート
ホスホジエステラーゼ阻害薬	アミノフィリン	ネオフィリン
	オルプリノン	コアテック
	ミルリノン	ミルリーラ

抗不整脈薬	一般名	おもな商品名
Naチャネル拮抗薬	プロカインアミド	アミサリン
	ジソピラミド	リスモダン
	キニジン	キニジン
	リドカイン	キシロカイン
	ピルシカイニド	サンリズム
β受容体遮断薬	プロプラノロール	インデラル
Kチャネル拮抗薬	アミオダロン	アンカロン
Caチャネル拮抗薬	ベラパミル	ワソラン

抗狭心症薬	一般名	おもな商品名
硝酸化合物	ニトログリセリン	ニトロペン、ニトロダーム
	硝酸イソソルビト	ニトロール、フランドル
カルシウム拮抗薬	ベラパミル	ワソラン
	ニフェジピン	アダラート
	ジルチアゼム	ヘルベッサー
β遮断薬	プロプラノロール	インデラル
	ピンドロール	カルビスケン
血管拡張薬	ジピリダモール	ペルサンチン

抗高血圧薬		一般名	おもな商品名
降圧利尿薬	チアジド系	ヒドロクロロチアジド	ニュートライド
		トリコロルメチアジド	フルイトラン
	ループ系	フロセミド	ラシックス
		エタクリン酸	エデクリル
	カリウム保持性	スピロノラクトン	アルダクトンA
		トリアムテレン	トリテレン
交感神経抑制薬	中枢性降圧薬	メチルドパ	アルドメット
		クロニジン	カタプレス
		グアナベンズ	ワイテンス
	アドレナリン作動ニューロン遮断薬	レセルピン	アポプロン
	α_1遮断薬	プラゾジン	ミニプレス
		ブナゾシン	デタントール
	β遮断薬	プロプラノロール	インデラル
		ピンドロール	カルビスケン
	α、β遮断薬	ラベタロール	トランデート
		アロチノロール	アロチノロール
	神経節遮断薬	トリメタファン	アルフォナード
		ヘキサメトニウム	メトブロミン
末梢血管拡張薬	血管拡張薬	ヒドララジン	アプレゾリン
	Ca拮抗薬	ニフェジピン	アダラート
		ジルチアゼム	ヘルベッサー
	ACE阻害薬	カプトプリル	カプトリル
		イミダプリル	タナトリル
	AⅡ受容体拮抗薬	ロサルタン	ニューロタン
		カンデサルタン	ブロプレス

抗脂質異常症薬	一般名	おもな商品名
コレステロール合成阻害薬	プラバスタチン	メバロチン
	シンバスタチン	リポバス
	アトルバスタチン	リピトール
フィブラート系薬剤	クロフィブラート	ビノグラック
ニコチン酸誘導体	ニコモール	コレキサミン
陰イオン交換樹脂	コレスチラミン	クエストラン
抗酸化薬	プロブコール	シンレスタール
エイコサペンタエン酸製剤	イコサペント酸エチル（EPA）	エパデールS

利尿薬	一般名	おもな商品名
チアジド系利尿薬	ヒドロクロロチアジド	ニュートライド
	トリコロルメチアジド	フルイトラン
ループ系利尿薬	フロセミド	ラシックス
	ブメタニド	ルネトロン
カリウム保持性利尿薬	スピロノラクトン	アルダクトンA
	トリアムテレン	トリテレン
炭酸脱水酵素阻害薬	アセタゾラミド	ダイアモックス
浸透圧利尿薬	D-マンニトール	マンニットール

血液造血系作用薬（p.138）

貧血治療薬	一般名	おもな商品名
鉄欠乏性貧血	硫酸鉄	スローフィー
	含糖酸化鉄	フェジン
巨赤芽球性貧血（悪性貧血）	ビタミンB_{12}	シアノコバラミン
	葉酸	フォリアミン
溶血性貧血	副腎皮質ホルモン剤	

再生不良性貧血 （タンパク同化ホルモン）	メテノロン	プリモボラン
	ナンドロロン	デカ・デュラミン
免疫抑制薬	シクロスポリス	サンディミュン
腎性貧血	エポエチンベータ（エリスロポエチン製剤）	エポジン

白血球減少治療薬	一般名	おもな商品名
G-CSF 製剤	レノグラスチム	ノイトロジン
	フィルグラスチム	グラン
M-CSF 製剤	ミリモスチム	ロイコプロール

血液凝固阻止薬	一般名	おもな商品名
抗血小板薬	ヘパリン	ヘパリン
	ワルファリン	ワーファリン
	クエン酸ナトリウム	チトラミン

抗血小板薬	一般名	おもな商品名
シクロオキシゲナーゼ	アスピリン	アスピリン
トロンボキサン A2 合成阻害薬	オザグレル	ドメナン
血小板サイクリック AMP 増加薬	チクロピジン	パナルジン
	ジピリダモール	ペルサンチン
	シロスタゾール	プレタール
セロトニン（5-HT）受容体遮断薬	サルポグレラート	アンプラーグ
プロスタグランジンI_2誘導体	ベラプロスト	ドルナー

血栓溶解薬	一般名	おもな商品名
血栓溶解薬	ウロキナーゼ	ウロナーゼ
t-PA	アルテプラーゼ	アクチバシン
	モンテプラーゼ	クリアクター

止血薬	一般名	おもな商品名
全身性止血薬	フィトナジオン	ビタミンK_1
	カルバゾクロム	アドナ
	トラネキサム酸	トランサミン
局所性止血薬	アドレナリン	ボスミン
	吸収性ゼラチンスポンジ	ゼルフォーム
	酸化セルロース	サージセル

呼吸器系作用薬 (p.148)

呼吸促進薬	一般名	おもな商品名
呼吸促進薬	ジモルホラミン	テラプチク
	ドキサプラム	ドプラム
	ジメフリン	レメフリン
	ロベリン	アトムラチン

去痰薬	一般名	おもな商品名
気道分泌促進薬	サポニン生薬	セネガ、オンジ、キキョウ
気道粘液溶解薬	アセチルステイン	ムコフィリン
	塩化アンモニウム	セキコデ
	L-メチルシステイン	ペクタイト
	ブロムヘキシン	ビソルボン
粘膜潤滑薬	アンブロキソール	ムコソルバン

鎮咳薬	一般名	おもな商品名
麻薬性鎮咳薬	コデイン	コデイン
非麻薬性鎮咳薬	ノスカピン	ナルコチン
	デキストロメトルファン	メジコン

気管支喘息治療薬	一般名	おもな商品名
交感神経作用薬	サルブタモール	ベネトリン
	プロカテロール	メプチン
	ツロブテロール	ホクナリン

キサンチン誘導体	アミノフィリン	ネオフィリン
	テオフィリン	テオドール
脱顆粒抑制薬	クロモグリク酸	インタール
	ケトチフェン	ザジテン
副腎皮質ホルモン剤	ベクロメタゾン	キュバール
	フルチカゾン	フルタイド
	プレドニゾロン	プレドニン
	ベタメタゾン	リンデロン
ロイコトリエン拮抗薬	プランルカスト	オノン
抗コリン薬	イプラトロピウム	アトロベント
	オキシトロピウム	テルシガン

消化器系作用薬 (p.156)

制酸薬	一般名	おもな商品名
制酸薬	炭酸水素ナトリウム	重層、炭酸水素ナトリウム
	酸化マグネシウム	酸化マグネシウム
	沈降炭酸カルシウム	沈降炭酸カルシウム
	合成ケイ酸アルミニウム	ノルモザン
	乾燥水酸化アルミニウムゲル	アルミゲル

消化性潰瘍治療薬		一般名	おもな商品名
防御因子増強	粘膜保護薬	乾燥水酸化アルミニウムゲル	アルミゲル
	組織修復薬	L-グルタミン	グルミン、L-グルタミン顆粒
		メチルメチオニンスルホニウムクロリド	キャベジンU
		ゲファルナート	ゲファニール
		プロスタグランジン製剤	
		レバミピド	ムコスタ
攻撃因子抑制	H_2受容体拮抗薬	シメチジン	タガメット
		ラニチジン	ザンタック
		ファモチジン	ガスター
	抗コリン作用薬	ピレンゼピン	ガストロゼピン
	抗ペプシン薬	スクラルファート	アルサルミン
	プロトンポンプ阻害薬	オメプラゾール	オメプラール
		ランソプラゾール	タケプロン
	抗ガストリン薬	プログルミド	プロミド
	抗ドパミン薬	スルピリド	ドグマチール

下　剤	一般名	おもな商品名
塩類下剤	硫酸マグネシウム	硫酸マグネシウム
	酸化マグネシウム	酸化マグネシウム
刺激性下剤	ヒマシ油	ヒマシ油
	ビザコジル	コーラック
	ピコスルファート	ラキソベロン
	センナ	センナ
	センノシド	プルゼニド
	ダイオウ	ダイオウ
	カスカラサグラダ	カスカラサグラダ
膨張性下剤	カルメロース	バルコーゼ
	寒天	カンテン
浸潤性下剤	ジオクチル製剤	バルコゾル、ビーマスS
糖類下剤	ラクツロース	モニラック

止瀉薬	一般名	おもな商品名
腸運動抑制薬	モルヒネ	モルヒネ
	アトロピン	アトロピン
	ロペラミド	ロペミン

腸収れん薬	ビスマス製剤	次硝酸ビスマス
	ゲンノショウコ	ゲンノショウコ
	タンニン酸アルブミン	タンナルビン
吸着薬	薬用炭	
	天然ケイ酸アルミニウム	アドソルビン
殺菌薬	ベルベリン	キョウベリン、フェロベリン
	ゲンノショウコエキス	フェロミック
乳酸菌製剤	ラクトミン製剤	ビオフェルミン
	ビフィズス菌製剤	ラックビー

制吐薬	一般名	おもな商品名
抗ヒスタミン薬	ジメンヒドリナート	ドラマミン
抗ドパミン薬	クロルプロマジン	ウインタミン
	プロクロルペラジン	ノバミン
	ドンペリドン	ナウゼリン
	メトクロプラミド	プリンペラン
抗セロトニン薬	グラニセトロン	カイトリル
	オンダンセトロン	ゾフラン
オピオイド作動薬	トリメブチン	セレキノン
消化管粘膜局所麻酔剤	オキセサゼイン	ストロカイン

利胆薬	一般名	おもな商品名
胆汁成分・分泌促進薬	デヒドロコール酸	デヒドロコール酸
	ウルソデオキシコール酸	ウルソ
胆汁排出薬	硫酸マグネシウム	硫酸マグネシウム
胆石溶解薬	ケノデオキシコール酸	チノ

膵炎治療薬	一般名	おもな商品名
トリプシン阻害薬	ガベキサート	エフオーワイ

潰瘍性大腸炎治療薬	一般名	おもな商品名
アミノサリチル酸製剤	サラゾスルファピリジン	サラゾピリン
	メサラジン	ペンタサ
副腎皮質ホルモン製剤	プレドニゾロン	プレドニン
	ベタメタゾン	リンデロン
免疫抑制剤	アザチオプリン	イムラン
	メルカプトプリン	ロイケリン
	シクロスポリン	サンディミュン
抗TNF-α抗体	インフリキシマブ	レミケード

生殖器系作用薬 (p.168)

子宮収縮薬		一般名	おもな商品名
麦角アルカロイド		エルゴメトリン	メチルエルゴメトリン
		メチルエルゴメトリン	メテナリン
下垂体後葉ホルモン		オキシトシン	アトニンO
プロスタグランジン	PGE$_2$製剤	ジノプロストン	プロスタグランジン
	PGF$_{2\alpha}$製剤	ジノプロスト	プロスタルモンF
	PGE$_1$製剤	ゲメプロスト	プレグランディン

性ホルモン剤	一般名	おもな商品名
男性ホルモン（アンドロゲン）	プロピオン酸テストステロン	テスチノン
	メチルテストステロン	エナルモン
抗男性ホルモン薬	フルタミド	オダイン
タンパク同化ホルモン	メテノロン	プリモボラン
卵胞ホルモン（エストロゲン）	エストラジオール	プロギノン・デポー
	エチニルエストラジオール	プロセキソール
抗卵胞ホルモン薬	クロミフェン	クロミッド
	タモキシフェン	ノルバデックス

黄体ホルモン（ゲスターゲン）	プロゲステロン	プロゲホルモン
	ノルエチステロン	ノアルテン
混合ホルモン	ヒドロキシプロゲステロン・エストラジオール	ルテスデポー
	ノルエチステロン・メストラノール	ソフィア-A
	ノルエチステロン・エチニルエストラジオール	ルナベル（低用量ピル）

物質代謝作用薬 (p.172)

脂溶性ビタミン剤	一般名	おもな商品名
ビタミンA（レチノール）	レチノール	チョコラA
ビタミンD（カルシフェロール）	アルファカルシドール	アルファロール
	カルシトリオール	ロカルトロール
ビタミンE（トコフェロール）	トコフェロール	ユベラ
ビタミンK〔フィトナジオン（K_1）〕	フィトナジオン	カチーフN
ビタミンK〔メナジオン（K_2）〕	メナテトレノン	ケイツー
水溶性ビタミン剤	**一般名**	**おもな商品名**
ビタミンB_1（チアミン）	フルスルチアミン	アリナミンF
	オクトチアミン	ノイビタ
ビタミンB_2	リボフラビン	ハイボン
	リボフラビンNa	ビスラーゼ
ビタミンB_6（ピリドキシン、ピリドキサールリン酸、ピリドキサミン）	ピリドキシン	アデロキシン
	ピリドキサール	ピドキサール
ビタミンB_{12}（シアノコバラミン）	ヒドロキソコバラミン	フレスミンS
	メコバラミン	メチコバール
ナイアシン（ニコチン酸）	ニコチン酸	ナイクリン
ナイアシン（ニコチン酸アミド）	ニコチン酸アミド	ニコチン酸アミド
ビタミンC（アスコルビン酸）	アスコルビン酸	ハイシー
ホルモン剤	**一般名**	**おもな商品名**
甲状腺ホルモン（T4、T3）	レボチロキシン	チラーヂンS
	リオチロニン	チロナミン
抗甲状腺薬	チアマゾール	メルカゾール
	プロピルチオウラシル	プロパジール
カルシトニン	エルカトニン	エルシトニン
糖質コルチコイド製剤	コルチゾン	コートン
	ヒドロコルチゾン	コートリル
合成副腎皮質ホルモン	プレドニゾロン	プレドニン
	トリアムシノロン	レダコート
	ベタメタゾン	リンデロン
	デキサメタゾン	デカドロン
糖尿病治療薬	**一般名**	**おもな商品名**
スルホニル尿素薬	トルブタミド	ヘキストラスチノン
	アセトヘキサミド	ジメリン
	クロルプロパミド	アベマイド
	グリクロピラミド	デアメリンS
	グリクラジド	グリミクロン
	グリベンクラミド	オイグルコン
	グリメピリド	アマリール
ビグアナイド薬	メトホルミン	グリコラン
	ブホルミン	ジベトス
インスリン抵抗性改善薬	ピオグリタゾン	アクトス
α-グルコシダーゼ阻害薬	アカルボース	グルコバイ
	ボグリボース	ベイスン
速効型インスリン分泌促進薬	ナテグリニド	ファスティック
	ミチグリニド	グルファスト

インクレチン関連薬	シタグリプチン	ジャヌビア
	リラグルチド	ビクトーザ
SGLT 2阻害薬	イプラグリフロジン	スーグラ

抗感染症薬 (p.188)

抗生物質		一般名	おもな商品名
ペニシリン系薬		ベンジルペニシリン (PCG)	ペニシリンGカリウム
		アンピシリン (ABPC)	ビクシリン
		アモキシシリン (AMPC)	サワシリン
		ピペラシリン (PIPC)	ペントシリン
セフェム系薬	第一世代	セファロチン (CET)	コアキシン
		セファレキシン (CEX)	ケフレックス
		セファクロル (CCL)	ケフラール
	第二世代	セフメタゾール (CMZ)	セフメタゾン
		セフォチアム (CTM)	パンスポリン
	第三世代	ラタモキセフ (LOMX)	シオマリン
		セフォタキシム (CTX)	クラフォラン
		セフカペンピボキシル (CFPNPI)	フロモックス
	第四世代	フェピム (CFPM)	マキシピーム
		セフォゾプラン (CZOP)	ファーストシン
アミノ配糖体系薬		ストレプトマイシン (SM)	硫酸ストレプトマイシン
		カナマイシン (KM)	カナマイシン
		ゲンタマイシン (GM)	ゲンタシン
		アミカシン (AMK)	アミカマイシン
		トブラマイシン (TOB)	トブラシン
		フラジオマイシン (FRM)	ソフラチュール
テトラサイクリン系薬		テトラサイクリン (TC)	アクロマイシン
		ミノサイクリン (MINO)	ミノマイシン
クロラムフェニコール系薬		クロラムフェニコール (CP)	クロロマイセチン、クロマイ
マクロライド系薬		エリスロマイシン (EM)	エリスロシン
		クラリスロマイシン (CAM)	クラリス
ポリペプチド系薬		ポリミキシンB (PL-B)	硫酸ポリミキシンB
		コリスチン (CL)	コリマイシン
合成抗菌薬		**一般名**	**おもな商品名**
サルファ剤 (スルホンアミド剤)		スルファジアジン	テラジアパスタ
		スルフイソキサゾール	サイアジン点眼液
		スルファメチゾール	ヒシヤマ
		スルファジメトキシン	アプシード
		スルファモノメトキシン	ダイメトンシロップ
		スルファメトキサゾール	スルファメトキサゾール
		ST合剤 (スルファメトキサゾール+トリメトプリム)	バクタ、バクトラミン
ニューキノロン系薬		ノルフロキサシン (NFLX)	バクシダール
		シプロフロキサシン (CPEX)	シプロキサン
		レボフロキサシン (LVFX)	クラビット
抗結核薬		**一般名**	**おもな商品名**
抗結核薬		リファンピシン (REP)	リファジン
		イソニアジド (INH)	イスコチン
		エタンブトール (EB)	エサンブトール
		ストレプトマイシン (SM)	ストレプトマイシン
		ピラジナミド (PZA)	ピラマイド
抗真菌症薬		**一般名**	**おもな商品名**
ポリエンマクロライド系薬		アムホテリシンB (AMPH-B)	ファンギゾン
キャンディン系薬		ミカファンギン (MCFG)	ファンガード

フルオロピリミジン系誘導体薬	フルシトシン (5-FC)	アンコチル
イミダゾール系薬	ミコナゾール (MCZ)	フロリード
トリアゾール系薬	フルコナゾール (FLCZ)	ジフルカン

抗ウイルス薬	一般名	おもな商品名
ウイルス宿主細胞への侵入阻害	アマンタジン	シンメトレル
ウイルスDNA合成阻害	ビタラビン (Ara-A)	アラセナA
	アシクロビル (ACV)	ゾビラックス
	ジドブジン (AZT)	レトロビル
	ガンシクロビル (GCV)	デノシン
ウイルスmRNA転写阻害	リバビリン	レベトール
抗ウイルスタンパク質合成	インターフェロン (IFN)	
抗インフルエンザウイルス薬	オセルタミビル	タミフル
	ザナミビル	リレンザ
	バロキサビル マルボキシル	ゾフルーザ

抗HIV薬	一般名	おもな商品名
ヌクレオシド系逆転酵素阻害薬	ジドブジン (AZT)	レトロビル
	ジダノシン (ddI)	ヴァイデックスEC
	ラミブジン (3TC)	エピビル
	エムトリシタビン (FTC)	エムトリバ
非ヌクレオシド系逆転酵素阻害薬	ネビラピン (NVP)	ビラミューン
	リルピビリン (RPV)	エジュラント
	エファビレンツ (EFV)	ストックリン
プロテアーゼ阻害薬	サキナビル (SQV)	インビラーゼ
	リトナビル	ノービア
	ダルナビル (DRV)	プリジスタ
	ネルフィナビル (NFV)	ビラセプト
インテグラーゼ阻害薬	ラルテグラビル	アイセントレス
	ドルテグラビル (DTG)	テビケイ
侵入阻害薬	マラビロク	シーエルセントリ

抗悪性腫瘍薬 (p.214)

抗悪性腫瘍薬		一般名	おもな商品名
アルキル化薬		シクロホスファミド (CPA)	エンドキサン
		ニムスチン	ニドラン
		ブスルファン (BUS)	マブリン
代謝拮抗薬		メトトレキサート (MTX)	メソトレキセート
		メルカプトプリン (6-MP)	ロイケリン
		フルオロウラシル	5-FU
		テガフール (FT)	フトラフール
		シタラビン (Ara-C)	キロサイド
抗生物質		マイトマイシン (MMC)	マイトマイシン
		ブレオマイシン (BLM)	ブレオ
		ドキソルビシン (DXR)	アドリアシン
		アクチノマイシンD (AC-D)	コスメゲン
		ダウノルビシン (DNR)	ダウノマイシン
ビンカアルカロイド		ビンブラスチン (VLB)	エクザール
		ビンクリスチン (VCR)	オンコビン
ホルモン剤	抗男性ホルモン薬	ビカルタミド	カソデックス
		フルタミド	オダイン
	抗卵胞ホルモン剤	トレミフェン	フェアストン
		フルベストラント	フェソロデックス
	LH-RH作用薬	リュープロレリン	リュープリン
	副腎皮質ホルモン剤	プレドニゾロン	プレドニン

白金化合物		シスプラチン（CDDP）	ブリプラチン
		オキサリプラチン	エルプラット
トポイソメラーゼ阻害薬		イリノテカン	カンプト
		エトポシド	ベプシド
分子標的薬	EGR阻害薬	セツキシマブ	アービタックス
		パニツムマブ	ベクティビックス
		ゲフィチニブ	イレッサ
		エルロチニブ	タルセバ
	HER2阻害薬	トラスツズマブ	ハーセプチン
		ラパチニブ	タイケルブ
	血管新生阻害薬	ベバシズマブ	アバスチン
		スニチニブ	スーテント
		ソラフェニブ	ネクサバール
	抗CD20抗体薬	リツキシマブ	リツキサン
	その他	イマチニブ	グリベック
		ニロチニブ	タシグナ
		ダサチニブ	スプリセル
		テムシロリムス	トーリセル
		エベロリムス	アフィニトール

項目索引（ローマ数字は巻頭カラーページ）

欧文

和文

あ

い

う

え・お

か

き

く

け

こ

さ

し

す

せ

へ・ほ

ま・む・め

や

ゆ・よ

ら・り・る・れ・ろ

わ

欧文

あ

い

う・え

こ

さ

し

す

せ

そ

た

ち・つ

て

と

な

に

へ

ほ

ま

み

む・め

も

や・ゆ・よ

ら

り

る・れ

ろ

わ

新訂版 クイックマスター薬理学
第3版

編著者 鈴木正彦《すずきまさひこ》
発行人 中村雅彦
発行所 株式会社サイオ出版
〒101-0054
東京都千代田区神田錦町 3-6 錦町スクウェアビル 7 階
TEL 03-3518-9434 FAX 03-3518-9435

カバーデザイン Anjelico
DTP 株式会社メデューム
本文イラスト 鈴木弘子、株式会社日本グラフィックス
印刷・製本 株式会社朝陽会

2013 年 4 月 5 日 第 1 版第 1 刷発行
2016 年 3 月 25 日 第 2 版第 2 刷発行
2020 年 1 月 25 日 第 3 版第 1 刷発行
2023 年 8 月 25 日 第 3 版第 3 刷発行

ISBN 978-4-907176-85-3

●ショメイ：シンテイバンクイックマスターヤクリガクダイサンハン
乱丁本、落丁本はお取り替えします。